Stephen Levine

Sich öffnen ins Leben

Begegnungen und Gespräche mit Schwerkranken, Sterbenden und Trauernden – Wie wir behutsam begleiten können

Aus dem Amerikanischen
von Judith Mayer und Kirsten Okun

Herder
Freiburg · Basel · Wien

Published by arrangement with Doubleday, a division
of Bantam Doubleday Dell Publishing Group, Inc.

Gedruckt auf umweltfreundlichem,
chlorfrei gebleichtem Papier

Verlag Herder Freiburg im Breisgau 1996
Herstellung: Freiburger Graphische Betriebe 1996
ISBN 3-451-026134-0

Vorbemerkung

In der buddhistischen Tradition steht am Ende einer Zeit der Meditation das „Teilen des Wertes". Man spricht in seinem Herzen etwas wie „Ich teile den Wert dieser Meditation, damit sie allen fühlenden Wesen auf ihrem Weg zu vollkommener Befreiung helfen möge". Anstatt also dieses Buch in hergebrachter Weise jemandem zu „widmen", ziehe ich es vor, den Wert, den es – in welcher Weise auch immer – haben mag, mit allen fühlenden Wesen zu teilen, ganz besonders mit Ondrea, meiner Frau und spirituellen Partnerin. Obwohl sie sich niemals ganz daran gewöhnte, die Anrufe aufzuzeichnen, hat sie öfter am „Sterbe-Telefon" gesessen als ich, und ihre Gegenwart ist durch das gesamte Buch hindurch zu spüren. Das „wir" dieser Aufzeichnungen ist kein Pluralis majestatis, sondern ein gemeinschaftliches, kooperatives „wir".

Wir möchten darüber hinaus Jakki Walters für die Erstellung von Transkripten der Gespräche am „Sterbe-Telefon" und die Mithilfe beim Verfassen des Manuskriptes danken.

Inhalt

Einführung

Die meisten Menschen leben, als hätten sie ihr Leben noch vor sich. Dabei ist es so, wie John Lennon gesagt hat: „Leben ist das, was passiert, während wir damit beschäftigt sind, andere Pläne zu machen."

Für manche Menschen mag es nicht einfach sein, dieses Buch zu lesen. Es erforscht die Angst und den Zweifel, den Mut und die Entschlossenheit in der Konfrontation mit dem Unkontrollierbaren, das auch das Unangenehme, seit langem Gefürchtete, Neuentdeckte ist.

Dieses Buch handelt vom Unerwarteten, auf das man oft nicht vorbereitet ist. Es berichtet von dem Wachstum, das wir erleben, wenn wir an die Grenze unseres Geistes gelangen, jenseits der scheinbar unüberwindlichen Ängste und der lang gehegten Zweifel, und ins Zentrum des Mysteriums eindringen. Die Brücke, über die wir dabei gehen, ist die Liebe.

Es ist ein Drahtseilakt: Das Herz noch in den schlimmsten Situationen offen zu halten, im Angesicht all unseres Schmerzes und unserer Verwirrung ein Gleichgewicht der Liebe aufrechtzuerhalten. Das Leben einzulassen. Jenseits unserer Angst vor dem Unbekannten heil zu werden.

Manche Menschen fühlen sich vielleicht nicht ausreichend darauf vorbereitet, mit so viel Leiden konfrontiert zu werden. Wir zweifeln so sehr an der uns eigenen natürlichen Stärke, an unserer eigentlichen Natur, wir vertrauen ihr so wenig. Aber das Leiden, das uns in den hier gesammelten Geschichten entgegentritt, ist unser eigenes Leiden. Achten Sie darauf, wie Sie beim Lesen der Geschichten die Augenbrauen zusammenziehen, wie Ihre Augen zukken und Sie die Zähne zusammenbeißen. Das ist unser Kampf darum, wieder auf sicheren Boden zu gelangen, unsere Schwierigkeit beim Sterben und beim Leben.

Unser Leiden ist das, was uns mit allem Leiden verbindet. Dies sind keine Geschichten, die isoliert für sich stehen. Sie schildern das „kosmische Leiden“, das uns dem Universum öffnet und es uns ermöglicht, unser „vereinzeltes Selbst“ hinter uns zu lassen und das Unsterbliche in uns zu berühren.

Lassen Sie zu, daß dieses Buch Ihr Herz öffnet. Aber nehmen Sie auch wahr, daß hinter Ihrem individuellen Leiden ein Festhalten steht, das all unseren Schmerz verursacht. Dieses Buch zeigt das gemeinsame Lernen des Loslassens, des Eintretens in die Grenzenlosigkeit des Daseins, das unmittelbar hinter der Barriere liegt, die uns unsere hergebrachten Vorstellungen und vorgefertigten Ideen, unsere tiefsitzenden Ängste und Selbstzweifel auferlegen.

Dieses Buch sammelt die Geschichten derer, die an ihre Grenzen gebracht wurden. Jeder von ihnen hat einen Schritt in unbekanntes Gelände getan und das Niemandsland des unerforschten Lebens betreten. Die Geschichten zeigen unsere Begegnungen in diesem Grenzland, an dem Punkt, in dem alles Wachstum seinen Ursprung hat. Es sind Geschichten von den ersten unsicheren Schritten in den Bereich jenseits unserer Ängste, jenseits des Bildes, das wir von uns selbst haben, in die unmittelbare Erfahrung des Lebens.

Es gibt keinen Grund, die Augenbrauen zusammenzuziehen oder die Zähne zusammenzubeißen. Wir tragen alles in uns, was man braucht, um der Unermeßlichkeit dieses Schmerzes zu begegnen, sich von ihm erweichen zu lassen, ihn in sein Herz hineinzunehmen, damit er dort zu seiner Vollständigkeit gelangen kann.

Ondrea und ich arbeiten schon seit vielen Jahren mit Todkranken und Menschen, die dabei sind, den Prozeß des Trauerns und Heilens zu erforschen. Wir leiteten ein Sterbe-Projekt der Hanuman-Stiftung auf Wunsch von Ram Dass, der die Stiftung als eine Institution spiritueller Freundschaft und sozialen Handelns gegründet hatte. Danach haben wir uns etwa sieben Jahre lang vor allem praktisch engagiert, d.h. mit sterbenden Menschen und denen, die trauern gearbeitet (manche Menschen nennen das „Dienen“, andere „Meditation in der Praxis“).

Von 1979 bis 1982 gab es im Rahmen des Sterbe-Projekts einen frei zugänglichen Telefondienst für „Todkranke und diejenigen, die sich mit dem Tod eines Menschen auseinandersetzen“. Die auf Band aufgenommenen Gespräche am „Sterbe-Telefon“ bilden die Grundlage für die meisten der hier wiedergegebenen Geschichten.

Die Mehrzahl der Anrufer reagierte auf diverse Ankündigungen, daß unsere telefonische Beratung sich vor allem darauf konzentrieren würde, „aus der Erforschung des Todes die Möglichkeit eines spirituellen Erwachens zu ziehen". Einige Menschen riefen an, weil ihnen Ärzte oder andere beratend Tätige von der Existenz unseres Telefondienstes erzählt hatten. Viele der Anrufer hatten in verschiedenen überregionalen Zeitungen von unserer Arbeit gelesen. Ich glaube, man sollte der Fairneß halber sagen, daß unsere „Klientel" sich von derjenigen der meisten anderen telefonischen Beratungsdienste unterschied. Selbst diejenigen Anrufer, die einen Suizid erwogen, kamen vielfach aus einem spirituellen Kontext zumindest gedanklicher Natur. Dadurch ergab sich ein gewissermaßen grundsätzliches Einverständnis zwischen ihnen und uns, das vielleicht nicht selbstverständlich ist. Viele Menschen riefen nicht an, weil sie im Sterben lagen oder einen geliebten Menschen verloren hatten, sondern weil die Geburt eines Kindes mit Down-Syndrom oder die Amputation eines Armes oder das Schwinden ihres Glaubens zu Folge hatte, darf in hohen Erwartungen zusammenbrechen. Aus den Worten vieler Anrufer war herauszuhören, daß sie der Welt müde waren, wie wir es so oft in Momenten der Enttäuschung und der unerfüllt gebliebenen Träume sind.

Sollte uns jemand nach der „Technik" fragen, die wir bei der Arbeit mit Menschen in krisenhaften Situationen anwenden, so müßte ich antworten, daß wir nach der „Braille-Methode" vorgehen: Wir ertasten uns von einem Augenblick zum anderen unseren Weg durch unerforschtes Gebiet und begegnen dabei dem Unbekannten des nächsten Augenblicks mit einem Gefühl des Staunens und des Vertrauens in die gemeinsame Erforschung. Es ist ein sehr intuitiver Prozeß. Und selbst wenn ich diese Seiten lese, sage ich mir, daß ich es anders hätte ausdrücken müssen. Detaillierter. Oder weniger detailliert. Aber dann rufe ich mir die Energie ins Gedächtnis zurück, die bei dieser gemeinsamen Erfahrung anwesend war, und erkenne, wie jede Verständigung auf etwas im Moment der Begegnung Empfundenes, aber nicht Ausgesprochenes antwortete.

Was unsere Ausbildung angeht, so haben wir uns ungefähr die letzten zwanzig Jahre vor allem mit buddhistischer Psychologie und Meditation befaßt, besonders mit der Zen- und der Theravadan-Tradition. Wir haben jedoch auch den Gebrauch von Mantras,

Visualisierungen und Gebetspraktiken aus dem Christentum, dem Hinduismus und dem Sufismus erprobt und herausgefunden, daß sich diese unterschiedlichen Praktiken auf unterschiedliche Temperamente und Situationen anwenden lassen.

Wir führen keine Therapie-Sitzungen im herkömmlichen Sinne durch. Was wir tun, ist vor allem ein spirituelles Beraten. Wenn man die Psychologie in sehr vereinfachter Weise als die Disziplin begreift, die sich mit dem Inhalt des Geistes befaßt, dem Vergänglichen, unaufhörlich sich Verändernden, so kann unser mehr spirituell ausgerichtetes Handeln als Versuch verstanden werden, den Raum des Herzens zu erforschen, die Weite, in der alles geschieht, die Unbegrenztheit, aus der jeder Gedanke und jedes Gefühl aufsteigen und in die jeder Augenblick sich wieder auflöst, die Unsterblichkeit, die keinen Anfang und kein Ende hat.

Es ist vielleicht notwendig, dies noch zu präzisieren. Wenn ich „Dasein" sage, dann meine ich nicht „Dasein" im Gegensatz zu „Nicht-Sein". Ich meine das gesamte Sein als Da-Sein, als Ewigkeit, in der alles schwebt, das Sein und das Nicht-Sein. Da-Sein nicht als gedankliches Konzept, sondern als Erfahrung, als allem zugrundeliegende Realität, als die weite Projektionsfläche einer Achtsamkeit, auf der alle Erfahrungen sich umgestalten und verändern, aufsteigen und verschwinden in einem Gefühl grenzenloser Gegenwart.

Weil unsere Arbeit mit anderen, unser „Dienst" schlicht und ergreifend auch Arbeit an uns selbst ist (und immer dann, wenn freiliegende Nerven berührt werden, wie z. B. am Bett eines sterbenden Kindes oder in den Armen eines trauernden Ehemannes, eine nicht ganz einfache Arbeit), verwenden wir viele unterschiedliche Techniken.

Verschiedene Menschen mit verschiedenen Temperamenten bringen uns dazu, ihnen auf verschiedene Weisen intuitiv zu antworten. Mit einigen Menschen gehen wir sehr andächtig um – so verwenden wir z. B. das Wort „Gott" in Ermangelung eines treffenderen Wortes zur Beschreibung des Unbeschreiblichen, des Einsseins, aus dem alle Formen und Definitionen entspringen, der unbegrenzten Weite des Seins. In derselben Weise gebrauchen wir die Namen „Jesus" oder „Buddha" bei den vielen Menschen, die die Essenz ihres Daseins am besten in einer historischen Figur erfassen können, die die Qualitäten reinen Daseins verkörpert: Weisheit und Liebe. Mit vielen Menschen verwenden wir Techniken der tiefen meditativen Entdeckung. Mit den meisten von ihnen untersuchen wir die Angst und die Wut, die zum Leiden führen. Einigen wenigen schlagen wir die „Wer bin ich?"-Erforschung vor, die Vichara-Atman-Lehre des Ramana Maharshi, die von manchen „der edle Pfad ohne Geländer" genannt wird und die sicherlich nicht für jedermann geeignet ist: eine machtvolle Konfrontation mit der ureigenen Natur von Erfahrung und Dasein. Mit vielen Menschen haben wir die Schriften so großer Lehrer wie Neem Karoli Baba, Johannes vom Kreuz, Sengstan, der Dritte Patriarch des Zen und Kabir, der gottestrunkene Poet des 15. Jahrhunderts es waren, gelesen. Aber bei aller Erforschung des Geistes war die Ermutigung des Herzens stets das Medium der Verständigung, und wir haben vielfach geführte Meditationen dazu verwendet, zum Grund des Leidens zu gelangen, es in Mitgefühl und Gnade für sich selbst zu akzeptieren, sich ihm zu öffnen und es frei im Herzen schweben zu lassen.

Nur ein geringer Prozentsatz der über dreitausend Anrufe, die unseren Beratungs-Telefondienst über drei Jahre hinweg erreichten, wurde auf Band aufgenommen. Dieses Buch versammelt also nicht „die besten Fälle", sondern eher diejenigen Gespräche, die uns als Tonbandaufnahme verfügbar waren und die wir veröffentlichen durften. Sie sind repräsentativ für viele andere Gespräche, die wir geführt haben.

Bei der Transkription der Tonbänder für dieses Buch wurden die natürlichen Gesprächspausen entfernt, ebenso die unvollendeten Sätze, die so typisch für das spontane Sprechen sind. Stellenweise habe ich bestimmte Sätze und Ideen verdichtet und abgekürzt, so daß ich jetzt, wenn ich die Gepräche nochmals lese, den Nachklang meiner eigenen Stimme in den Stimmen meiner Gesprächspartner höre. Das ist wohl nicht zu vermeiden, wenn man das Wagnis eingeht, den natürlichen Fluß der Sprache in die Form des „geschriebenen Wortes" zu bringen. Obwohl also die natürliche Sprechweise meiner Gesprächspartner hier gewissermaßen neutralisiert wurde, vertraue ich darauf, daß der Kern der Gespräche nicht verlorengegangen ist.

Jedes Kapitel hat einen einzelnen Aspekt eines langen, komplexen Prozesses zum Thema, der oft ziemlich viel Zeit in Anspruch nahm. Jede der hier veröffentlichten Geschichten spiegelt ein gewisse Grundkategorie wider, auf die wir in vielen unsere Gespräche und unter ganz verschiedenen Umständen immer wieder stießen. Jede Geschichte liefert gewissermaßen einen Archetypus unserer vielfältigen Annäherungen an krisenhafte Situationen und das Unbekannte. Einige der Geschichten schildern nicht nur einen, sondern mehrere Patienten, weil in der Zusammenstellung die archetypische Situation, um die es geht, noch deutlicher wird.

Ich habe an keiner Stelle versucht, anderen Menschen Worte in den Mund zu legen, die sie niemals gesagt haben, um sie so klargesichtiger oder weiser oder auch verwirrter erscheinen zu lassen, als sie tatsächlich waren. An einigen Stellen habe ich jedoch Erkenntnisse, die sich aus monatelanger Selbstbeobachtung ergeben haben, in wenigen besonderen Sätzen oder Absätzen zusammengefaßt.

Die Veröffentlichung dieser Gespräche war eine eigenartige Arbeit, denn ich wollte die jeweilige Privatsphäre auf keinen Fall verletzen. Weil alle Anrufer wußten, daß unsere Gespräche aufgezeichnet wurden, habe ich ihrer Aufrichtigkeit und ihrem Vertrauen Rechnung getragen, indem ich diverse Details geändert habe, die zu ihrer Identifikation beitragen könnten. Namen und Orte wurden verändert, ebenso die Umstände des Geschehens; das Wesen jedes einzelnen ist jedoch unverändert geblieben.

Die Menschen, die hier zu Wort kommen, sind nicht die „besten" oder klügsten Menschen, mit denen wir gearbeitet haben, sondern diejenigen, von denen wir Briefe oder Tonbandaufnahmen besaßen. Das ist auch gut so, denn so kann vermieden werden, daß dieses Buch den Tod zu etwas Speziellerem macht, als er ist oder den Prozeß des Sterbens leichter oder schwieriger erscheinen läßt, als ihn die meisten Menschen erleben. Was hier gezeigt wird, sind einige wenige Menschen, die Neues entdecken und Bekanntes verlieren, die Angst und Mut verspüren, Zweifel und Vertrauen in den Wert des Lebens und Sterbens. Manche Menschen betrachten diesen Prozeß als eine Art Wunder. Manche werden geheilt. Andere nicht. Was für einige eine Erforschung des Unsterblichen war, bedeutete für andere die Notwendigkeit, grundlegende Dinge in der Beziehung zu anderen Menschen zu klären und zu vollenden. Aber für jeden von ihnen schien Liebe die allem zugrundeliegende Lehre zu sein, und für sie alle hatten plötzlich andere Dinge Priorität als zuvor.

In gewisser Hinsicht sind dies „zufällige Geschichten", die vielleicht von besonderem Nutzen sein werden für diejenigen Leser, die sich mit Wegen durch den Tod beschäftigt haben.

Einer der bemerkenswerten, fast durchscheinend gewordenen Lehrer des tibetischen Buddhismus antwortete auf die Frage „Ist der Tod wirklich oder ist er eine Illusion?" mit den Worten: „Der Tod ist eine wirkliche Illusion". In gewissem Sinne sind auch die in diesem Buch zusammengestellten Geschichten „eine wirkliche Illusion". Sie können völlig falsch verstanden werden, wenn man sie begierig verschlingt, um damit den Geist um einige neue Informationen zu bereichern, mit deren Hilfe man dann nur einmal mehr versucht, das Universum unter Kontrolle zu bekommen. Wenn man diese Geschichten jedoch als eine Art geeignetes Mittel dazu ansieht, das Sich-Festklammern des Geistes und den Panzer des Herzens zu durchdringen, dann wird die „Wahrheit" in ihnen offenbar werden als etwas, das in einem selbst liegt. Die Geschichten sind wirklich insofern, als sie die unvermittelte Erfahrung von Menschen wiedergeben, die mit Leben und Tod, Schmerz und Trauer, Heilung und Loslassen konfrontiert waren, aber sie werden zu Illusionen, sobald man sie „für wirklicher nimmt, als sie sind". Es wäre zu kurz gegriffen, diese Patienten nur als Persönlichkeiten aufzufassen, anstatt zu erkennen, daß sie einen Prozeß repräsentieren, eine ständige Bewegung und Veränderung, die sich durch Worte niemals ganz zutreffend beschreiben läßt. Tatsächlich sind die Worte nicht die Wahrheit. Sie können nur die Richtung angeben, in die wir uns bewegen müssen, um uns selbst zu entdecken.

Diese Geschichten handeln nicht von anderen, sondern von uns allen, wie wir in einem Prozeß der Reinigung und des Wachstums zu einem tieferen Sinn des Daseins gelangen. Wie es scheint, besteht der Prozeß des Wachsens darin, hinzufallen. Das Wachstum bemißt sich danach, wieviel Milde und Achtsamkeit wir aufbringen, wenn wir wieder aufstehen, wieviel Leichtigkeit, wenn wir den Staub von unseren Kleidern klopfen, und wieviel Offenheit, wenn es darum geht, weiterzugehen und den nächsten Schritt ins Unbekannte zu tun, in das, was jenseits unserer Grenzen liegt und jenseits unseres Festhaltens, in das bemerkenswerte Mysterium des Daseins. Sich jenseits des Geistes zu bewegen heißt auch, jenseits des Todes zu sein. Das Unsterbliche liegt im Herzen.

Sich der Trauer öffnen

Dorothy

Eines Morgens rief Dorothy an, um uns zu erzählen, daß ihre neunjährige Tochter an Lymphdrüsenkrebs sterben werde. Nach einer plötzlichen, sechs Wochen lang dauernden Krankheit begannen die Lymphknoten auf einmal „wie Popcorn aufzuquellen". Dorothy und die Ärzte waren sich einig: „Wir glauben, für einen Eingriff ist es schon zu spät."

S.: „Begreift Ihre Tochter, was gerade mit ihr geschieht?"

D.: „Nein, nicht alles. Vor ein paar Tagen fragte sie mich: ‚Mama, ich bin ziemlich krank oder?' Und ich antwortete: ‚Es kommt nicht oft vor, daß kleine Mädchen so lange im Bett bleiben dürfen wie du.' "

Dorothy fügte hinzu: „Wir werden uns jetzt viel Zeit lassen, um zu tun, was wir noch tun können. Sie geht nicht mehr zur Schule; ich habe sie nicht dazu gedrängt. Sie hat mich gefragt, was die Untersuchungen sollen, und ich habe ihr erzählt, was Krebs ist. Und sie fragte mich: ‚Menschen sterben daran oder?' Und ich habe gesagt: ‚Sicherlich sterben sie daran, aber genauso sterben Leute beim Überqueren der Straße.' Ich habe versucht, ganz natürlich mit ihr darüber zu reden."

Vielleicht hatte die Angst, die Dorothy in jener Minute verspürt hatte, sie einen Moment der Wahrhaftigkeit verpassen lassen. Ich fragte sie danach. Wäre es nicht möglich, daß ihre Tochter alles versuchte, um hinter die Grenzen von Dorothys Identität als Mutter und Beschützerin zu sehen und so einen Ort zu finden, wo beide ihre Ängste und Verwirrungen wegen des Ungewissen, das auf sie zukommt, miteinander teilen könnten?

D.: „Solange sie noch wie ein normales Mädchen leben kann, werde ich ihr nicht genau sagen, was mit ihr passiert. Vor zwei Nächten fingen die Lymphknoten an ihrer Leiste an, dick zu werden; an ihrem Hals passierte das vorgestern. Sie fragte mich: ‚Warum wird das so dick, Mami?'"

Mir fiel auf, daß Dorothy sehr sachlich klang. Ich deutete an, daß es vielleicht besser für sie wäre, sich weniger zu quälen und stärker auf ihre wahren Gefühle zu hören, wie schmerzhaft diese auch seien. Also fragte ich sie: „Was wäre, wenn Ihre Tochter noch heute nacht sterben würde? Was bliebe ungesagt? Was haben Sie nicht mit ihr geteilt, obwohl Sie sich vielleicht danach sehnen?" Darauf antwortete sie: „Am Anfang habe ich nachts geweint, aber tagsüber versuche ich, vernünftig zu sein." Ich erinnerte sie daran, daß ihre Tochter sie nur bei Tage sieht, wie gut es ihr aber vielleicht täte, zusammen mit ihrem Kind ein wenig zu weinen. Denn auch ihrer Tochter könnte es helfen, die Verletzlichkeit, die ihre Mutter nur nachts, wenn sie voneinander getrennt sind, offenbart, mit ihr zu teilen. Dorothy antwortete: „Ich hatte mich entschieden, das nicht durchzumachen."

S.: „Glauben Sie, man kann über Gefühle entscheiden?"

D.: „Ja, meistens, zumindest über die Art und Weise, wie man sie zeigt."

S.: „Was scheint Ihnen falsch daran, andere Menschen Ihre Betroffenheit spüren zu lassen?"

D.: „Im Moment möchte ich einfach so normal bleiben, wie es einem Menschen möglich ist."

S.: „Was meinen Sie mit normal? Ist es unter diesen Umständen nicht normal, unsere Traurigkeit mitzuteilen? Wird nicht erst dann eine tiefe Beziehung zwischen Ihnen beiden entstehen? Heilen nicht so die Wunden der Verwirrung und Einsamkeit, vor denen Sie beide sich so fürchten? Es ist wahr: Sie können nicht mit ihr durch die Pforte gehen, aber Sie können sie auf dem ganzen Weg bis an die Schwelle begleiten."

D.: „Während der letzten Wochen habe ich mich so einsam gefühlt, und ich vermute, daß es ihr genauso ergangen ist. Ich habe schon so viel in meinem Leben verloren. Vor drei Jahren starb mein Mann an Krebs. Ich hatte noch zwei Kinder, und auch sie hat diese Krankheit mir genommen. In mir ist so viel Trauer, daß ich nicht weiß, wo ich anfangen soll. Ich glaube, daß wir im Grunde genommen immer allein sind. Das widerstrebt mir, aber ich weiß nicht, was ich dagegen tun kann."

S.: „Sie haben so vieles weggestoßen, daß es Ihnen jetzt unmöglich erscheint, diesen Gefühlen Raum zu geben, aber das ist der letzte Wille Ihrer Tochter. Jede Trauer will gehört werden – der Schmerz in Ihrem Herzen ist ihr Aufschrei. Können Sie die Stiche in der Gegend Ihres Herzens spüren?"

D.: „Nein."
S.: „Kein Brennen?"
D.: „Doch, ganz schwach."

Wir beschlossen, daß sie sich von nun an auf dieses Gefühl in ihrer Brust besinnen sollte, vielleicht an einem Abend zu Hause oder an einem stillen Ort. Sie könnte sich dem Schmerz, der von dort aufsteigt, sanft öffnen, denn das Herz verschließt sich oft mit Hilfe eines starren Panzers, den nur jeder selbst aufsprengen kann, um die Wahrheit des gegenwärtigen Moments zu sehen. Sie sollte sich auf diese Empfindungen konzentrieren, so daß sich die Wahrheit ihr deutlich zeigen kann und sie ihren Atem langsam dorthin lenken kann, als sei dort ein Ventil, das Zugang zum Herzen verschafft. Das Brennen ermöglicht den Eingang zum Herzen. Indem sie in die offene Wunde ihres Herzens eindringt, würden vielleicht die verschiedensten bekannten Bilder vor ihrem inneren Auge aufsteigen, flüchtige Erinnerungen an den Tod anderer Menschen und an das mühsame Unterdrücken zu lange festgehaltener Tränen. Sich dieser Angst zu öffnen, um zu erkennen, wie sie eine Mauer um jeden gepreßten Atemzug herum errichtet hat. Sich dieser Angst zu stellen und bereit zu sein, aus Schmerz zu bestehen, um über ihn hinauszuwachsen in die unendliche Liebe hinein, die gleich dahinterliegt. Wenn sie den Wunsch verspüre, mit ihrem Herzen das Herz ihrer Tochter zu berühren, müsse sie sich darauf besinnen, welche alten Schmerzen und welche vergeblichen Sehnsüchte die Tür verriegeln. Wir waren uns einig, daß dies nicht der Moment sei, sicheren Grund zu suchen, denn zweifelsohne gab es keinen Weg, ihre Tochter vor den anstehenden Erfahrungen zu beschützen. Alles, was sie tun konnte, war, sich mit ihrer ganzen Liebe diesen letzten kostbaren Augenblicken zu öffnen.

S.: „Wie wenig Erbarmen wir mit uns selbst haben! Für uns und andere dazusein, ist uns verwehrt, wenn wir uns ständig in Selbstschutz üben, wie es uns unser ganzes Leben lang gesagt wurde. Vielleicht lehrt Ihre Tochter Sie, von nun an in Einklang mit dem Schmerz zu leben, den Ihr Herz schon längst spürte. Wenn Sie aber jetzt – wie früher schon so oft – zurückschrecken, werden Sie womöglich nur schwarze Schleier über Ihrem Herzen finden, einen weiteren versäumten Augenblick, den Sie gern mit Ihrer Tochter geteilt hätten. Ich weiß, daß es sehr schwer sein wird."

Dorothy erzählte mir von ihrer Angst, sich solchen Gefühlen zu öffnen. „Als ich noch sehr klein war, bekam ich ein Hundebaby zu Weihnachten geschenkt, einen winzigen Cockerspaniel. Er war wie eine meiner vielen Puppen, nur besser – er war lebendig –, aber zwei Monate später wurde er überfahren, und noch in derselben Woche starb meine Großmutter – niemand wollte etwas von meinem kleinen Hund hören, und über Großmutter durften wir nicht reden. Ich glaube, daß ich einfach nicht wußte, was ich mit all dem anfangen sollte – etwas in mir zog sich damals wahrscheinlich zurück. Jeden Tod in meinem Leben schob ich so schnell wie möglich beiseite. Ich weine fast nie. Ich wünschte, ich könnte all meinen Kummer herausschreien, aber dann komme ich mir wie eine Versagerin vor."

S.: „Ist man nicht viel eher eine Versagerin, wenn man das Gefühl hat, von der ganzen Welt isoliert zu sein – von Ihrer Tochter, die Sie gerade jetzt so sehr braucht? Wir wachen über unsere Herzen, so beherrscht wollen wir wirken, aber indem wir uns so beherrschen, weichen wir vor der Welt zurück und werden schläfriger und blind. Und so lassen wir dann das Leben unbeteiligt an uns vorüberziehen."

D.: „Aber es schien soviel sicherer zu sein, die ganzen Schmerzen zu verdrängen."

S.: „Und genau das hat man immer von uns verlangt. Haben Sie schon einmal daran gedacht, daß es ungemein schwer ist, jemanden zu küssen, der seine Lippen zusammenpreßt? Wie erleben Sie Ihre Anspannung? Tut Ihnen der ganze Körper davon weh? Wo ist die Sicherheit geblieben? Sie können den Tod nicht aufhalten. Sie können nicht verhindern, daß Ihr Herz den Schmerz empfindet – wenn Sie es versuchen, wird er nur noch schwerer zu ertragen sein, scheinbar unerträglich. Sie müssen genau das tun, was auch Sie sich jetzt von Ihrer Tochter erhoffen: sich öffnen, sich vom Schmerz erweichen lassen, um so auf das Wesentliche zu stoßen. Der in einem ganzen Leben aufgestaute Schmerz mündet in diese Prüfung. Es ist an der Zeit, daß Sie behutsam mit sich umgehen und diese Tage und Wochen nutzen, um sich ganz in den Prozeß zu vertiefen, der ein Öffnen zum Leben hin bedeutet – einfach, indem Sie Ihrem Herzen folgen, Ihre Tochter lieben und bei ihr sind.

Versuchen Sie, die Augen zu schließen, während wir weiterreden. Lassen Sie sich sanft von Ihrem Schmerz berühren. Erlauben Sie der Rüstung Ihres Herzens zu schmelzen, denn dort ist eine unendliche

Weite, die nur Ihnen und Ihrer Tochter gehört. Eine Einheit mit ihr, die kein Ende kennt. All dies können Sie entdecken, wenn Sie zulassen, daß das Herz aufreißt. Lassen Sie den Schmerz mitten durch Ihr Herz dringen. Befreien Sie sich von Widerständen, die Ihnen zu sagen scheinen, sich nur so schützen zu können. Erleben Sie die Ewigkeit, die darin liegt, im Augenblick zu verweilen, egal was dieser bietet. Erlauben Sie sich, die Schutzwälle Ihres Verstandes niederzureißen. Stoßen Sie zum Kern eines jeden Augenblicks vor. Sie werden etwas spüren, das viel großartiger und umfassender sein kann als das ängstliche Verhaftetsein mit dem Körper. Sich zu lösen, ist die Aufgabe, vor deren Vollendung wir solche Angst haben. Der Tod ist bestimmt nicht unser Feind, es ist unser fehlendes Vertrauen in uns selbst. Wir haben vergessen, was für eine außerordentliche Natur in diesem zerbrechlichen Körper wohnt, nicht nur in dem kleinen Körper Ihrer Tochter, sondern auch in Ihrem eigenen Körper. Lassen Sie sich sanft dorthin führen, ohne Zwang. Alles zu seiner Zeit: Öffnen Sie sich den Gefühlen und Schmerzen in Ihrer Brust Schritt für Schritt, und seien Sie milde zu sich selbst. Vergessen Sie nicht, daß sich das Herz wieder und wieder zusammenzieht und verschließt, wenn man es zwingen will."

D.: „Obwohl mein Verstand sich gegen das, was Sie sagen, wehrt, brennt mein Herz so sehr, daß ich das Gefühl habe, es zerbricht. Ich möchte so gern weinen."

S.: „Das ist gut so. Lassen Sie Ihr Herz zerspringen. Lassen Sie all den Kummer, der Sie vom wirklichen Leben fernhält, los. Hören Sie sich jetzt? Ihr Herz ist vollkommen offen, und genau dort ist auch der Schmerz. Sie tun genau das, was Sie tun müssen – Ihr Mitgefühl für sich selbst und für das, was Sie durchleiden, ist erwacht.

Sich zu öffnen, ist ein Prozeß, der keine Eile kennt. Beginnen Sie langsam damit, in Ihrem Herzen Platz für sich selbst zu schaffen. Vielleicht werden Sie, wenn Sie heute abend am Bett Ihrer Tochter sitzen, den alten Schmerz fühlen und ihn dann mit ihr teilen können."

Wir sprachen darüber, wie wir uns dem Leben widersetzen, so daß wir es wie durch einen Nebel wahrnehmen und unsere natürliche Verbundenheit mit allem, was wir lieben, schwindet. Am Ende fühlen wir uns schrecklich einsam. Und ich bestärkte sie darin, ihren Atem in ihr Herz strömen zu lassen, von der Liebe erfüllt, die sie dann empfindet, um diese Liebe von dort wieder ausströmen zu lassen und sie ihrer Tochter zu geben. Ich machte ihr Mut, sich auf ihre Empfindungen einzulassen, anstatt sich von ihnen zu distanzieren. Dann werde die ursprüngliche Verbundenheit mit ihrer Tochter hinter den alten Mauern, durch die sie so häufig vom gegenwärtigen Augenblick getrennt gewesen war, wieder sichtbar. „Gewähren Sie Ihrem Schmerz Einlaß, und öffnen Sie sich für alles um ihn herum. Öffnen Sie sich, so daß Sie Ihren Schmerz und den Ihrer Tochter vereint spüren können. Wenn Schmerz klingen würde, dann wäre die Luft von einem ständigen Summen erfüllt. Was Sie im Moment gemeinsam mit Ihrer Tochter erleben, teilen Tausende von anderen Lebewesen in genau diesem Moment. Lassen Sie es nicht Angst, sondern Liebe sein. Lassen Sie den Tod Ihrer Tochter von Ihrer Zärtlichkeit umschlungen sein, und seien Sie bereit, über Ihre Angst hinauszuwachsen. Sich ihrem Tod zu öffnen, kann das Erlebnis einer neuen Geburt für Sie beide sein."

D.: „Ich kann jetzt nicht viel sagen – es ist der Schmerz in meiner Brust –, aber in meinem Herzen höre ich meine Tochter ‚danke' sagen."

Bevor Dorothys Tochter starb, verbrachten die beiden ihre schlaflosen Nächte immer häufiger damit, über den Tod des Vaters und der Brüder zu reden. Dorothy sagte mir später, sie habe sich zunächst äußerst unwohl dabei gefühlt, all das noch einmal „aufzuwärmen", aber es hätte ihre Tochter beruhigt. „Wir haben ausführlich über Krebs und über Gott gesprochen. Und ich habe zu ihr gesagt, daß ihr Verlust die Liebe zu ihr nicht verringere. Ich glaube nicht, daß ich jemals zuvor einem Menschen meine Gefühle so ehrlich mitgeteilt habe. Es war schrecklich und wunderschön zugleich."

In den Jahren nach dem Tod ihrer Tochter hat Dorothy, wie sie mir erzählte, „hart mit der Trauer gekämpft, oder, besser gesagt, die Trauer kämpfte mit mir. Zu den Lieblingssätzen meines jüngsten Sohnes gehörte: ‚Ich habe dich lieb, Mama.' Ich kann mich nicht erinnern, daß wir jemals so gefühlsbetont gewesen sind. Ich habe weniger Angst, aber der Schmerz packt mich häufiger als früher." Sie adoptierte zwei schwerbehinderte Kinder, die sie bis „an die Schwelle" begleitete. Das letzte Mal, als wir miteinander sprachen, sagte Dorothy zu mir: „Sie haben recht, nicht der Tod ist der Feind, sondern die Angst. Wissen Sie, daß ich in meinem ganzen Leben noch niemals so intensiv wie jetzt gefühlt habe?"

Den Tod zulassen

Doris

Eines Morgens rief Doris an, eine 38jährige Rechtsanwältin aus Pittsburgh. Sie bat uns, ihre Mutter zu „therapieren". „Ich rufe an, weil ich möchte, daß Sie mit meiner Mutter reden. Sie ist unheilbar an Krebs erkrankt, aber ich möchte trotzdem nicht, daß sie ihre Behandlungen abbricht. Sie behauptet, sie könne nicht mehr, die Behandlungen bekämen ihr nicht, und sie weigert sich, ins Krankenhaus zu gehen oder die Therapie fortzusetzen, obwohl die Ärzte meinen, sie könnten ihr helfen." Doris, Mutter von zwei Kindern, war zornig und niedergeschlagen, voller Schmerz über die „Art ihrer 65jährigen Mutter, sich nach fast drei Jahren Krebserkrankung selbst aufzugeben." Barbara, ihre Mutter, hatte alles über sich ergehen lassen, was die Medizin zur Krebsbehandlung zu bieten hat. Nach der Operation bekam sie Chemotherapie und Bestrahlung, und jetzt meinten die Ärzte wieder, daß Chemotherapie „unter Umständen helfen könne". Barbara jedoch litt unter den Behandlungen; alles, was sie wollte, war, in ihrem eigenen Haus, im eigenen Bett bleiben zu können, um „in Frieden und ohne diese unerträgliche Übelkeit auf das Ende warten zu können".

Während unseres Gesprächs erklärte ich Doris, es sei bei uns weder üblich noch beabsichtigt, mit jemandem zu sprechen, der nicht mit uns reden wolle. Ich versuchte ihr zu erklären, daß es am besten wäre, die Wünsche ihrer Mutter zu respektieren, besonders in diesen letzten Tagen, Wochen oder Monaten ihres Lebens.

D.: „Aber sie ist so stur. Wenn Sie nicht mit ihr reden, wird sie einfach sterben. Sie tut einfach nicht, was ich ihr sage. Wenn sie es schon nicht für sich selbst tun will, kann sie es doch wenigstens für mich tun."

S.: „Vergessen Sie eines nicht, Doris: Je stärker Sie in ihre Mutter dringen, desto eher vertreiben Sie sie aus Ihrem Herzen. Solange Sie etwas von ihr verlangen, wird sie zu einem Gegenstand, den Sie zu Ihrer eigenen Zufriedenheit formen wollen, nicht zu einem lebendigen Menschen, der gerade eine sehr schwere Zeit durchsteht. Dies ist eine Zeit der Vollendung. Und es ist auch die Zeit, wo sie beide miteinander ins reine kommen müssen. Warum vertrauen Sie nicht darauf, daß die Gefühle Ihrer Mutter ihr sagen, was richtig und was falsch ist?"

D.: „Ich möchte nicht, daß sie stirbt."

S.: „Aber es ist so. Wie wollen Sie das verhindern? Wie soll der Streit mit ihr bewirken, daß sich die Situation für Sie beide verbessert?"

D.: „Ich glaube nun einmal daran, daß sogar in Momenten wie diesen unsere Gefühle noch stärker werden. Deshalb spreche ich ihr Mut zu, weiterzumachen. Weil ich sie brauche und sie liebe und sie nicht verlieren möchte."

S.: „Aber dadurch stoßen Sie sie immer weiter von sich, je mehr Sie sie zu etwas zwingen, von dem nur Sie denken, daß es das richtige ist. Man könnte sagen, daß Sie sie auf diese Weise verlieren, noch bevor sie gestorben ist. Stellen Sie sich einmal vor, wie Sie sich fühlen würden, wenn Sie sich gerade dazu durchgerungen hätten, von einem Sprungbrett zu springen. Plötzlich, als Ihre Zehenspitzen gerade den Rand verlassen wollen, sind Sie von Stimmen umgeben, die schreien: ‚Spring nicht! Spring nicht!' Was können Sie tun? Ein Zurück ist unmöglich, und die Schwerkraft zieht Sie hinunter. Unsicherheit und Furcht begleiten plötzlich den Sprung. Wenn jemand stirbt und seine Nächsten ihm zu sterben verbieten, dann wird sein Tod ein einsamer sein. Denn er wird sterben, als wäre er allein und ohne die Liebe, die ein so wichtiger Beistand sein kann und einem nach 65 Jahren das Gefühl gibt, es sei vollendet. Sie sagen, Sie wollen nicht, daß sie stirbt – aber sie stirbt. Den Tod können Sie nicht aufhalten. Ihre einzige Aufgabe kann darin bestehen, offen für all das zu sein, von dem sich Ihre Mutter lösen muß, um ihre neue, vollkommene Entwicklung zu erreichen."

D.: „Ich weiß nicht. Ich werde nicht zugrunde gehen, weil sie stirbt, ich möchte nur nicht, daß es gerade jetzt geschieht."

S.: „Ich verstehe Ihren Wunsch, so lange wie möglich mit ihr zusammen zu sein. Aber in Wahrheit haben Sie längst aufgehört, mit ihr zusammen zu sein, als Sie ihr verwehrten, was ihr Herz als das einzig Richtige erkannte. Sie behaupten, ihr Tod würde Sie nicht zugrunde richten, aber ich habe das Gefühl, daß es nicht ganz so ist. Es mag sein, daß sich diese Unsicherheit auf Ihre Mutter überträgt und sie zusätzlich noch in ein weiteres Dilemma stürzt. Sterben an sich ist schwer genug, auch ohne die beschützen zu müssen, die wegen Verwirrung der Gefühle und Verlustangst hilflos sind.

Es ist natürlich, daß Sie solche Gefühle haben, aber vielleicht finden Sie in sich einen Ort, an dem Sie zu einem Entschluß fähig sind. Es ist normal, daß Sie momentan irrational handeln. Gefühle sind nicht rational, und das ist auch gar nicht nötig. Sie sind ein Teil des Geistes, aber auf einer völlig anderen Stufe als der Verstand. Wir brauchen nicht zu versuchen, sie zu rationalisieren. Tatsächlich verzweifeln die, die ihre Gefühle rational zu erklären versuchen, oft an sich selbst. Gefühle folgen ihren eigenen Gesetzen, und häufig widersprechen sie sich. Ich schlage Ihnen vor, daß Sie dem Zwiespalt in Ihnen auf den Grund gehen, so daß sie Ihre Mutter in einer Zeit, in der sie Ruhe, nicht Sturm braucht, nicht noch zusätzlich belasten; in einer Zeit, da sie dem nächsten Schritt zuversichtlich entgegensehen muß, anstatt von jemandem bestürmt zu werden, der sie der Schwerkraft entreißen will."

D.: „Ich möchte, daß sie ins Krankenhaus geht, aber sie sagt, sie will zu Hause bleiben. Ich habe ihr gesagt, daß jede weitere Woche ungeheuer kostbar ist, aber sie behauptet, sie habe genug gelebt, warum Kräfte vergeuden. Ich brauche ihre Liebe. Sie hat mich mein ganzes Leben lang begleitet."

S.: „Merken Sie, daß das Sterben Ihrer Mutter Sie dazu zwingt, sich der Unbeständigkeit dieser Welt zu stellen, ja sogar Ihrer eigenen Sterblichkeit?"

D.: „Ja, aber das ändert nichts daran, daß ich sie brauche."

S.: „Glauben Sie nicht, daß Sie irgendwie versuchen, das Leben Ihrer Mutter zu retten, um Ihr eigenes Leben zu retten? Was Sie durchmachen, ist sehr schwer, und ich weiß, daß die Wege, auf denen man einen Elternteil verliert, immer steinig sind. Der Verlust eines Elternteils ähnelt dem Gefühl, das man hat, wenn einem der Boden unter den Füßen entrissen wird. Man ist das Boot, dessen Anker sich losgerissen hat. Wir empfinden die Unsicherheit und Entwurzelung so stark, daß sie Gefühle der Furcht und der Wertlosigkeit in uns wachrufen. Es macht uns Angst, aber es ist auch, wie Sie es von Ihrer Mutter sagten, ein Teil Ihrer eigenen seelischen Reifung. Ich kann mir vorstellen, daß Sie sich einsam und verlassen vorkommen, aber ihr geht es nicht anders. Lassen Sie ihren Tod so zu, wie sie es sich wünscht."

D.: „Vielleicht haben Sie recht; ich will nur nicht, daß sie das sinkende Schiff zu früh aufgibt."

S.: „Was meinen Sie, wenn Sie von ‚Schiff' sprechen? Ihren Körper?" D.: „Ja. Ich habe nur einen Wunsch: daß sie nicht vor ihrer Zeit stirbt."

S.: „Wollen Sie damit sagen, daß sie so zu sterben hat, wie Sie es verlangen? Eigentlich sind es doch ihre eigenen Gefühle, auf die sie hören muß. Egal, wie lange sie lebt, es wird nie lange genug sein, wenn Sie sich vor ihrem Tod fürchten, anstatt ihr zur Seite zu stehen."

D.: „Ich weiß, was Sie meinen, aber sie zu verlieren, tut so weh."

S.: „Sie verstehen sie, aber in manchen Momenten verstehen Sie nichts mehr, und auch das ist vollkommen normal. Erinnern Sie sich einmal an die Zeit, als Sie noch ein Kind waren. Auch Sie mochten es nicht, wenn Ihre Mutter Ihnen vorschrieb, wie Sie Ihr Leben zu führen hatten. Glauben Sie wirklich, daß es Ihrer Mutter, einer erwachsenen Frau, gefällt, wenn Sie Ihr vorschreiben, wie sie zu sterben hat? Und sie wird sterben. Vielleicht in einem Monat, vielleicht in einer Woche, vielleicht aber auch schon morgen. Wie, glauben Sie, wird die Erinnerung daran dann sein, wenn Sie mit ihr über die Art und Weise ihres Todes gestritten haben? Was werden Sie im Herzen fühlen, nachdem Sie sie von dem, was sie ersehnt hat, ferngehalten haben? Wie werden Sie jemals so etwas wie Vollendung spüren können, wenn Sie ihre Wünsche nicht respektiert haben, wenn Sie gegen den Tod kämpften, anstatt ihr Leben zu respektieren und die Art und Weise, wie sie es zu Ende führen wollte?"

D.: „Ich weiß einfach nicht, was ich machen soll. Ich bin so verwirrt."

S.: „Natürlich sind Sie verwirrt. Was Sie gerade durchmachen, ist eine der größten Verwirrungen im Leben – ein Kind zu verlieren, einen Elternteil zu verlieren; der Spiegel, der die eigene innere Schönheit reflektiert und Geborgenheit gegeben hat, zerspringt. Aber genausowenig wie vor dem Tod können Sie sie vor dem Leben beschützen. Auch Ihre eigenen Kinder können Sie nicht vor allem bewahren. Auf diese Weise entsteht zwischen Ihren Kindern und Ihnen ein tiefer Abgrund. Ihr Verstand reißt einen Graben, den Ihr Herz doch einmal überwinden muß. Möglicherweise birgt ihr Sterben das größte Potential an gegenseitiger Nähe in sich, das Sie jemals in Ihrer gemeinsamen Zeit erleben durften. Bei ihr zu sein, ihr Liebe und Mitgefühl zu schenken, wenn sie stirbt, läßt es vielleicht zu, daß sich Ihre beiden Herzen so berühren wie nie zuvor. Aber wenn Sie die Entscheidung Ihrer Mutter von sich stoßen, stoßen Sie auch sie selbst von sich, und sie stirbt einsam. Und auch für Sie wird der Verlust Ihrer Mutter dann endgültiger sein, als Sie jemals für möglich gehalten hätten."

D.: „Gibt es nichts, was ich tun könnte, um sie am Leben zu halten?"

S.: „Geben Sie ihr, worum sie bittet, aber zwingen Sie sie nicht, am Leben zu bleiben. Zeigen Sie ihr die Liebe, die Sie für sie empfinden, und teilen Sie diese letzten Tage in Freundschaft und gegenseitigem Vertrauen, anstatt in Ängsten und Zweifeln. Auch für Sie ist es die Chance einer Heilung von Grund auf, von allem, was vorher zwischen Ihnen stand – all der aufgestaute Ärger, all die Mißverständnisse, all die ungeklärten Fragen können ganz einfach in einer vorbehaltlosen Annahme des anderen bewältigt werden. Lassen Sie sich einfach auf diese Wandlung ein."

D.: „Könnten Sie nicht mit ihr darüber sprechen, wie kostbar das ist, was wir jetzt teilen? Vielleicht spürt sie dann den Wunsch, etwas länger zu bleiben."

S.: „Möchte sie denn mit mir sprechen?"

D.: „Nein, um ehrlich zu sein. Eigentlich hat sie etwas ganz anderes gesagt, als ich ihr erzählte, daß ich Sie anrufen würde: ‚Unterhaltet euch gut. Oh, übrigens, sag ihm, daß ich sein Foto auf dem Buchrücken gesehen habe. Er hat schöne Augen.'"

S.: „Und sagen Sie ihr, daß sie ein großes Herz hat und eine Tochter, die sie sehr liebt. Aber Sie verstehen doch: Je mehr Sie sie zu überzeugen versuchen, das ‚sinkende Schiff' nicht aufzugeben, desto mehr beharren Sie darauf, daß sie festhält. Je stärker sie sich an dem Schiff festklammert, desto schmerzvoller wird der Tod für sie sein. Es ist seltsam, aber eigentlich bestärken Sie sie darin, zusammen mit dem Schiff unterzugehen, anstatt loszulassen und sich im Ozean des Seins treiben zu lassen. Anders ausgedrückt, Sie rufen sie zurück, längst nachdem ihr Schiff seinen Anker gelichtet und davonzusegeln begonnen hat. Und das Zeichen, das sie Ihnen gibt, ist: Es ist Zeit, die Flut ist eingetreten, sie muß die Fahrt hinaus auf das Meer mit festem Willen fortsetzen.

Was Sie jetzt fühlen, ist vollkommen normal – es ist der Anfang aller Trauer. Ich habe viele Menschen kennengelernt, die im Kreise ihrer Lieben gestorben sind und von ihnen bestärkt wurden, dem Leben nicht zu ‚entgleiten'. Häufig passiert es mir, daß ich der einzige im Raum bin, der sich wirklich damit abfinden kann, daß ein Mensch stirbt. Deshalb kann die Liebe, die den Sterbenden und mich verbindet, so ungeheuer tief sein, weil ich der einzige Mensch bin, der ihm sagt: „Du bist perfekt, wie du bist, einerlei wie es dir im Moment geht." Und genau das brauchen die Menschen, wenn sie diesem großen Unbekannten namens Tod gegenübertreten. Ihre Mutter hat so viel Liebe, die sie mit Ihnen teilen kann, wenn Sie ihr nur den eigenen Weg zugestehen."

D. „Ich weiß, daß ich an ihr hänge, aber es kam mir nie so vor, als ließe ich sie nicht los. Jetzt aber glaube ich, daß Sie recht haben. Es ist nur so, daß ich solche Angst habe, sie loszulassen."

S.: „Ich verstehe das. Der Verlust eines geliebten Menschen ist immer sehr kompliziert. Aber man muß es sich so vorstellen, daß das der Vertrag ist, den wir mit den Menschen, die wir lieben, schließen. Auch zwischen meinen drei Kindern und mir gibt es so etwas. Ich weiß, daß entweder ich Zeuge ihres Todes sein werde oder daß sie Zeugen meines Todes sein werden."

Eine Weile noch unterhielten wir uns darüber, daß Geborenwerden bedeutet, diesen Vertrag zu unterzeichnen. Niemandem wird es erspart bleiben, mitansehen zu müssen, wie ein geliebter Mensch seinen Körper verläßt. Für viele Menschen aber ist das die intensivste Art des gemeinsamen Wachsens. Eine unglaubliche Qual. Unvorstellbar schmerzlich. Aber es ist der Schmerz, der die Herzen aufreißt, um das Leben einzulassen; der das Leben erblühen läßt, nicht voller Angst, sondern voll neu erlebter Wärme, mit einem tiefer empfundenen Sinn für das Sein, der vor dessen Unbeständigkeit nicht zurückschreckt, sondern sich auf sie einläßt als eine Möglichkeit, jeden einzelnen Augenblick in seiner einzigartigen Essenz zu fassen. „Indem Sie den Tod Ihrer Mutter erleben, sehen Sie auch die angesammelten Verluste in sich selbst – den Quell, wo all die Nöte, die Sie in Ihrem Leben erlitten haben, gespeichert sind: Ihre Verwirrung, als Sie ein kleines Mädchen von fünf Jahren waren. Sie standen im Garten und schauten zum Himmel, nur eine Frage im Kopf: ‚Was bedeutet das alles?' Die ganze Verzweiflung, all die verlorenen Lieben, all die Haustiere, die gestorben sind, und all die Freunde, die gestorben oder weggezogen sind, all die Männer, die man liebte, aber doch verlassen hat – die Verlustgefühle eines ganzen Lebens. Es ist nicht nur die Trauer, die Sie für Ihre Mutter empfinden, es ist die Trauer um das Leben in seiner Eigenart, die Sie im Moment verspüren. Und das Maß, in dem Sie versuchen, sich vor dieser Trauer zu schützen, entscheidet darüber, ob Sie das Leben von sich wegschieben, genauso wie Sie vielleicht den Tod Ihrer Mutter wegschieben."

Wir sprachen darüber, daß Trauer ein unglaubliches Potential für eine tiefe innere Heilung in sich birgt. Daß Trauern ein Prozeß sei, der das längst vergessene Bewußtsein für die Wurzeln von Angst und Verhaftetsein weckt und uns an einen Ort geleitet, der dem Bewußtsein normalerweise verborgen ist. Von diesem Ort jedoch steigen Mißtrauen und Trennungsängste in uns auf, Gefühle, die für jeden Menschen verwirrend sind. Man stelle sich vor, man hätte plötzlich einen Zugang zu diesen Gefühlen, die unser Handeln zwar schon immer motiviert haben, aber so selten klar sind; wie heilsam wäre es für diesen Ort des Schmerzes und der Verwirrung, Mitgefühl mit sich selbst zu haben. Diese Gefühle zu entdecken, und sei es nur für den Bruchteil einer Sekunde, kann uns heilen, kann uns Raum für mehr Leben und mehr Liebe schaffen, wenn man sie verständnisvoll und verzeihend, voller Herzenswärme, annimmt. „Und denken Sie auch daran, daß Sie nicht die einzige sind, die trauert. Ihrer Mutter geht es ebenso. Sie verlieren einen Menschen, aber sie verliert die ganze Welt."

D.: „Meinen Sie damit, daß ich meine Mutter einfach so sterben lassen soll?"

S.: „Ich meine damit, daß Sie sie leben lassen sollen. Erlauben Sie Ihr, den nächsten Schritt auf ihre Weise zu tun. Und sollte sie tatsächlich ein weiteres Jahr zu leben haben, was hätten Sie eigentlich miteinander geteilt, wenn es ein Jahr voller Spannungen und Zwänge wäre? Wenn Sie sie aus Ihrem Herzen verstoßen, ist sie in gewisser Weise für Sie schon tot. Und Sie geben sie auf, bevor sie diese Welt verlassen hat."

D.: „Aber wie kann ich zulassen, daß sie stirbt, wenn ich sie doch so sehr liebe?"

S.: „Wie können Sie ihr verbieten zu sterben, wenn Sie sie doch lieben? Begreifen Sie nicht, daß nicht der Tod Sie voneinander trennt? Denn es ist wahr, daß sie im Moment ihres Todes genauso lebendig ist wie bei der Geburt. Was Sie trennt, ist die Angst, der

Zwang, festzuhalten. Erlauben Sie, daß auch Ihre Mutter die große Liebe spürt, die Sie ihr entgegenbringen; daß diese Liebe ihr entgegenströmt, so daß sie in der Lage ist, den nächsten Schritt richtig zu tun."

Je mehr wir redeten, desto mehr schien es, als ob Doris sich nach oben kämpfte, um die Worte, die wir miteinander sprachen, wirklich zu verstehen: „Alles in mir schmerzt, wenn ich daran denke, daß sie stirbt, aber es schmerzt auch, wenn ich mir vorstelle, daß Sie mit dem, was Sie sagen, recht haben; daß ich, die ich fürchte, von ihr verlassen zu werden, sie verlassen könnte. Vielleicht verdoppele ich ihre Beschwerden, indem ich versuche, sie am Setzen der Segel zu hindern, während sie eigentlich jemanden bräuchte, der ihr liebevoll den richtigen Weg weist. Ich werde es versuchen."

Einige Wochen später rief Doris an, um mir mitzuteilen, daß ihre Mutter gestorben sei. Und sie erzählte mir, daß „etwas Wunderbares geschehen ist, als ich meine Mutter gehen ließ, als ich sie einfach sein ließ. Zwischen uns war nichts als Liebe. Ich bin so froh, daß sie zu Hause gestorben ist, daß ihr Wunsch sich erfüllte, nicht ins Krankenhaus zu müssen. Ihre Heiterkeit war unglaublich. An einem dieser Tage, kurz vor ihrem Tod, hat sie sich bei mir bedankt, daß ich sie nicht länger gedrängt habe. Sie sagte: ‚Sterben allein ist seltsam genug. Ich muß meinen Kopf nicht auch noch in einen Eimer stecken müssen, weil die Chemotherapie mir Übelkeit verursacht. Mir war so oft übel, daß es für dieses Leben reicht.' In diesen letzen Wochen haben wir so viel zusammen gelacht. Ich hätte nie gedacht, daß es so viele Glücksmomente geben kann, wenn jemand stirbt. Und so viel Liebe. Und wissen Sie was? Am Tag, bevor sie starb, konnte sie nicht aufhören zu kichern. Und als ich sie fragte, warum, antwortete sie: ‚Es gibt nichts, was gut genug ist, um wahr zu sein.' Und als ich sie fragte, was sie damit meine, sagte sie nur, sie sei glücklich, und alles sei bestens. Sie bat mich, weiter zu arbeiten und weiter zu leben. Ich war so selig, bei ihr sein zu können, als sie starb. Es geschah am späten Nachmittag, und ganz kurz bevor sie starb, setzte sie sich im Bett auf, lächelte über das ganze Gesicht und sagte: ‚Dein Vater wartet auf mich.' Mein Vater aber war schon fünfzehn Jahre tot, so daß uns nichts anderes übrigblieb, als lauthals zusammen zu lachen und zusammen zu weinen. Es war schön."

Dann sprachen wir noch ein wenig über ihre Bereitwilligkeit, ihre Trauer einfach zuzulassen und das Leben so zu lieben, wie es ist.

Manchmal ruft Doris an, um mir zu berichten, wie es ihr und ihren Kindern geht, denen sie sich nun übrigens viel näher fühlt: „Und ich habe das Gefühl, daß ich sie jetzt nicht mehr so sehr vor dem Leben beschütze wie früher. Und wenn das überhaupt möglich ist, dann liebe ich sie mehr denn je."

Vergeben ist Heilen

Cassie

Zum erstenmal rief Cassie uns zwei Tage vor Weihnachten an. Sie erzählte uns, wie schwer es ihr fiele, sich damit abzufinden, daß sie an Krebs erkrankt sei. „Es ist sehr wahrscheinlich, daß ich das nächste Weihnachtsfest nicht mehr erleben werde. Aber das ist nicht alles. Es hat sich herausgestellt, daß ich an einer sehr seltenen Krebsart leide, für die gerade mein Mann Mark weltweit die anerkannte Koryphäe ist. Von all den Krebserkrankungen, die ich bekommen konnte – und es gibt davon über hundert verschiedene –, mußte es genau die sein. Und mein Mann ist führend in der Forschung auf diesem Gebiet. Vor kurzem hat er sogar einen Zuschuß erhalten, um seine bisherigen Ergebnisse überprüfen und weiterführen zu können. Als der Arzt schießlich die Diagnose gestellt und mir meine Krankheit geschildert hatte, nahm sein Gesicht einen ganz merkwürdigen Ausdruck an, als er sagte: ‚Sie wissen, daß Ihr Ehemann Ihre einzige Hoffnung ist? In diesem Land gibt es nur zwanzig Fälle, die man wegen dieser Krankheit, die vielleicht tödlich endet, behandelt, und es gibt keinen Fall, bei dem man sich die Heilung nicht von den Untersuchungen Ihres Mannes verspricht.'" Die Stille, die diesen Worten folgte, war mit Händen greifbar. „Im letzten Jahr fingen die Probleme zwischen mir und meinem Mann an, als ich feststellte, daß dieser Mistkerl regelmäßig auf seinen vielen Geschäftsreisen fern von Zuhause Affären mit anderen Frauen hatte. Glauben Sie, daß ich jetzt nur versuche, ihn auf mich aufmerksam zu machen? Das wäre eine qualvolle Methode. In gewisser Hinsicht habe ich das Gefühl, als wäre es unsere Beziehung, die mich tötete. Und vielleicht tut sie es wirklich."

Ein Zeitlang sprachen wir über die Blockaden, die einem ernsthaften Gespräch mit Mark über ihre Gefühle, verlassen worden und verwirrt zu sein, im Wege standen. Die Unterhaltung setzte sich noch eine Weile fort, und sie gab zu: „Ich weiß noch nicht einmal, ob ich die Behandlungen wirklich über mich ergehen lassen will. Als ich ihm von meiner Krankheit erzählte, wurde er leichenblaß. Selbst wenn er ein Mittel fände, würde ich wahrscheinlich zuerst ein anderes ausprobieren."

Während wir zusammen ihrer Wut nachgingen, sprachen wir auch darüber, was Verzeihen bedeutet; darüber, wieviel eine innere Haltung vermag, wenn man sie einübt; wie es für sie möglich werden kann, der Angst und dem Zorn mit mehr Milde zu begegnen und offener für das zu sein, was kommen mag. Es war eine dieser Unterhaltungen, bei denen man unmöglich bestimmen kann, ob der andere wirklich hört, was gesagt wird. Aber dennoch: Die Worte werden ausgesprochen, weil man spürt, daß sie heilen, wenn es die richtigen sind.

Nach ungefähr zwanzig Minuten, nachdem sie sich immer mehr entkrampft hatte, sagte sie: „Mein Mann hatte in den letzten zwei Monaten zwei Herzanfälle, aber er weigert sich, ein einziges Wort darüber zu verlieren, daß er möglicherweise sterben könnte. Er könnte sterben und mich ohne ein Heilmittel zurücklassen. Zwischen uns steht so viel, daß ich nicht sicher bin, ob wir jemals damit zurechtkommen werden, egal wieviel Zeit jedem von uns auch noch bleiben mag. Vielleicht werden wir beide sterben, aber heute wissen wir nicht, wer als erster gehen muß. Es ist kaum auszuhalten."

Als nächstes sagte sie, daß ihr Mann wieder einmal auf „Geschäftsreise" gehen müsse und daß es ihr jedesmal, wenn er fortging, vorkam, als ob sie sich nie wiedersähen. Sie habe dieses Gefühl jedoch noch nie gezeigt, weil Wut und Verwirrung nach zwanzigjähriger Ehe eine hohe Mauer zwischen ihnen errichtet hätten. Während wir redeten, drangen die verschollene Liebe und die Jahre der Verbundenheit und der Gemeinsamkeit an die Oberfläche. Obwohl die Verlogenheit dieser Jahre sehr schmerzvoll für sie zu sein schien, bildeten die Erziehung ihrer zwei Kinder und die vielen geteilten Erfahrungen, das gemeinschaftliche Altern „von einer späten Jugend zu einer verfrühten Reife", wie sie es ausdrückte, eine gemeinsame Grundlage.

Ich schlug ihr vor, es mit einer Vergebungs-Meditation zu versuchen, wie ich sie in meinem Buch *Wege durch den Tod* beschrieben habe, so daß es ihr vielleicht danach gelänge, ihn so zu erreichen, wie es ihr Wunsch sei.

Drei Wochen später kam sie vorbei: „Ich habe Ihren Vorschlag befolgt. Ich habe die Vergebungs-Meditation auf Kassette überspielt und sie mir jeden Tag angehört. Es funktioniert. Ich bemühe mich, den Schlüssel zu diesem Teil meines Herzens zu finden. Ich hatte mein Herz zu einer Faust wie aus Granit zusammengeballt, aber nun beginne ich, sie zu ‚entspannen', ihr zu erlauben, sich langsam zu öffnen. Dieser Muskel muß vorher recht verkrampft gewesen sein.

Das Schönste daran ist, daß es mir gelang, mich Mark ganz sanft und liebevoll zuzuwenden, bevor er vor ein paar Tagen auf Geschäftsreise ging. Und auch ihm schien es leichter zu fallen, etwas mehr über das Sterben zu reden. Ich glaube, die Herzschmerzen, die er vor kurzem hatte, haben etwas in ihm gelöst. Das Unleugbare wird uns beiden nun klarer. Und vielleicht werden wir trotz der Verbitterung empfänglich für das Verzeihen. Vielleicht ist er jetzt sogar bereit, darüber zu reden, daß auch er einmal sterben muß; seine Worte darüber im letzten Jahr kann man an zehn Fingern abzählen. Wir haben zusammen darüber gesprochen, daß all diese Frauengeschichten in den vergangenen zwölf Jahren mit seiner Angst vor dem Tod zu tun haben könnten. Als ich merkte, daß er so davon sprach, als ob all das Vergangenheit sei, bekam ich das Gefühl, wir arbeiteten endlich wirklich daran, auch wenn ich die Faust in meinem Herzen – das verlorene Vertrauen und meine Angst – noch immer spürte, während er redete. Ich habe es diesem Gefühl zu verdanken, was gerade in mir passiert. Wenn ich auch nicht genau weiß, was es ist, soviel weiß ich: daß wir diesmal ganz konkret über das Sterben gesprochen haben, anstatt abstrakt, und daß ich in der Lage war, offenherzig und zärtlich zu sein und die Tränen zuzulassen, seine und meine. Es war einer der wahrhaftigsten Momente der letzten Jahre. Mein Herz fühlte den Schmerz."

S.: „Wenn das Herz sich öffnet, drücken der Panzer und der Schmerz, die das Leben aussperren, manchmal so stark, daß wir meinen, wir würden sterben, wenn unsere Herzen bersten; aber man könnte auch sagen, daß es eigentlich die Brücke ist, die über das ‚gebrochene Herz' hinwegführt. Es ist die Heilung, die schmerzt. Dennoch macht es Angst, dem Zerbrochenen auf die Spur zu kommen. Alles, was Sie jetzt erkunden, ist ein vollkommen fremdes Land für Sie. Lassen Sie sich Zeit und übertreiben Sie nicht. Das Herz zu heilen, kann viel Schmerz, aber auch große Freude bereiten."

Zwei Tage später kam sie wieder, um mir folgendes mitzuteilen:

„Nachdem wir miteinander geredet hatten, entströmte meinem Herzen eine Wärme bis hinauf in die linke Hälfte meines Kopfes, als würde die Anspannung weichen. Ich habe immer noch Herzschmerzen, aber das EKG hat ergeben, daß mit meinem Herz alles in Ordnung ist. Deshalb werde ich doch mit den Behandlungen beginnen, was ich eigentlich gar nicht mehr wollte. Wenn ich früher Angst vor der Entwicklung der Dinge bekam, zwang ich mich, daran zu denken, daß ich auch ohne irgendeine Behandlung geheilt werden könnte, ebensogut aber auch jeden Moment sterben könnte, von einem Auto überollt, bei einem Erdbeben oder vom Blitz erschlagen oder an einer anderen Krankheit! Außerdem stimmt es, daß auch das Leben eine einzige Qual sein kann, und Sterben schön, aber es passiert nicht oft, daß ich mir das sage. Die Vergebungs-Meditation öffnet mich auf eine Art und Weise, von der ich immer geglaubt habe, daß ich Jahre dafür bräuchte. Und es scheint mir, als ob ich mich nun von meinen Aggressionen befreite, als ob ich lernte, mit ihnen zu leben, anstatt an ihnen zu sterben.

Vermutlich male ich mir aus, daß die Behandlung die Remission herbeiführt. Dann werde ich die Kraft haben, mein Leben zu verändern. Ich meine zu sehen, daß ich mich vielleicht von Mark trennen oder ein anderes Arrangement mit ihm treffen werde. Aber im Moment ändert sich alles so schnell. Keiner von uns beiden kann es sich leisten, einen einzigen Augenblick zu verlieren, obwohl solange eine Mauer zwischen uns bestand. Ich bin mir nicht sicher, ob ein einziger Augenblick der gegenseitigen Offenheit die Trennung zwischen uns überwinden kann."

Ich ermutigte sie, sich der Wut zu öffnen, um Zugang zur Liebe zu finden. Wir diskutierten darüber, welche Gestalt die Wut in der Seele annimmt, wie sie das Herz verschließt; wie isoliert wir uns fühlen, wenn wir bloß noch Wut spüren, und wie angstmachend es sein kann, dies zu erleben. Wie daraus Selbstgerechtigkeit entsteht und wir uns dann einsam fühlen. Während wir von der Wut und ihrer Bewußtwerdung sprachen, strömten kalte Verachtung und Tränen aus ihr heraus. Aber inmitten dieses inneren Aufruhrs gab es einen Lichtschein eines sich öffnenden Herzens, ein Gefühl der Liebe, das sie wahrscheinlich die meiste Zeit ihres Lebens begleitet hatte. Beim Sprechen konnte sie, mit ihren eigenen Worten, „die Macht der Wut" hören, die das Herz verschließen kann, die Mitmenschen zu Fremden werden läßt und vom Leben abtrennt.

S.: „Und wissen Sie was, Cassie? Selbst wenn wir davon sprechen, das Herz zu öffnen, trifft es das nicht ganz – in Wahrheit scheint die Sonne des Herzens immer in uns, und wir müssen nur lernen, *uns* dafür zu öffnen."

Eine Woche nach diesem Gespräch bekam ich einen Brief: „Nach meinem Besuch bei Ihnen bin ich viel ruhiger geworden. Inzwischen ist Mark von seiner Geschäftsreise zurückgekehrt, und wir haben mehrmals ehrlich und offen miteinander geredet. Das bedeutet zwar nicht, daß wir immer vollkommen offen zueinander sind, aber bei jedem unserer Gespräche waren wir ehrlich, ohne Spielchen zu spielen, und wir haben einander konzentriert zugehört.

Meine Interferon-Behandlung läuft nicht gut. Eine Woche noch werden wir abwarten, aber der Mißerfolg zeichnet sich ab. Sie hat versagt, und ich bin schrecklich enttäuscht. Ich habe fest darauf gehofft. Aber mein Arzt schlägt auch jetzt noch Chemotherapie vor, eine neuartige, so daß ich immer stärker das Gefühl bekomme, gegen eine Mauer gedrückt zu werden. Eine Frau aus dem Krankenhaus hat mich gefragt: ‚Was werden Sie jetzt machen?' In meinem Kopf fand sich keine Antwort. Welche Ironie, daß Marks Arbeiten vielleicht meine einzige Hoffnung sein könnten – und daß wir vielleicht beide sterben und nie die Chance haben werden, uns gegenseitig zu helfen, was mir jetzt, da es immer mehr Ehrlichkeit zwischen uns gibt, möglich zu sein scheint.

Ich weiß, ich rede wie jemand, der sterben wird. Deshalb setze ich hinzu, daß jeder mir versichert, wie gesund ich aussähe. Mark hat mittlerweile seine Forschungsgelder erhalten, und er arbeitet an der Methode, von der er glaubt, es sei die beste für mich. Jetzt, wo wir ein wenig friedlicher miteinander umgehen, ist mein Widerstand gegen seine Behandlung beinahe fort. Sie rückt unwiderruflich näher. Ich glaube, Sie waren es, der von einem ‚göttlichen Choreographen' gesprochen hat, was wohl nichts anderes bedeutet, als daß man instinktiv weiß, wie man zu ‚tanzen' hat."

Während die Monate vergingen und wir regelmäßig miteinander sprachen, wurde etwas für sie möglich, was sie „ein neues Leben im Sterben" nannte: Indem sie ihre Wut analysierte, brachte sie die darunter verschüttete Liebe und Traurigkeit zum Vorschein.

An einem Tag im Mai erzählte sie: „Vor ein paar Jahren kam

Mark und mir die Idee, zusammen ein Buch über Beziehungen und die Ehe zu schreiben. Zwei Jahre später haben wir sogar begonnen, uns eine Reihe von Notizen dazu zu machen. Das war, bevor ich von seinen ‚Liebeleien' erfuhr, aber schon damals wußte ich irgendwo, daß er mir nicht seine ganze Liebe schenkte. Nun aber ist mir bewußt, wie maßlos wir uns belügen mußten, um auch nur auf die Idee zu kommen, daß wir genug zusammen durchgestanden hätten, um anderen damit zu helfen. Es ist so leicht, an dem Gedanken festzuhalten, daß Angst und Abstand die einzigen Arten zu leben sind, das einzige, was das Leben zu bieten hat. Stellen Sie sich vor, wir hätten dieses Buch tatsächlich jemals veröffentlicht! Wie es einen Unterton gehabt hätte, der die Menschen nur noch tiefer in Verwirrung gestürzt hätte! Anscheinend habe ich gedacht, wir hätten wertvolle Erfahrungen in puncto Beziehungen mitzuteilen, weil wir trotz unserer übermächtigen Wut zusammenblieben. Aber mein Krebs und Marks Herzkrankheit zwangen mich einzusehen, daß wir beide vor dem Leben zurückgewichen sind. Eigentlich war dieses Buch über Beziehungen nichts als ein weiterer Versuch, die Wahrheit zu beschönigen. Es war, als ob man Genesungswünsche ins Leichenschauhaus versendet.

Es ist mir ein Rätsel, aber in den letzten Monaten sind viele sterbende Menschen in mein Leben getreten. Ein lieber, enger Freund von mir ist vor ein paar Wochen in meinen Armen gestorben. Sehr lange schon war er krank und in einem Pflegeheim gewesen, als seine Frau mich eines Tages anrief und mir mitteilte, sein Ende sei gekommen. Meine Freundin hatte furchtbare Angst, mit ihrem Mann allein zu sein, so daß sie mich bat, sie im Heim zu treffen. Als ich ankam, betrat ich sein Zimmer – allein. Die letzten Momente hatte ich noch mit keinem Menschen geteilt, aber ich wußte, was ich sah. Ich nahm ihn in meine Arme. Es kostete ihn unglaubliche Anstrengung zu atmen. Er war lange Zeit wie ein Vater für mich gewesen, und ich fühlte mich, als ob ein Teil von mir dort auf dem Bett läge. Auf einmal rang er immer stärker nach Luft, und ich sagte zu ihm: ‚Laß los, Gott legt seine Arme um dich.' Und so geschah es. Er atmete nicht mehr. Ich konnte nicht fassen, was passiert war, so daß ich Angst in mir aufsteigen fühlte. Ich fürchtete, daß sich seine Blase entleeren und ich den Geruch nicht ertragen würde; die merkwürdigsten Gedanken schossen mir durch den Kopf. Und plötzlich war der ganze Raum von Blumenduft durchtränkt, weil ein Lufthauch durch das offene Fenster hineinströmte. Ich legte meinen Kopf auf das Kissen neben ihn und redete mit ihm, fast so, wie Sie es in den Meditationen für die Zeit nach dem Tod in Ihrem Buch *Wege durch den Tod* vorschlagen. Ich bat ihn, sich umzuschauen und keine Angst zu haben, auf das Licht zuzugehen.

Während der letzten Monate habe ich das Licht gesehen, wenn ich meditierte, und ich weiß, daß es existiert; so konnte ich gar nicht anders, als ihm zu sagen, er solle ins Licht gehen. Während einer der Meditationen habe ich erlebt, wie ich eins mit dem Licht wurde, und das Wissen um diese Erfahrung gab mir eine solche Kraft, daß ich die scheinbare Nutzlosigkeit der Behandlungen ertragen konnte. Oft ist es schwer, sich auf diesen Ort in mir zu beziehen, aber wenn er da ist, gibt er mir das Gefühl von Heilung. Ich habe keine Ahnung, was dann mit mir passiert, aber was immer es ist, es ist richtig so."

Die Art und Weise, in der Mark und Cassie nun gemeinsam an sich arbeiteten, war für sie einschneidend. Beide schienen sich ihrer Umgebung mehr und mehr zu öffnen und die Möglichkeit des Todes, die sie beide mit sich trugen, in ihr Leben einzuschließen. Es war eine sehr kostbare Zeit. Eine „neue, glanzvolle Zeit", wie Cassie es nannte.

Mark starb an Thanksgiving. Cassie saß im Kankenhaus an seinem Bett, hielt seine Hand. Am nächsten Abend kam sie zu mir, um mir zu sagen: „Es stand so viel Ungesagtes zwischen uns, daß es noch vor einem Jahr so schien, als ob wir einander nie mehr so berühren könnten, wie wir es vor so vielen Jahren gekonnt hatten. Aber als ich mich ihm gegenüber in Liebe öffnete und er anders als noch kurz zuvor auf mich zuging, sein mich verunsicherndes sexuelles Verhalten ablegte, den Tod, ja sogar das Leben, nicht mehr leugnete, bewegte sich etwas. Wissen Sie, wir hätten wohl bis in alle Ewigkeiten reden und reden können, und es hätte uns nicht viel weitergebracht. Wir hätten immer nur geredet, um dem anderen zu gefallen. Aber dann, spät im letzten Sommer, als ich erlebte, wie sich mein Herz für ihn als ‚den, der er war', auftat, veränderten sich unsere Gespräche auffällig. Manchmal gab es beinahe nichts, über das wir hätten streiten können, weil die Differenzen zwischen uns nicht mehr so kraß waren. Eine unglaubliche Liebe wurde fühlbar. Und obwohl sie ihm nicht eigentlich das Leben gerettet hat, so hat sie es vielleicht auf eine andere Weise doch getan. Ich weiß es nicht. Aber ich habe nie für möglich gehalten, ihn so wie jetzt zu vermissen. Und in gewisser Hinsicht ist unser gemeinsames Leben nun zu Ende. Ich weiß nicht, was ich tun soll oder was mit mir passieren wird, aber ich weiß, daß ich ihn für meine Heilung nicht länger brauche. Ich werde mich selbst heilen. Aber was das bedeutet, weiß ich auch nicht. Das Leben ist so schrecklich unvorhersehbar."

Zwei Wochen später erzählte sie mir, „der Schmerz meines Herzens ist so schlimm wie zuvor, aber er geht tiefer"; sie habe sich noch niemals so allein gefühlt und doch so im „Einklang mit der Welt". Wir sprachen darüber, daß sie „Trauer für ein ganzes Leben" empfinde und daß sie einmal erkennen würde, daß sie nicht nur trauere, weil sie Mark verloren habe, sondern auch wegen ihrer verlorenen Jahre. Darüber, daß sie vielleicht sogar die Trauer über ihren eigenen Tod vorwegnähme. Das Herz war ihr leichter geworden, aber ihre Trauer war deutlich. Kurz vor Ende unseres Gesprächs sagte sie: „Ich muß Ihnen eine Geschichte erzählen. Ich weiß, daß es unmöglich von mir ist, sie so lustig zu finden, aber ich möchte sie mit Ihnen teilen. Vor einer Woche hatte mein Schwager aus Minnesota so sehr Depressionen, daß er zu dem Entschluß kam, sich zu erschießen. Er nahm also seine Schrotflinte, lud sie und überquerte seine Felder, um auf die andere Seite des Zaunes, in den Wald, zu gelangen. Aber während er über den Zaum kletterte, ging die Flinte los, und, um ihn zu zitieren, ‚ich pustete mir genau das Bein weg, mit dem ich mir jetzt gern in den Hintern treten würde, wenn ich es noch hätte'. Vielleicht hat er es sich von der Seele geschossen. Seine Einstellung hat sich jedenfalls geändert – obwohl er noch ziemlich schwer verletzt im Krankenhaus liegt, wirkt er so entschlossen und lebendig wie schon lange nicht mehr. Er hat gleichsam seine Depressionen weggepustet. Er hat all das in sich getötet, was er töten mußte, und vielleicht kann er jetzt neu anfangen. Ich vermute, es liegt in der Familie." Sie schloß, indem sie mir von einem Text erzählte, an dem sie seit einigen Wochen arbeitete: Er beschrieb, wie sie das vergangene Jahr erlebt hatte. Sie versprach, uns das Geschriebene in einem Brief zu schicken.

Neujahr war gerade vorbei, als ich einen Brief von ihr bekam. „Ich wollte Ihnen sagen, wie sehr sich meine Gedanken über Leben und Tod weiterentwickelt haben, seit wir vor einem Jahr anfingen, zusammen zu arbeiten. Als ich Sie letzte Weihnachten zum erstenmal anrief, habe ich mich geschämt. Ich konnte mich des Gefühls nicht erwehren, es sei einfach nur eine Attitüde, sich bewußt mit der eigenen Sterblichkeit auseinanderzusetzen. Ich kann mich erinnern, daß ich über meinen Tod nur sprechen konnte, als ob er ein Witz sei – lachend. Er war weit weg in dem Nirgendwo einer beruhigend fernen Zukunft. Ich mußte ihm nicht von Angesicht zu Angesicht gegenübertreten, aber ich konnte auch nicht auf eine lange Zukunft in guter Gesundheit blicken, in der ich mein Leben bis zum Rande auskosten könnte. Es lief also darauf hinaus, daß ich weder wirklich starb, noch wirklich lebte.

Als sich zwischen Mark und mir wieder so etwas wie eine Beziehung zu entwickeln begann, geschah noch mehr, was das Leben wieder lebenswert machte. In vieler Hinsicht war ich auf das Leben gar nicht vorbereitet gewesen. Und das im Alter von fünfzig Jahren! Deshalb war ich auch auf meinen Tod so gänzlich unvorbereitet; zumindest denke ich das jetzt, wenn ich zurückschaue. Das Leben war so häufig ein Kampf für mich gewesen; warum sollte das beim Tod anders sein? Dann aber hörte ich auf zu ‚kämpfen', und es war, als ob ich Mark erst in jenem Moment zum erstenmal getroffen hätte. Sein Tod war, wenn ich das sagen darf, eine der erstaunlichsten Erfahrungen in meinem Leben. Nie waren wir uns so nahe. Wie groß das Vertrauen doch ist, wenn man das Sterben mit jemandem teilt, den man so sehr liebt, mit jemandem, mit dem man so viel geteilt hat! Es ist ein komisches Gefühl, aber mir kam es so vor, als ob wir ein zweites Mal getraut worden wären.

Im Frühjahr, als ich zu Ihrem Workshop für Bewußtes Leben/Bewußtes Sterben kam, spürte ich, daß ich mit der Idee, daß ich sterben könnte, herumspielte. Ich versuchte, mich zu zwingen, sie ernstzunehmen, etwa, indem ich mir bewußt machte, daß meine Krankheit mich langsam lebensunfähig machen würde. Eine Seite meines Körpers ist zum Beispiel taub und schwächer als die andere. Außerdem verliere ich leicht die Konzentration, und ich bin sehr vergeßlich. Ich dachte, ich könnte begreifen, was wirklich mit mir passiert, wenn ich mich auf diese Form des allmählichen Todes konzentrieren würde. Aber als eine der Frauen an diesem stillen Ort so krank wurde, daß alle fürchteten, sie würde noch dort sterben, konnte ich mich nicht überwinden, sie zu besuchen. Ich hatte Angst, mich selbst in diesem Bett zu sehen.

Damals geschah etwas Entscheidendes, während Sie mich durch eine Meditation begleiteten. Es sollte meine Einstellung grundlegend ändern. Sie forderten mich auf, jeden Gedanken wachsen und vergehen zu lassen; ihn nicht länger als einen Atemzug in mir zu tragen. In der Atempause aber sollte ich an nichts denken. Ich strengte mich an (wahrscheinlich viel zu sehr), den Anweisungen zu folgen, indem ich zunächst tief Luft holte und dann versuchte, nicht so viel zu denken. Wenige Augenblicke später bemühte ich mich nicht mehr, sondern ließ es einfach geschehen, und auf einmal war es sehr angenehm. Dann, in der Atempause, machte ich mir keine Gedanken. Ich war gefangen in der Welt gewesen, doch plötzlich fiel ich vom Rand hinunter und stürzte in das Universum, gerade lang genug, um die Leere außerhalb meines Verstandes zu erblicken, bevor sich mein Geist wieder in der Verstandeswelt versteckte. Monate später, Mark war sehr hinfällig, konnten wir vom selben Standpunkt aus miteinander diskutieren. Ich hatte verstanden, daß es vollkommen bedeutungslos ist, was für ein Leben ich *nicht* habe. Das einzige, was zählt, ist, *wie* ich mein Leben lebe. Mark und ich waren uns darin einig, und diesen Augenblick möchte ich nicht missen. Uns beide ermutigte er zu größeren Risiken. Plötzlich waren ganz andere Dinge für uns wichtig oder unwichtig. Ich kann mich erinnern, daß Sie einige Monate nach dieser Begebenheit ein paar Zen-Verse zitierten: ‚Den erhabenen Weg finden die mit Leichtigkeit, die keine Vorlieben haben. Nur ein kranker Geist kann für oder gegen etwas sein.' Diese Zeilen klangen lange in mir nach. Das eigentliche Wesen der Krankheit erschien mir in einem neuen Licht, einem Licht, das so klar war, wie ich es in den Meditationen wenige Monate zuvor erlebt hatte.

Dann kam der Tag, an dem Sie mich durch Ihre Version einer Meditation aus dem *Tibetischen Totenbuch* geleiteten. Ich weiß nicht, was genau passierte. Ich hörte die Worte nicht. Ich war nur da. Den Ort, der sich meiner Vorstellungswelt auftat, sehe ich noch vor mir: Es war der Ort meines Todes; Lichtstrahl vereinigte sich mit Lichtstrahl über einer idyllischen arkadischen Landschaft, und ich schwebte losgelöst darüber hinweg. Dieses Erlebnis hinterließ seine Spuren in mir. Danach ahnte ich, daß der Tod doch nicht so schlimm, daß das Leben das größere Problem von den zweien ist. Auch an diese Zen-Zeilen entsinne ich mich: ‚Auf direktem Weg zur Harmonie mit dieser Wirklichkeit zu gelangen, ist leicht: Wer zweifelt, der sage sich: Nicht-Zwei.' In diesem ,Nicht-Zwei' gibt es kein Anderes, nichts wird ausgeschlossen. Und es ist wichtig, sich von Zeit zu Zeit zu erinnern, daß es nicht um Tod oder Leben, sondern um das *Sein*, in welcher Form auch immer, geht. Während dieser Meditation habe ich außerdem gemerkt, daß es viel leichter ist zu sterben, als geboren zu werden. Ich erkannte meine Aufgaben. Vielleicht hätte mich nichts mehr dazu bringen können, die unbereinigten Dinge zwischen Mark und mir loszulassen und uns zu erlauben, uns im, wie Sie es nennen, ,Unbekannten' zu treffen, wie groß die Kraft unserer Liebe auch sein mochte. Seitdem habe ich mehrmals mit dieser Meditation gearbeitet, und wenn es mir gelingt, ganz in ihr aufzugehen, sagt eine Stimme in mir: ,Nicht denken. Nicht lesen. Nur fühlen. Atme und fühle.' Obwohl ich oft vergesse, ,die Gedanken sich einfach von allein denken zu lassen', wie Sie gesagt haben; aber es ist eine tiefe und klare Erfahrung, voll und ganz lebendig zu sein, wenn ich es schaffe.

Nun können hundert Menschen zusammen mit mir im selben Raum sein, und ich weiß, ich bin nicht weniger lebendig, als der Gesündeste von ihnen. Mein Verstand sagt mir: ,Solange ich nicht tot bin, bin ich lebendig. Vollkommen lebendig.' Ich fühle nicht mehr wie früher, daß ich langsam sterbe, mir dabei zusehe, halb lebendig, halb tot. Auch die Chemotherapie sehe ich als Moment, in dem ich leben darf. Höllische Schmerzen sind Momente, in denen ich lebe. Verrückt vor Einsamkeit zu werden, ist leben, leben, leben. Natürlich sind Momente der Freude und des Glücks leben – das weiß jeder –, aber ich lerne gerade, keine zu großen Unterschiede zu machen. Es ist tatsächlich so: Der Weg ist nicht verbaut, wenn sich die Vorlieben nicht in den Weg stellen und man nicht so automatisch ,für oder gegen etwas ist.' Solange ich nicht tot bin – und wer weiß schon, was das bedeutet –, lebe ich. Lebe ich vollkommen.

Jetzt meditiere ich jeden Tag. Manchmal nur sehr kurz. Nur fünf Minuten. Manchmal zwanzig Minuten. Manchmal vierzig Minuten, und manchmal verliere ich jedes Zeitgefühl. Aber egal wie es läuft, wenn ich aufstehe, sage ich mir, es war gut so, bloß weil ich zur Ruhe gekommen bin, bei vollem Bewußtsein und voller Mitgefühl für mich selbst.

Tja, Stephen, so sieht es aus. Vielleicht werde ich Ihnen eines Tages eine kurze Nachricht senden, wo es dann heißt: ,Wenn ich tot bin, bin ich wirklich tot.' Aber vielleicht auch nicht. Wer weiß das schon?"

Weihnachten ist seit diesem Brief zweimal vergangen. Hin und wieder bekommen wir eine kurze Notiz, in der sie von ihrer stetigen Heilung schreibt. Sie sagt, je geübter sie im Meditieren werde, desto mehr würde sie entdecken: „Ein wachsendes Gefühl, am Leben zu sein, was auch immer geschehen mag, und vielleicht lebe ich auch dann noch. Zumindest stelle ich es mir so vor. Ich sehe nicht, warum dieses Gefühl des reinen Seins ein Ende haben sollte." Und während sie mit uns Fragen zur Meditation bespricht, erzählt sie von ihren „Rendezvous", wie sie sie nennt. Ihre Worte sind voll des Lebens und sprechen von einem neuen Blick auf das Dasein. Tatsächlich erwähnt sie ihren neuen Freund häufiger – „ist das nicht süß von ihm?" – als ihre verschwindende Krankheit. Ihr Herz ist voll, und ihre Welt scheint sich dem Leben immer mehr zu öffnen.

Trauern ist Heilung

Karen

Karen kam zu mir, nachdem ihr Sohn zwei Tage zuvor während eines Familienpicknicks an der Küste im Meer ertrunken war. Sie hatte gerade Brote geschmiert, als sie kurz aufblickte und mitansehen mußte, wie der Baumstamm, auf dem sich ihr zwölfjähriger Sohn hatte treiben lassen, ihn am Kopf traf und die mächtige Unterströmung ihn unter den Wellen begrub. Sie alle hatten sich in das Wasser gestürzt, aber niemand konnte etwas ausrichten. Die Kopfwunde sah schlimm aus. Stunden der Angst während der vergeblichen Wiederbelebungsversuche vergingen. Es konnte nichts getan werden.

Lange sprach Karen mit Ondrea über den „Horror", als sie zusehen mußte, wie ihr Sohn unter Wasser verschwand. Sie war erschüttert über die Qual ihres Bruders, der dahin schwamm, wo Martin zuletzt aufgetaucht war, aber seinen Körper nicht finden konnte, so daß auch er sich für den Tod seines Neffens verantwortlich fühlte; über die tiefe Einsamkeit durch den Tod ihres ältesten Kindes. Sie redeten über eine Stunde miteinander, erforschten Karens Gefühle und räumten dem tiefen Schmerz, den sie nun spürte, einen Platz ein. Während sie miteinander sprachen, konnte man die Schichten, die ihr gegenseitiges Einfühlen durchdrang, greifen. Nach dem Besuch kam Ondrea in mein Zimmer, um mir zu sagen: „Wie schön sie doch ist. Sie scheint zu den Menschen zu gehören, die ihre Trauer als eine Form der Heilung zu benutzen wissen."

Drei Wochen später suchte sie uns erneut auf, und wir sprachen eingehend darüber, wie die Trauer sich vollzieht.

K.: „Es scheint mir, als ob ich in den wenigen Wochen, die seitdem vergangen sind, unendlich viel geredet, unendlich viel gelesen und unendlich viel gedacht hätte. Und all das hat mir ein bißchen geholfen, mit dem, was passiert ist, fertigzuwerden. Dennoch habe ich sehr intensiv dabei getrauert. So ist mir viel klarer geworden, was mir der Verlust bedeutet. Ich habe mich von meiner Schwester verabschiedet, die in den letzten Wochen bei mir war; sie macht gerade etwas Ähnliches durch. Zusammen haben wir viel über uns nachgedacht, die Seiten an uns berührt, vor denen wir erschrecken, die gesellschaftlich nicht akzeptiert sind. Wenn sie sich ein bißchen zeigen, versetzen sie dich in Angstzustände, aber meine Schwester und ich haben sie dennoch Stück für Stück an die Oberfläche gezerrt. Ich habe das Gefühl, die Arbeit eines ganzen Lebens vollbracht zu haben, indem ich versuchte, diese Teilchen herauszubekommen. Jetzt aber drängen sie geradezu ans Licht!"

S.: „Welch schmerzhafte Gnade! Die meisten denken bei Gnade an etwas, das zu uns hinabsteigt, aber in Wahrheit liegt Gnade im ursprünglichen Wesen des Menschen, und gerade die Trauer sprengt Orte in uns auf, die meistens vom Verstand gefesselt sind, so daß wir bloß an der Oberfläche bleiben, aber kaum Zugang zu den Tiefen des Seins erlangen können. Man wird aufgebrochen und auf sich selbst zurückgeworfen. Im Leben gibt es nur wenige Momente, in denen wir Kontakt zu den Teilen haben, die das Leben starr und verwirrend machen, die das Gefühl der Abgeschiedenheit hervorrufen, die jede Beziehung einengen und jeden Moment im Leben trüben."

K.: „In manchen Augenblicken scheine ich in meiner Trauer zu versinken, dann wieder fühle ich so etwas wie bewegtes Staunen über das Leben. Zu den Dingen, die nach Martins Tod geschehen sind, gehört, daß ich jetzt nur noch einen einzigen Wunsch habe: Ich möchte ihn nur wiederhaben. Und das ist ein grausamer, vermessener Wunsch, der mich oft unglücklich macht. Aber all die kleinen Begierden sind verschwunden, so daß hinter meinem Unglück ein Gefühl großer Erleichterung auf mich wartet. Und dann und wann passiert es, daß ich wirklich froh bin. Doch wenn es so ist, fühle ich mich schlecht, denn wie kann es sein, daß es mir gutgeht, wenn mein zwölfjähriger Sohn, den ich mehr liebe, als ich jemals sagen kann, von mir gegangen ist?"

S.: „Weil Sie eine Heilung, die so großartig ist, nur einmal, in diesem Augenblick, erleben werden. Jetzt haben Sie Zugang zu Teilen Ihres Selbst, die Ihnen vorher verschlossen waren. Früher hat der Verdrängungsmechanismus all das unterdrückt. Aber nun haben Sie keine Kontrolle über Ihr Leiden, es zeigt sich so, wie es ursprünglich ist. Von nun an sind diese Seiten des Lebens, die es in der Vergangenheit zuweilen unerträglich gemacht haben, Ihrem

Bewußtsein zugänglich, weil Sie in die Tiefen Ihres Wollens und Ihrer Befürchtungen geworfen werden und die Kontrolle über sie verlieren."

K.: „Dabei wird mir schwindelig; es gibt so viel Müll, der hochkommt."

S.: „Ja, aber das meiste davon ist nicht so schlimm, wie Sie jetzt denken. Es scheint nur so, weil es so lange erstickt wurde. Was Sie ‚Müll' nennen – die Sehnsüchte, die Ängste und die Befangenheit –, war schon immer da, nur jetzt wird er schonungslos dem Tageslicht ausgesetzt. Verwechseln Sie es nicht mit Ihrem wahren Selbst. Es ist nicht nötig, daß Sie Ihren ‚Müll' vergolden. Und wenn ich ‚Müll' sage, meine ich damit nichts Abstoßendes, das unter allen Umständen verdeckt oder ausrangiert werden muß, sondern ich betrachte es eher als Überbleibsel einer Vergangenheit, die in den dunklen Winkeln des Geistes gelagert haben. Nur solange wir es fürchten, ist es ‚Müll'. Aber sobald es ans Bewußtsein dringt, wird es sofort ‚kompostiert', so daß es sich in einen kostbaren Dünger verwandelt, der unserem Wachstum nützt. Wachstum ist der Prozeß, durch den sich unsere Ecken und Kanten glätten, unsere Grenzen weiten, so daß wir unser wahres Wesen mehr und mehr entfalten können. All die alten Bedürfnisse erscheinen Ihnen nun vielleicht in einem neuen Licht, weil das, was jetzt in Ihnen arbeitet, mehr Bedeutung besitzt. Gewiß wird dieses Festhalten-Wollen und Gehalten-werden-Wollen immer wieder auftauchen. Aber die Art und Weise, wie Sie mit Ihrem ‚Müll' umgehen, wird vielleicht ganz anders aussehen als in der Vergangenheit. Das ist ein Prozeß der Heilung. Sie werden dem Leben in neugewonnener Ganzheitlichkeit entgegengehen, im Gleichklang von Herz und Verstand, mit Mitgefühl und Weisheit, frei von Angst und Zurückgezogenheit."

K.: „Es ist nicht so, daß ich niemals mehr Bedürfnisse verspüre. Sie kommen zurück, und ich ertappe mich immer noch dabei, wie ich ein neues Teil für die Stereoanlage oder sonst etwas haben will, aber wenn das geschieht, gehe ich in mich und denke: ‚Moment mal. Brauchst du das wirklich? Obwohl es eigentlich gar nicht wichtig ist, ob du es hast oder nicht? Wie wichtig ist es ?' Das Habenwollen besitzt mich nicht, und ich bin nicht von ihm besessen."

S.: „Nun ist die Liebe das Wichtigste geworden, vielleicht so wichtig wie nie zuvor."

K.: „Ich würde mich gern als einen Menschen sehen, der schon immer verhältnismäßig fähig war, zu lieben, und ich glaube, ich war so jemand, aber nun bestimmt die Liebe mein Leben. Es ist, als ob erst mein Verlust mir das Recht gab, die Menschen zu lieben. Menschen, denen ich nie erlaubt hätte, mich zu umarmen, und die selbst nie auf die Idee dazu gekommen wären, sind plötzlich dazu fähig und durchbrechen so viele Schranken. Ich fühle mich geradezu überwältigt vor Liebe."

S.: „Das sind Sie auch. Und ist es nicht erstaunlich, daß die Liebe uns erst überwältigen muß, damit wir so offen und verletzlich werden, wie Sie es sind, damit wir die Liebe mit ausgebreiteten Armen empfangen und andere umarmen und am Herzen halten können. Aber all das liegt eigentlich in unserer Natur. Auch Ihr Wunsch, Martin mehr als alles andere auf dieser Welt für sich haben zu wollen, ist vollkommen normal. Natürlich versucht der Geist, ihn festzuhalten. Aber er hat seine Arbeit hier jetzt getan. Er ist seinen Weg gegangen. Wissen Sie, wir arbeiten mit vielen Eltern zusammen, die ihre Kinder verloren haben – manche wurden umgebracht, andere ließ ‚eine Laune des Schicksals' unerwartet sterben. Dabei ist uns aufgefallen, daß relativ viele Kinder zwischen elf und dreizehn Jahren sterben. Vielleicht – und es scheint so zu sein – haben sie das abgeschlossen, für das sie zur Welt gekommen sind. Und häufig sind sie bereits zu vollem Leben erblüht, bevor sie dann sechs Monate oder ein Jahr später sterben."

K.: „Ungefähr ein Jahr vor Martins Tod wurde sein kleiner Bruder geboren. Es schien Martin tief zu berühren. Er hat Eric so sehr geliebt, daß ich das Gefühl bekam, er sei während dieser zwei Jahre unendlich viel offener geworden."

S.: „Für ihn war es damals genau das richtige, und für Sie ist es das jetzt auch, da Ihre Liebe zu ihm Sie öffnet."

K.: „Es ist so schwer, ohne ihn zu sein. Es gibt Tage, an denen ich mich verzweifelt nach ihm sehne, Tage, an denen ich nur noch hoffen kann: hoffen, daß wir bald wieder beisammen sein werden, daß es irgendeinen Weg gibt, uns zueinander zu bringen."

S.: „Ich verstehe. Warum sollten Sie sich nicht wiedersehen? Wer weiß das schon? Aber Sie werden dann tot sein und das Wesen des Lebens im Moment Ihres Todes womöglich vollkommen anders begreifen, und es wird vielleicht nicht die Sehnsucht sein, die Sie im Moment empfinden, mit der Sie ihn dann begrüßen werden.

Vielleicht eilen Sie ihm dann nicht sehnsüchtig, sondern voll Gelassenheit entgegen und reichen ihm die Hand."

K.: „Wissen Sie, daß es Momente gibt, in denen ich nur noch sterben will?"

S.: „Natürlich."

K.: „Dennoch habe ich Angst. Besonders wenn es Nacht wird, in der Dunkelheit."

S.: „Wovor haben Sie Angst?"

K.: „Zu sterben."

S.: „Natürlich. Aber all das ist da. Langsam zeigt es sich jetzt. Es ist alles schon immer da gewesen, und nun liegt es offen. Ihre Seele hat es schon immer gekannt."

K.: „Das weiß ich – zumindest sollte es mir bewußt sein –, ich meine ... All diese Dinge sollten mir nicht gänzlich neu sein. Heute noch haben meine Schwester und ich darüber geredet. Und manchmal sind wir nicht mehr die kleine und die große Schwester, wenn wir miteinander reden. Dann fühlen und teilen wir dasselbe. Es ist wirklich eigenartig. Manchmal ist da ein furchtbarer Schmerz, dann wieder bin ich plötzlich glücklich. Es ist schwer, all das rational zu erklären."

S.: „Ihr Herz öffnet sich. Was Sie erleben, tut weh, aber jetzt ist der Moment gekommen, wo Sie etwas Tieferes in sich erleben. Einen Ort, der jenseits von angenehm und unangenehm existiert, einen Ort der Offenheit und des Mitgefühls. Man könnte sagen, daß Sie durch die Trauer über sich selbst hinausgewachsen sind. Denn Sie trauern nicht nur über den Verlust Ihres Sohnes, sondern auch, weil Sie alte Sicherheiten, Ihre alten Vorstellungen von sich selbst und wie Ihr Leben sein sollte, verloren haben. Wir leben mit der Vorstellung dahin, daß das Leben es nicht gut mit uns meint, wenn wir nicht bekommen, was wir wollen, und daß das Leben es gut mit uns meint, wenn sich unsere Wünsche erfüllen. Nun aber begreifen Sie vielleicht, daß uns diese Haltung vom Leben trennt, daß das Leben nicht für uns entscheidet, sondern daß wir selbst das Leben sind und nicht von diesem Prozeß getrennt sind. Darin entfaltet sich eine herrliche Komplexität und gleichzeitig eine unvorstellbare Einfachheit."

K.: „Ich weiß – das Leben nicht akzeptieren, aber dennoch versuchen, es zu genießen; dieses einmalige, kleine Wesen bei mir zu haben. Als er starb, wußte ich, daß ich so eine Beziehung kein zweites

Mal erleben würde. Mit anderen habe ich alles mögliche, aber es wird nie das sein, was Martin und ich zusammen besaßen. Verstehen Sie, was ich meine?"

S.: „Vielleicht wird es wieder einen Menschen geben, zu dem Sie solch tiefe Liebe und tiefes Vertrauen entwickeln werden, aber die Bedeutung wird eine andere sein. Es mag sogar passieren, daß Sie das gleiche, genau das gleiche, für einen anderen Menschen empfinden können, aber aus anderen Gründen."

K.: „Ich arbeite daran, viele der Dinge, die es zu Beginn beinahe unmöglich machten, den Tag zu überstehen, loszulassen."

S.: „Es ist erst der Anfang Ihrer Trauer. Alles liegt erst ein paar Wochen zurück. Gerade jetzt müssen Sie behutsam mit sich umgehen. Lassen Sie sich Zeit; hetzen Sie sich nicht. Tatsächlich können Sie es im Moment nicht ‚richtig' machen; von Augenblick zu Augenblick kann sich das, was für Sie eben noch richtig war, ändern."

K.: „Ich bin am Ende meiner Kräfte. Und dennoch möchte ich keine einzige Minute dessen, was ich jetzt fühle, missen. Dies ist das letzte, was mich mit Martin verbindet. Wenn ich mich okay fühle, denke ich: ‚Fühlst du dich wirklich okay, oder gestehst du dir irgend etwas nicht ein? Verdrängst du deine Ängste?' Aber manchmal geht es mir wirklich gut!"

S.: „Natürlich; und dann fühlen Sie sich schuldig, weil Sie sich okay fühlen. Der Geist kann grausam sein. Aber es ist in Ordnung, sich okay oder schlecht zu fühlen. Trauer kann zuweilen wie eine Achterbahnfahrt sein."

K.: „Ja, genauso ist es bei mir. Und auch bei Martins Vater, meinem Ex-Mann. Ich habe mich oft gefragt, ob ich ihn bis in alle Ewigkeit hassen würde, wenn Martin auf einem seiner Besuche bei seinem Vater etwas passiert wäre. Nun aber ist sein Vater ein Lichtblick. Er hat eine wirklich starke Persönlichkeit, so viel Charisma, daß er sich entweder mit dir in die Lüfte schwingt oder dich mit in den Abgrund reißt. Jahrelang wollte ich ihn davon überzeugen, daß ich okay bin. ‚Du hättest dich sehen sollen, wenn wir zusammen waren', hat er oft angeekelt gesagt, ‚dann würdest du mich verstehen!' Ich habe nie protestiert, wenn er so etwas sagte. Ich sah mich im Spiegel. Nach fünf Jahren faßte ich einen Entschluß: ‚Eigentlich bist du gar nicht so übel.' Damals verließ ich ihn. Aber ich hatte schon so viel von ihm verinnerlicht, daß ich ihn von mir überzeugen wollte. Aber es kam der Tag, an dem es nicht mehr wichtig für mich war. Als ich so weit war, beruhigte sich die Situation zwischen uns auf wunderbare Weise. Von Zeit zu Zeit stießen wir uns immer noch die Köpfe ein, aber im Grunde kamen wir gut miteinander zurecht. Nach Martins Tod kam er, und unsere Gefühle einten uns, anstatt daß der Verstand uns entzweite. Es war beinahe so etwas wie ein harmonischer Abschluß für uns beide."

S.: „Es klingt, als ob sich noch mitten im tiefsten Leid die Dinge wie von selbst lösten."

K.: „Ja, das gab es bei mir immer schon. Es ist wie ein Aufwachen. Und manchmal denke ich, ich soll aus alledem etwas lernen: daß auch ich nicht mehr als ein ganz normaler Mensch bin, der nicht das Gefühl zu haben braucht, irgend etwas oder irgend jemand anderes sein zu müssen; daß ich weder Sie noch Ram Dass sein muß; daß ich nicht in die Oper gehen oder irgend etwas Aufregendes tun muß. Manchmal scheint es so, als ob die härteste Prüfung darin besteht, einfach nur zu sein."

S.: „Genauso ist es: einfach nur Sie selbst zu sein, ohne die Maske, hinter der Sie sich verstecken können. Trauer reißt die Masken vom Gesicht, so daß wir schutzlos sind. Vielleicht schmerzt sie deshalb so schrecklich."

K.: „Sie wissen ja, daß ich als Therapeutin arbeite und Tag für Tag vielen Menschen begegne, die leben, ohne wirklich einen ‚Sinn' darin zu sehen. Immer habe ich mich bemüht, ihnen zu helfen, ‚ihre Lebenslinien zu entziffern', einen ‚Sinn' zu finden, der sie glücklich und zufrieden werden ließe. Aber jetzt bin ich mir nicht mehr sicher, ob diese Suche nach dem Sinn nicht nur eine andere Art der Flucht vor dem ist, was im Leben ansteht; eine andere Art der passiven Hinnahme, wie eine Fessel."

S.: „Wenn der Geist, wie es in der Krise oder in der Zeit des Trauerns geschieht, mit dem Unbekannten konfrontiert wird, das er nicht beherrschen kann, neigt er dazu, nach einem ‚Sinn' darin zu suchen. Das ist seine Art, eine erste Antwort auf das Mysterium, das sich ständig vor unseren Augen entfaltet und das wir Leben nennen, zu geben. Die Wirklichkeit, verborgen im Geist. Ohne zu wissen warum, glauben wir, daß es von besonderer Bedeutung ist, wenn uns ein Pfeil aus Eichenholz, der mit roten Federn verziert ist, tödlich trifft. ‚Aha, das Rot der Zerstörung Shivas.' ‚Aha, die Eiche der Druiden.' So bleibt unser Schmerz unergründet. Und an unserem Sterben nehmen nicht einmal wir selbst richtig teil. Es gibt das Stadium, in dem die Suche nach dem ‚Sinn' eine echte Antwort auf unsere erste Begegnung mit dem Unbekannten ist; später aber sind die Erklärungen, die einen ‚Sinn' ergeben, bloß noch verstreute Steine im Fluß, die uns einen Halt bieten, wenn wir die rationale Wahrnehmung des Wandels überschreiten und uns in den Raum, wo Entfaltung ständig geschieht, in das Wesen allen Seins, fallen lassen.

In gewisser Weise machen Sie Ihre zweiten ‚Lehrjahre' durch. Vielleicht werden Sie vieles anders machen, wenn Sie nun wieder zu arbeiten beginnen: nicht mehr in jedem Ereignis einen ‚Sinn' sehen wollen, sondern das Leben als einen Prozeß betrachten. Vielleicht verstehen Sie jetzt, daß es keinen ‚Sinn' gibt, der alles zusammenhält; daß wir mehr sind, als wir uns rational vorstellen können. Wenden Sie sich doch einfach dem zu, staunen Sie über das Nicht-Wissen, das Geheimnis des Lebens. Es ist sonderbar, daß der Geist, besonders wenn er bedroht wird, nach einem ‚Sinn' sucht, so daß die Vernunft ein günstiges Geschäft mit dem Unbekannten machen kann. Und möglicherweise begreifen Sie jetzt auch, daß eine Suche nach dem ‚Sinn', die nie zu Ende geht, letztlich ein Hindernis auf dem Weg zur Wahrheit ist, denn sie ist ein weiterer Schutzwall, hinter dem man sich verstecken kann. Vielleicht werden Sie einmal sogar verstehen, daß diese ‚Erklärungen' den Prozeß des Loslassens hemmen. Es ist eigenartig, aber die Suche nach einem ‚Sinn' macht Martin nicht wieder lebendig, denn so wird er Ihnen nur über Ihren Verstand zugänglich, während er in Ihrem Herzen weiterlebt, wenn Sie sich von der Suche nach einem ‚Sinn' in alledem freimachen; wenn Sie sich erlauben, das eigentliche Wesen ihres gemeinsamen Seins, das wahre Sein, zu erkennen. Wissen Sie, wenn wir jemanden lieben, kommt dieses Gefühl nicht von dieser Person. Sie ist dann wie ein Spiegel, in dem die Liebe, die wir in uns tragen, sich widerspiegelt. Wenn wir jemanden Geliebten verlieren, ist dieser Spiegel zersprungen. Wir haben die Verbindung verloren, den Kontakt mit unserem innersten Wesen, der Liebe selbst. Wir trauern auch, weil wir den Kontakt mit diesem Teil von uns selbst verloren haben, der uns von dieser anderen Person gespiegelt wurde. Wir trauern dann um uns selbst."

K.: „Vielleicht ... Ich habe auf Ondrea gehört und begonnen, ein Tagebuch zu schreiben. Zuerst habe ich wohl geglaubt, dieses Tagebuch würde den ‚Sinn' dessen, was mit Martin geschehen ist, enthüllen. Dann aber war es beinahe nur mein eigener Schmerz, den ich zu Anfang ausdrückte, und das änderte sich nur langsam, auch wenn ich an manchen Tagen so etwas wie eine Idee, einen ‚Sinn' zu erkennen glaubte, den ich am liebsten sofort zu Papier bringen wollte. Die vage Ahnung, die mir dämmerte, verwandelte sich aber doch in Schmerz und Bitterkeit, wenn ich sie in Worte faßte. Viele Seiten an mir, die ich bisher verschlossen hatte, kommen nun zum Vorschein: meine Ängste, meine komplizierten Beziehungen zu anderen Menschen, meine Zweifel. Ich habe meiner Schwester das Tagebuch gezeigt. Sie war entsetzt über das, was sie dort las, denn sie dachte, ich hielte sie für bösartig. Wir mußten dann furchtbar lachen, weil es im Grunde sehr komisch war. Wenn man solche Gefühle jedoch weiterhin verbirgt, dann werden sie zu schrecklichen Geheimnissen."

S.: „Zur ‚Nachtseite der Seele', zu dem Reservoir für Gefühle der Wertlosigkeit, zu dem verborgenen Ort, an dem wir uns vor dem Leben verstecken können."

K.: „Ich möchte nicht mehr im Schatten leben. Ich möchte mitten im Leben leben, egal, was es zu bieten hat – bietet es nicht alles, was ich mir vorstellen kann oder könnte, wenn ich nicht zuviel Angst davor hätte? Manchmal sehe ich nur den Schmerz, wohin ich auch schaue, aber in manchen Augenblicken ist da dieses Gefühl einer einmaligen Leichtigkeit."

S.: „Sie werden vielleicht sogar Augenblicke erleben, in denen Sie außer sich vor Freude sind. Denn gerade im Moment, wenn auch in einer anderen Wirklichkeit, sind Sie dem Geheimnis des Lebens ungemein nahe, und etwas in Ihnen spürt das, voller Entzücken darüber, der Wahrheit direkt ins Gesicht zu schauen. Alles, was Sie tun müssen, besteht darin, diese Stimmungen kommen und gehen zu sehen. Das gesamte Spektrum an Empfindungen, Gefühlen und Gedanken wird sich seinen Weg bahnen. Der Geist wird sie alle ausprobieren. Sie können sich dessen fast sicher sein."

K.: „Ich scheine keine andere Wahl zu haben; ich werde es einfach tun."

S.: „Lassen Sie es einfach zu, und versuchen Sie, so sanft und nachgiebig, so tolerant wie möglich gegenüber Ihren ‚verrückten' Stimmungen zu sein, sogar gegenüber den verrückten Stimmungen, die Martin zurückfordern. In Momenten der Unzufriedenheit wird der Geist unsicher, welchen Weg er wählen soll. Deshalb greift er nach allem, was den Schmerz verschwinden lassen könnte."

K.: „Seine Kleider habe ich einem Waisenhaus gespendet. Bekannten mochte ich sie nicht geben, weil ich den Gedanken, sie an anderen Menschen sehen zu müssen, nicht ertragen konnte. Aber während ich sie zusammenpackte, war es einfach nur unglaublich schwer für mich. Ich mußte mir immer wieder einreden: ‚Es macht nichts. Wenn er zurückkommt, kaufst du ihm neue.' Ich wußte, wie total verrückt ich mich verhielt, aber anders konnte ich es nicht schaffen."

S.: „Sie entdecken gerade, wie wir mit den eher bizarren Eigenschaften unseres Geistes ‚verhandeln', und daß wir das schon ein Leben lang praktiziert haben. Jetzt wird Ihnen vieles bloß viel klarer, einer der Gründe, warum es so wehtut. So viele Seiten an uns, die wir verstoßen hatten, kommen wieder zum Vorschein, wenn wir trauern. Deshalb aber besitzt die Trauer ein gewaltiges Potential zur Heilung."

K.: „Eines ist sicher: so zu lernen, ist mühsam."

S.: „Schrecklich mühsam. Aber ich habe beobachtet, wie diese ‚mühsame' Art des Lernens am Ende für viele Menschen Früchte trägt. Ich weiß, daß Sie sich häufig fragen: ‚Wie es Martin wohl in diesem Moment ergeht? Geht es ihm gut? Wo ist er jetzt?' – In gewisser Weise ist es bedeutungslos, ob Sie an ein Leben nach dem Tod glauben. Selbst wenn der Tod das Ende wäre, dann wäre der Wert der Liebe und des Mitgefühls in diesem Leben um so größer. Wenn ein Mensch seinen Körper verläßt, ist das nicht wirklich der Tod. Der Tod kommt zu uns, wenn wir unser Leben in Verwirrung, Angst und zugeschnürten Herzens fristen. Eigentlich sind wir alle in Teilen tot, und nichts macht das deutlicher als ein Verlust, der all unsere Aufmerksamkeit auf diesen Moment richtet, so daß spürbar wird, wie scheintot wir gewesen sind. Es klingt paradox, aber der Tod kann einer der wenigen Momente im Leben sein, den wir in ganzer Fülle leben."

K.: „Von Zeit zu Zeit frage ich mich, was er empfunden hat, als er so starb, wie er gestorben ist. Ich habe darüber nachgedacht, daß man den Schmerz oft erst nachher spürt, nicht in dem Augenblick, wenn man sich verletzt."

S.: „Richtig. Aber in seinem Körper gibt es kein ‚Nachher'. Vielleicht fühlte es sich wie ein Schlag ins Gesicht an, den er jedoch wiederum ganz anders zu spüren bekommen hat, als Sie es sich jetzt vorstellen. Ihn traf ein Schlag, und dann war da der Schock, weil er getroffen worden war. Womöglich war es nicht mehr, als ob er im Spiel einen Ball an den Kopf bekommen hätte. Einen Moment lang der Schlag, dann etwas Neues, ein Wachsen, das Gefühl, sich aufzulösen. Frieden, Freigeben und Wärme. Tatsächlich berichten viele Menschen, die klinisch tot waren und dann wiederbelebt worden sind, daß sie den Anstrengungen der Menschen, sie zum Leben zu erwecken, ruhig und unbeteiligt zugeschaut haben: ‚Macht euch keine Sorgen! Ich bin nicht in Not.'"

K.: „Wenn mir solche Gedanken kommen, muß ich mich immer an die Geschichte von Ihrem Freund mit dem Autounfall erinnern, die Sie mir erzählt haben: Später berichtete er, daß er den Rettungsleuten zugesehen habe, wie sie ihn aus den Überresten seines Autos bargen, während er über dem Unfallort schwebte, und wie sein Körper zum Krankenwagen transportiert wurde, und daß er darüber rätselte, ob sein Körper und er den Krankenwagen zusammen erreichen würden oder nicht. Als er schließlich im Krankenhaus erwachte, wußte er, daß die Entscheidung getroffen worden war."

S.: „Alles, was Sie in diesem Stadium tun können, besteht darin, Ihr Entsetzen ganz achtsam wahrzunehmen. Unterdrücken Sie es nicht. Reden Sie es sich nicht aus; weichen Sie nicht aus. Ihre Trauer ist wie eine Knospe, noch ist sie fest verschlossen, aber sie wird sich zu voller Blüte entfalten."

Wir sprachen über ihre Zukunft, über die Tage, wenn sie Martin unzählige Male auf seinem BMX-Fahrrad an sich vorbeifahren sehen wird und er dieselbe Haarfarbe, denselben Pullover hätte – für einen Moment wird sie dann denken, er sei es. Es ist möglich, daß sie eines Tages die gesamte Nachbarschaft nach ihm absuchen wird, denn man kann nicht erwarten, daß der Geist in solchen Zeiten rational vorgeht. Die emotionale Seite des Geistes sucht ihn, obwohl er nicht da sein kann, denn in einer der hintersten Ecken des Geistes weiß man, daß nur der Körper stirbt. Aber man weiß auch, daß sein Körper tot ist. Und das wird für den Rest des Lebens so bleiben, und dieses Leben wird wohl nie mehr so sein wie zuvor. Vielleicht aber wird sie sich wie noch niemals vorher ihren Gefühlen öffnen, und sollte es wehtun, dann laß es wehtun! Und wenn es sich anfühlt, als ob es ihr das Herz aufreißt, dann läßt sie es vielleicht geschehen, läßt sich erweichen. Man muß nichts schützen. Unsere Herzen werden alle viel zu sehr geschont.

Ich riet ihr, sich von Ihrer Erfahrung öffnen zu lassen, wie schmerzhaft es auch sein mochte. Sich zu öffnen, ist schmerzlich, selbst unter den besten Bedingungen. Ihre Situation war gewiß sehr schwer, aber sich einfach auf sie einzulassen, ist nicht ganz so schwer. Es macht die eigene Sterblichkeit bewußter, so daß sie ihr vollkommen neu entgegensehen kann. „Wenn Ihnen nach Schreien zumute ist, dann schreien Sie, und wenn Ihnen nicht danach zumute ist, dann zwingen Sie sich nicht." Die verschiedenartigsten Gefühlsregungen und Gedanken würden einander abwechseln, und nichts würde lange währen – alles wäre in ständigem Wechsel begriffen.

Wir dachten darüber nach, daß ihre Seele tatsächlich allerlei ‚Müll' ins Bewußtsein rufen würde. Aber es reicht aus, dem, was geschieht, einfach nur zuzuschauen und sehr nachsichtig mit sich selbst zu sein; sich zu behandeln, als wäre sie ihr einziges Kind – mit einem Übermaß an Güte. Wenn aber Teile ihres Geistes streng und wütend wären, dann wäre es besser, auch diese frei fließen zu lassen, zumindest bis an das ihr erträgliche Maß. Sie nicht einzuzwängen, nicht mit Gewalt vorzugehen, denn Gewalt intensiviert die Verwirrung und verschließt das Herz. Merkwürdig genug, aber wahrscheinlich wäre es der tiefste Ausdruck ihrer Liebe, wenn sie beginnt, Lebewohl zu sagen, ohne zu vergessen, daß Lebewohl nicht gleichbedeutend mit Verlassen ist, sondern nichts weiter heißt als: „Gott sei mit dir." Mit diesem Ausdruck ihres Herzens könnte sie ihm vielleicht sagen, er möge mit Liebe dem Licht entgegengehen und seine neue Welt mit Mitgefühl und Bewußtheit entdecken. „Alles, was Sie tun können, besteht darin, ihm Gutes zu wünschen." In diesen Tagen, so sagte ich zu ihr, sei das Leben wie der Moment, wenn jemand einen Zug besteige. Wenn der Zug den Bahnhof verläßt, kann man hinterherrennen und rufen: „Ach, wenn wir doch nur ein einziges Mal noch zusammen zu Abend hätten essen können! Ach, wenn wir noch einmal hätten reden können!" Unwiderruflich aber fährt der Reisende in dem Gefährt seiner Wahl davon, und nun hat man ihn in dem Bewußtsein ziehen lassen, daß er irgend etwas nicht vollendet hat, weil man erst danach gesucht hat, als das Gefährt sich schon bewegte. Es wäre anders für die beiden, wenn der Geist all diese ungesagten Dinge speichert, das Herz dagegen etwas ganz anderes sagt, wenn der Zug zu rollen beginnt, etwas, das die Verwirrung nicht verstärken würde: „Ich liebe dich. Geh mit Gott. Ergreife die Chancen, die dich erwarten, denn auf ihre Weise sind sie perfekt. All dies ‚Sollen' und ‚Wollen': Damit muß es nun vorbei sein. Wenn es jemals eine Zeit gab, loszulassen, dann ist sie jetzt gekommen." In Wahrheit ist es tiefster Ausdruck ihrer Liebe, ihn loszulassen. Es hat nichts damit zu tun, ihn zu verlassen, es bedeutet vielmehr, dem Prozeß zu vertrauen: „Seinem und dem Ihrigen."

K.: „Das ist wahr. Jetzt kann ich ihn nur noch lieben. Ich kann nicht mehr für ihn kochen oder ihn mit dem Auto zu einem Freund bringen. Nur noch lieben kann ich ihn. Und manchmal wandelt sich diese Liebe: Ich erkenne, wie ich früher in Beziehungen Mauern um mich errichtet habe, dann wieder fühle ich eine Liebe der vollkommenen Einheit."

S.: „Alles, was Sie im Grunde tun können, ist, ihm aus vollem Herzen etwas zu sagen, z.B.: ‚Das ist eine Pflicht, die jedem von uns bevorsteht. Vielleicht ist dieses nicht das erste Mal, daß du gestorben bist, und nun mußt du wieder gehen. Aber Gott wird immer bei dir sein. Möge nichts einem schnellen Übergang im Wege stehen. Gute Reise, geliebter Sohn.'"

K.: „Ich rede viel mit ihm, ab und zu. An guten Tagen, wenn alles in Ordnung mit mir ist, setzte ich mich manchmal ruhig hin und denke, ja hoffe, daß er meine Gedanken lesen kann, so daß er weiß, daß ich ihn nicht vergessen habe, selbst wenn es mir gutgeht. Und wenn ich abends schlafen gehe, bete ich für ihn. Das ist jetzt meine Art, ihn zuzudecken."

S.: „Es klingt, als ob Sie genau das richtige täten. Und daß Sie sich wohl dabei fühlen, hat nichts damit zu tun, daß Sie ihn allein lassen."

K.: „Aber das Gefühl, ihn zurückzulassen, tut so weh, und es wird noch schlimmer, wenn ich daran denke, daß ich mich in zehn Jahren vielleicht nicht mehr daran erinnern kann, wie er gelebt hat."

S.: „Er wird Sie Ihr ganzes Leben lang begleiten. In mancher Hinsicht geht die Trauer niemals zu Ende, aber der Schmerz wandelt sich, und er wandert vom Geist, wo wir uns dem geliebten Menschen so fremd fühlen (sogar als er noch lebte), in das Herz, wo wir die unbedingte Bindung zu ihm spüren. Die Liebe wird leben. Es werden vielleicht Jahre vergehen, aber dann, wie in einem Blitz, werden Sie ihn sehen, wie er war und bestimmte Dinge gemacht hat."

K.: „Eine Frau, die ihre Tochter vor sieben Jahren bei einem Autounfall verloren hat, rief mich an. Es war zehn Jahre her, seit sie ihren Mann verloren hatte und mit fünf Kindern zurückblieb; das Mädchen, das überfahren wurde, war die jüngste gewesen. Und es ging ihr wie mir: Dieses fröhliche und glückliche junge Ding gehörte zu ihr, dann wurde es ihr genommen. Sie hat zu mir gesagt: ‚Es war, wie ein heißes Gefäß in der Hand zu halten, an dem man sich verbrennt, aber ich konnte es nirgends hinstellen, es nirgends loswerden.' Sie erzählte mir, daß sie irgendwann doch einen Ort fand, aber es hörte dennoch nie auf zu brennen. Und von Zeit zu Zeit verbrennt sie sich immer noch die Finger daran, aber sie hat so viel Liebe zu geben, und ihr Sinn für Humor ist unglaublich. Ihr ist es auch passiert."

S.: „Ich denke, daß es Ihnen eine Zeitlang helfen würde, mit Martin zu reden. Gehen Sie einfach nicht zu rational damit um. Ihr Verstand wird Ihnen sagen wollen, nur er wisse die Antwort, aber lassen Sie das Herz so tief zuhören, wie es kann. Vielleicht werden Sie in Ihrem Herzen den wortlosen Klang von Martins Stimme vernehmen. Vielleicht erscheint es Ihnen so schlicht und einfach, daß es Sie mißtrauisch macht. Aber es wird dasein."

K.: „Manchmal denke ich, ich spinne, wenn ich mit ihm rede, und ich glaube, das blockiert meine Aufnahmefähigkeit."

S.: „Stellen Sie sich einfach vor, es wäre ein Ferngespräch aus einem fremden Land, wenn Sie mit ihm sprechen. Sie können ihn sogar fragen, wie es ihm geht oder was mit ihm los ist. Sehen Sie es als eine Art Spiel, nehmen Sie es nicht zu ernst; es ist nur ein weiterer Schritt auf dem Weg zur Heilung.

Wir wissen zwar nicht, was nach dem Tod passiert, aber ich zweifle in keinster Weise daran, daß unser Bewußtsein unseren Körper überlebt. Soviel weiß ich aus eigener Erfahrung über viele Jahre der Meditation und der Arbeit mit Sterbenden hinweg, obwohl ich keine Ahnung habe, was nach dieser erstaunlichen Auflösung passiert. Aber stellen Sie sich vor, Sie würden, ohne sich etwas dabei zu denken, Martin bitten, seine Gummistiefel anzuziehen, und er würde überraschend und leichten Herzens etwas entgegnen wie: ‚Mama, ich habe lange gezögert, dir das zu sagen, aber in Wirklichkeit bin ich drei Meter groß und habe vier Arme und vier Beine. An welche Füße soll ich die Gummistiefel ziehen?'"

K.: „Sind wir nicht komische Wesen?"

S.: „Ja, wir denken in äußerst engen Begriffen. Das Reich des Verstandes hat starre Grenzen, aber wir sind viel mehr als bloß der Verstand."

K.: „Ich habe lange nicht mehr zusammen mit ihm gelacht. Vielleicht sollte ich das ein wenig üben."

S.: „Üben Sie, Ihrer Intuition zu vertrauen. Sie müssen nicht nach ihr suchen, denn sie wird einfach dasein. Vielleicht wird der Verstand dem, was da ist, mißtrauen, aber Ihr Herz wird es erkennen, ohne suchen zu müssen. Es wird einfach dasein. Vielleicht wird sich Ihre Skepsis so äußern: ‚Habe ich mir das eingebildet?' Aber wenn Sie genau hinsehen, werden Sie bemerken, daß es seine Stimme, seine Art zu denken ist. Daß er selbst es in gewisser Weise ist, gleichgültig, inwiefern es eine Projektion Ihrer selbst oder eine Begegnung mit etwas Unbekanntem ist. Vertrauen Sie der Offenheit des ‚Nicht-Wissens'. Machen Sie aber nichts Mystisches oder Okkultes daraus, denn es handelt sich nicht um etwas Besonderes. Es ist nichts weiter, als daß er nicht mehr in seinem Körper, sondern in Ihrem Herzen wohnt. Und es ist sogar egal, woher es kommt. Es zählt nur, daß Sie sich Ihrem Herzen mitteilen, so daß Sie alles, was gesagt werden muß, zum Abschluß bringen und ein Lebewohl sagen können, aus dem die Liebe spricht. Es kann doch sein, daß es in Ihnen immer noch einen Ort gibt, an dem Sie sich noch nicht von ihm verabschiedet haben, auch wenn Sie einen ziemlichen Schritt in die richtige Richtung gemacht haben, als Sie sich von seinen Kleidern getrennt haben. Aber es gibt keinen Grund zur Eile. Drängen Sie sich nicht. Versuchen Sie nicht, jemand zu sein, der es ‚richtig' macht. Man kann es nicht ‚richtig' machen, nur aus vollem Herzen, so wie es jetzt natürlich für Sie ist. Tatsächlich ist es doch so, daß das, was für den einen Menschen richtig ist, noch lange nicht für den anderen gilt. Manche Menschen sind dafür geschaffen, ins Freie zu gehen, um zu joggen, zu schreien, zu brüllen und auf den Boden zu stampfen, um so die Energie, die ihre Herzen umgibt, zum Ausdruck zu bringen. Andere dagegen brauchen einen Menschen, mit dem sie ruhig reden und weinen können, und der sie festhält. Es ist genauso wie das Lesen von Blindenschrift: Von Moment zu Moment ertasten wir uns unseren Weg, und nichts macht ihn sichtbarer als die Trauer."

K.: „Ich glaube, für eine Weile werde ich versuchen, etwas daraus zu machen."

S.: „Vielleicht werden Sie viel mehr zusammen lachen, viel mehr Wärme spüren, wenn Sie jetzt miteinander reden, viel mehr, als Sie sich vorstellen. Denn im Gegensatz zu Ihnen ist er kein Gefangener mehr; er weiß, daß er nicht nur Körper ist."

K.: „Er war eine solche Persönlichkeit. Es hat mir soviel Freude gemacht, mich mit ihm zu unterhalten. Er konnte soviel Spaß verstehen."

S.: „Nun, seinen Körper mag er ja verloren haben, aber ich bezweifele, daß ihm auch sein Sinn für Humor abhanden gekommen ist. Spüren Sie ihn in Ihrem Herzen als die Liebe, die dort herrscht."

Während ich dieses Manuskript vorbereitete, suchte Karen uns mehrmals auf, und mit jedem Mal schien sie von einer größeren Tiefe durchdrungen zu sein. An diesem Punkt ist es noch schwer zu bestimmen, was sie daraus macht, aber es besteht kein Zweifel, daß ihre Intuition und die Akzeptanz der Trauer sie auf eine vollkommen neue Weise für die Welt geöffnet haben. Sie durchlebt die schwerste Prüfung, die es im Leben eines Menschen gibt, aber weil sie sich auf diesen Prozeß einläßt, wachsen ihr Vertrauen und ihre Breitwilligkeit, „dabeizubleiben".

Den sterbenden Eltern beistehen

Tom

Tom rief an, während wir gerade Thanksgiving feierten: „Mein Vater hatte vor einigen Monaten einen Schlaganfall. Dann kamen noch Krebs und Probleme mit der Leber dazu. Und vor drei Tagen ist er ins Koma gefallen." Toms Vater war Professor für Geschichte an einer großen Universität. Schon vor einigen Monaten hatte er schriftlich erklärt, daß er im Falle einer weiteren körperlichen Schwächung nicht wünsche, daß „irgendwelche außergewöhnlichen Mittel" eingesetzt würden, um ihn am Leben zu erhalten. Nun lag er im Koma und litt an einer Infektion der Atemwege, die ohne den Einsatz von Antibiotika tödlich enden würde. „Der Arzt besteht darauf, daß ich der Verabreichung von Penicillin zustimme, damit die Atemwege wieder in Ordnung gebracht werden. Er sagt, daß Penicillin kein ‚außergewöhnliches Mittel' sei, sondern ‚ein ganz gewöhnliches Medikament, das in ganz gewöhnlicher Weise angewendet wird'. Ich weiß wirklich nicht, was ich tun soll. Ich möchte den Wunsch meines Vaters erfüllen, aber so viele Leute um mich herum sagen, daß man ihm noch eine Chance geben sollte. Wer weiß, ob er es nicht noch mal schafft, wer weiß, welche Behandlungsmethoden es in Zukunft geben wird?"

Während ich am Telefon mit Tom über seinen sterbenden Vater rede, machen unsere Kinder im Hintergrund einen Riesenlärm. Ich bin der Vater dieser Kinder, die sich vielleicht eines Tages mit derselben Entscheidung herumquälen werden wie jetzt gerade Tom. Die Verbindung zwischen uns ist klar zu erkennen: Jeder von uns könnte auch der andere sein.

S.: „Hat Ihr Vater Ihnen gesagt, daß er nicht weiter leben wolle, wenn dies nur noch unter Einsatz künstlicher Mittel möglich sei?"

T.: „Ja. Er sagte: ‚Ich habe mein Leben gehabt, und es war ein gutes Leben. Ich will nicht mit einem Bündel von Schläuchen in der Nase enden. Wenn es soweit ist, laßt mich meinen Geist in Würde aufgeben.' Aber meine Mutter, seine Frau, besteht darauf, daß wir alles tun sollten, um ihn am Leben zu erhalten, und nun, wo er nicht mehr mit der gewohnten Eloquenz für sich selbst sprechen kann, liegt die ganze Verantwortung auf meinen Schultern. Wie läßt man seinen Vater sterben?"

S.: „Wie sollte es möglich sein, ihn nicht sterben zu lassen, wo dieser Prozeß doch schon begonnen hat? Wie kann man sich der Schwerkraft widersetzen, um etwas in der Luft zu halten, dessen natürliche Bestimmung es ist, zur Erde zurückzukehren?"

T.: „Sie sagen, daß es noch jahrelang auf diese Art weitergehen könnte. Mit Lungenentzündungen oder alle paar Wochen sonst etwas in der Art, das sich mit Antibiotika zum Verschwinden bringen läßt und ihm weitere sechs Monate unfreiwilligen Lebens ermöglicht. Ich weiß, daß ich selbst nicht wollte, daß man an mir so handelte, erst recht nicht, wenn ich ausdrücklich darum gebeten hätte, von solch einer Situation erlöst zu werden." S.: „Naja, das ist natürlich eine problematische Bitte, auf die es keine ‚richtige' Antwort gibt. Jeder Mensch ist in einer solchen Situation auf das angewiesen, was das eigene Gefühl ihm sagt. Ihre Mutter möchte natürlich, daß es ihrem Mann ‚gutgeht'. Aber da das nicht möglich zu sein scheint, erscheint es ihr am besten, ihn einfach am Leben zu erhalten. Natürlich möchte sie ihren Mann beschützen und für ihn sorgen. Jemanden zu beschützen bedeutet für viele Menschen auch so etwas wie sie am Leben zu erhalten. Die große Frage ist: ‚Was ist der Preis für das Leben?' Normalerweise möchte man um jeden Preis überleben. Das widerspricht aber dem gleichzeitigen Wunsch nach einer gewissen ‚Lebensqualität', vor allem dann, wenn die Art und Weise, in der man gegenwärtig lebt, unerträglich ist.

Niemand kann hier stellvertretend für jemand anderen eine Entscheidung treffen. Aber wenn jemand ausdrücklich den Wunsch geäußert hat, daß keine ‚außerordentlichen Mittel' sein Leben verlängern sollen, dann scheint es sein moralisches und spirituelles Recht zu sein, so zu entscheiden. Auch nach dem Gesetz hat man das Recht zu einer solchen Entscheidung."

T.: „Aber der Arzt besteht darauf, daß Antibiotika keine ‚außerordentlichen Mittel' sind, und er hat sogar damit gedroht, die Behandlung meines Vaters abzubrechen, falls wir nicht zulassen sollten, daß Antibiotika verabreicht werden. Er sagte, daß in diesem Fall mein Vater aus dem Krankenhaus entlassen werden müßte, weil wir die erforderliche medizinische Behandlung verweigern. Er müßte dann in ein Pflegeheim gebracht werden. Wir fühlen uns richtig unter Druck gesetzt."

S.: „Würde man Ihnen erlauben, ihn mit nach Hause zu nehmen?"

T.: „Ich weiß es nicht, aber man drängt mich dazu, ‚meinem Vater zu helfen'. Ich werde noch verrückt dabei."

Wir sprachen darüber, wie Toms zwei Brüder und seine Schwester darüber dachten, daß man ihrem Vater „gestatten sollte, so zu sterben, wie er es wollte". Einer der Brüder und die Schwester hatten geäußert, daß „es besser für Vater wäre, wenn er tot wäre". Der andere Bruder hingegen hatte gesagt: „Wie könnt ihr Vater sterben lassen, solange es auch nur die geringste Hoffnung gibt?" Tom vermutete, daß es ihm vielleicht mehr um das Wohlergehen der Mutter ging als um die schlimme Lage, in der sie sich alle befanden.

S.: „Aber in jedem Fall klingt es so, als ob Ihr Vater nicht mehr der Mensch wäre, den ihre Mutter bisher gekannt hat. In gewisser Hinsicht hat sie ihn also schon verloren. Es wäre vielleicht hilfreich, der Familie ein gemeinsames Trauern zu ermöglichen, so daß die Situation klarer erkannt werden kann. Vielleicht vermischt sich der Gedanke daran, daß er so sterben könnte, wie er es gewollt hat, mit der Angst davor, daß er überhaupt stirbt. Vielleicht ist der Wunsch, ihn vor dem Sterben, ja sogar vor dem Kranksein zu bewahren, Ausdruck einer Logik, die besagt, daß zu leben, ganz gleich auf welche Art, in jedem Fall besser ist. Vielleicht sollten Sie sich alle einmal zusammensetzen, damit jeder einzelne seine Gefühle über den Zustand Ihres Vaters äußern kann."

T.: „Das ist keine schlechte Idee. Nur leben wir alle in verschiedenen Teilen des Landes, so daß wir Dad noch nie alle gleichzeitig besuchen konnten. Aber wenn ich so nachdenke, muß ich zugeben, daß wir auch dann, wenn wir unter uns sind, nicht richtig über alles reden. Als Dad zum erstenmal krank wurde, sprach er mit mir über seine Gefühle, aber er wollte den Rest der Familie schonen. Ich bin der älteste Sohn, und so habe ich jetzt die schwierige Aufgabe, mich den Wünschen meines Vaters gemäß zu verhalten und gleichzeitig seine Entscheidung den anderen verständlich zu machen. Ich komme mir vor wie ein Handlungsreisender in Sachen Tod, und das paßt mir überhaupt nicht. Ich will nicht der Vermittler sein. Wenn es nach mir ginge, würden wir ihn zu uns nach Hause holen und solange wie nötig pflegen. Meine Frau ist auch dafür, und auch wenn es sicher manchmal schwierig wäre, so könnten wir es doch schaffen. Unsere Kinder lieben ihren Großvater und würden uns sicher helfen. Aber wie kann ich das tun, wenn er doch gesagt hat, daß er unter diesen Bedingungen nicht leben könnte? Eine einzige Spritze Penicillin hat zur größten moralischen Krise meines Lebens geführt."

Wir entschieden, daß Tom ein Familientreffen einberufen sollte, damit alle drei Geschwister mit der Mutter zusammen versuchen könnten, „gründlicher als bisher über die ganze Sache zu reden und zwar so bald wie möglich".

Später am Abend rief Toms Mutter an. Sie war wütend: „Was zum Teufel haben Sie meinem Sohn eigentlich erzählt? Daß er seinen Vater umbringen soll?!"

Ihre Wut war eine natürliche Folge der Frustration und Verwirrung, die sie während des letzten Monats erlebt hatte. Ich versuchte, aus ihrem Zorn etwas herauszuhören, das hinter dem Schmerz lag. Wir unterhielten uns darüber, was es bedeutete, einen geliebten Menschen loszulassen und dabei dessen Wünsche zu berücksichtigen, ihm zu gestatten, selbst zu entscheiden, wie er mit seiner Krankheit umgehen wollte. Ihre Wut verwandelte sich schon bald in ein Schluchzen. Auch sie wurde „fast verrückt darüber, sich zu entscheiden, was sie tun sollte". Sie schwankte hin und her zwischen dem, was es bedeutete, einerseits eine gute Ehefrau zu sein und andererseits eine Frau, die ihrem Mann erlauben könnte, so zu sterben, wie er es wollte. Während wir uns darüber unterhielten, wie ihre beiden Söhne und die Tochter auf die Situation reagierten, sagte sie: „Wissen Sie, ich spreche erst mit einem von ihnen und dann mit dem anderen. Noch niemals haben wir uns alle miteinander getroffen, wie Sie es Tom vorgeschlagen haben. Jedenfalls nicht in der Art und Weise, wie es jetzt vielleicht erforderlich wäre. Ich weiß nicht, ob wir damit noch eine oder zwei Wochen warten können, denn der Zustand meines Mannes duldet keinen Aufschub. Ich möchte nicht, daß er einfach so stirbt, während wir uns nicht entscheiden können, was wir zu tun haben."

S.: „Auf diese Situation wird man im Laufe des Lebens kaum vorbereitet. Aber wenn Sie es schaffen, in sich hineinzuhören, werden Sie bemerken, daß Ihr Herz Ihnen sagt, was jetzt richtig ist. Die Wahrheit verändert sich von Augenblick zu Augenblick, je nach den äußeren Bedingungen und der Situation, und alles, was man tun kann, ist, sich selbst zuzugestehen, entsprechend dem eigenen Gefühl zu reagieren. Auch wenn vielleicht im nächsten Augenblick die unbarmherzige Stimme unseres Geistes sagt, daß wir etwas anderes tun ‚sollten'."

M.: „Entschuldigung, daß ich Sie unterbreche, aber während wir miteinander sprechen, schaue ich aus dem Fenster in den Garten und bemerke, daß der erste Schnee fällt. Frank liebte den ersten Schnee. Er ging dann oft in den Birkenwäldern hinter unserem Haus spazieren. Wenn er zurückkam, war er immer freudig erregt über das, was er ‚die phantastische Schönheit von allem' nannte. Aber jetzt wird er nie wieder in den Wäldern spazierengehen. Er kann noch nicht einmal mehr den Schnee sehen, und ich frage mich, wie er sich wohl fühlt und was wir tun, wenn wir ihn am Leben erhalten. Vielleicht erwarten ihn anderswo ja andere Birkenwälder."

S.: „Egal was Sie auch tun – entscheiden Sie sich bewußt dafür. Hören Sie auf Ihr Herz, und nehmen Sie die wütende und ängstliche Stimme ihres Geistes einfach zur Kenntnis. Unter den gegebenen Umständen ist es völlig normal, daß Wut und Verwirrung, Schuldgefühle und Enttäuschung manchmal die Oberhand gewinnen. Es ist nicht einmal überraschend, daß das so ist. Aber in gewisser Hinsicht wurden Sie schon im Krankenhaus mit genau dieser Sache konfrontiert, als man zu Ihnen sagte: ‚Wenn Sie uns nicht tun lassen, was wir tun wollen, fliegen Sie raus.' Mitgefühl heißt nicht einfach, die Trauer eines anderen Menschen wegzureden. Das ist eher Mitleid: die Angst vor unserem eigenen Schmerz und dem Schmerz anderer. Mitgefühl ist die Fähigkeit, sich selbst zu gestatten, für das Leid anderer offen zu sein, und zwar genau so, wie diese anderen Menschen es wünschen. Dafür gibt es keine Richtlinien – man muß einfach auf das eigene Gespür vertrauen, was richtig ist. In dieser Situation gibt es nichts, das wirklich falsch wäre. Es ist einfach so, daß die Liebe versucht, so gut wie möglich mit dem Unmöglichen fertig zu werden."

Am folgenden Abend rief Tom an, außer sich vor Wut: „Im Laufe der Nacht hat irgend jemand Dad einfach das Antibiotikum gegeben. Es interessiert sie überhaupt nicht, ob er leidet oder nicht, sie wollen einfach nur, daß er tut, was sie sagen."

Wir erzählten Tom von unserer Arbeit mit Patienten, die im

Koma liegen. (Vgl. „Mit Koma-Patienten arbeiten".) Wir schlugen ihm vor, sich an das Bett seines Vaters zu setzen und leise mit ihm zu sprechen. Dabei sollte er einfach sagen, was sein Gefühl ihm eingeben würde, ohne dieses Gefühl zu benennen oder nach Gründen für das zu suchen, was vor sich ging.

Drei Stunden später rief Tom wieder an. „Ich saß bei meinem Vater und sprach ganz ruhig mit ihm. Ich sagte ihm, wie sehr ich ihn liebe, und daß ich nicht weiß, was ich tun soll. Dann kam eine Pflegerin ins Zimmer und sagte, wie froh wir sein könnten, daß ‚es Ihrem Vater jetzt besser geht'. Ich wurde wahnsinnig wütend auf sie und diesen ganzen verdammten Ort. Denen ist mein Vater völlig egal; die sehen bloß ihre Medizin und gucken nicht über den Tellerrand hinaus. Ich habe noch nie jemanden getroffen, der so verbohrte Ansichten über das Leben hatte wie diese Leute. Sie führen sich auf wie Mechaniker, die unbedingt wollen, daß ein Motor weiter und weiter läuft, auch wenn das Auto, zu dem er gehört, schon längst einen Totalschaden hat. Alles, worum es ihnen geht, ist der Motor, auch wenn das Auto nie mehr irgendwohin fahren wird. So sind sie einfach. Diese Krankenschwester war wirklich total daneben.

Aber was seltsam war: Kaum war sie weg, und kaum hatte ich mich wieder Dad zugewendet, da hatte ich das Gefühl, ich könnte ihn fast hören, wie er lachend sagte: ‚Guck dir die an – als nächstes wird sie vorschlagen, daß ihr mich nach meinem Tod einfrieren laßt, falls es irgendwann mal bessere Behandlungsmöglichkeiten für mich gibt.' Ich hatte so etwas nicht erwartet, am allerwenigsten etwas in der Art, und meine Stimmung änderte sich von einem Moment zum anderen. Ich weiß jetzt, was wir zu tun haben. Meine Frau und ich haben vor ein paar Minuten miteinander telefoniert und entschieden, daß wir Dad zu uns nach Hause holen werden, damit er seinen Willen bekommt. Als ich mich wieder zu ihm setzte und innerlich mit ihm darüber sprach, spürte ich, wie er ‚ja' sagte. Wirklich – wenn so etwas möglich ist, habe ich seine Zustimmung gefühlt. Es ist alles so seltsam. Ich habe so etwas noch nie erlebt."

S.: „Es sieht so aus, als könnten Sie jetzt Entscheidungen treffen, die auf dem beruhen, was ‚angemessen' ist, anstatt auf gewohnten Weisen zu denken oder zu sein. Alles, was Sie noch tun können, ist, so weiterzumachen, liebevoll auf Ihren Vater zu hören, ohne irgendwelche Entscheidungen zu treffen, die von einem Gefühl der Angst oder der Schuld herrühren. Wenn sie ihn auf diese liebevolle Weise zu sich nach Hause holen, dann ist er in einer für ihn optimalen Umgebung; wenn Sie es aber tun, weil Sie denken, daß Sie es tun sollte, oder weil Sie Angst haben, sonst nicht das Richtige zu tun, dann werden Sie seinen Bedürfnissen nicht gerecht. Lassen Sie sich bei Ihrer Entscheidung einfach von der Liebe zu ihm leiten."

Eine Woche später rief Tom wieder an und sagte: „Ich habe meinen Vater vor fünf Tagen zu uns nach Hause geholt, und ich glaube, daß es seitdem leichter für ihn ist. Seltsamerweise haben sie ihm im Krankenhaus nicht genügend Antibiotika verabreicht, so daß die Atemwegsinfektion von neuem aufgetreten ist, und zwar schlimmer als vorher. Wir ließen es gut sein. Er ist letzte Nacht gestorben, und alles, was ich jetzt empfinde, ist Erleichterung darüber, daß er nicht länger ‚in seinem Körper gefangen ist', wie er es vielleicht genannt hätte. Ich glaube auch, daß wir alles getan haben, was uns unter den gegebenen Umständen möglich war. Die letzten paar Tage zuhause waren gut. Wir haben uns alle um ihn gekümmert, und ich glaube, das hat er irgendwie gespürt. An seinem letzten Tag waren wir alle bei ihm.

Manchmal schien es für ihn schwierig zu sein, aber die meiste Zeit schien es mir, daß auf seinem Weg ganz von selbst ein Schritt nach dem anderen kam. Und meine Frau, die nicht besonders religiös eingestellt ist, hat während der letzten Stunde geweint und geweint und immer wieder gesagt ‚Lobt Gott!' Hinterher hat sie gesagt, daß sie gar nicht so sehr vor Trauer geweint hätte, sondern einfach von dem, was passierte, mitgerissen wurde. Und später sagte sie: ‚Zu sterben scheint so einfach zu sein. Ich bin so froh, daß wir ihn mit nach Hause genommen haben, so daß er bei seiner Familie sein konnte.' Für mich ist es keine Frage, daß wir das Richtige getan haben."

Etwa zehn Wochen später rief mich Toms Mutter an, um zu sagen, wie schön es gewesen sei, daß Frank im Kreise seiner Familie habe sterben können. Wie schön es während der letzten Tage seines Lebens für sie gewesen sei, zusammen mit ihrem Mann in der liebevollen Atmosphäre leben zu können, die im Haus ihres Sohnes herrschte. „Unsere Ehe war wieder so, wie sie war, bevor er so krank wurde. Wir waren beieinander, jeder erlaubte dem anderen zu sein, wie er eben war. Wir waren füreinander da, und wir ließen das, worüber wir gesprochen hatten, wieder vergehen, indem wir darüber schliefen und uns am nächsten Morgen am Frühstückstisch mit einem Kuß begrüßten. Es war einfach so viel angenehmer, auf diese Weise mit ihm zusammenzusein und sogar dazusein, als er starb. Soviel Angst ich auch manchmal hatte – dieses Gefühl des Zusammenseins hatte ich nicht, als er noch im Krankenhaus lag und die Leute sich darüber stritten, was mit ihm zu tun sei. Er fehlt mir sehr, aber immerhin haben wir ein ganzes Leben miteinander verbracht, wir waren dreißig Jahre verheiratet, und ich bereue nichts davon."

Geheilt – und nun?

Kelly

Vergangenes Frühjahr meldete sich Kelly wieder bei uns, ein 32jähriger Krebspatient, mit dem wir einige Zeit gearbeitet hatten. Seinerzeit hatte er seine Meditationen vertieft, „um sich in die Heilung einzulassen". Er hatte verschiedene Workshops besucht und einige Male angerufen, um uns über die Veränderungen, die er durchmachte, zu berichten. Mitte des Winters hatte er angerufen, um zu sagen, daß „die Meditationen und die Behandlung oder sonst irgend etwas wirken". Er war ganz sicher, bald vollständig geheilt zu sein. Im März schrieb er uns: „Es war ein langer Weg – oder soll ich sagen: ein langer dunkler Gang –, aber es sieht so aus, als ob ich's bald hinter mir hätte."

Heute rief er an, um zu sagen, daß alles gut laufe und die Bestrahlung tatsächlich vor ein paar Wochen eingestellt worden sei, daß er sich jetzt aber „irgendwie leer" fühle.

K.: „Es war wirklich hart. Es gab jede Menge Nebenwirkungen – Übelkeit und Durchfall und so Zeugs. Ich hatte es wirklich satt, aber ich glaube, ich hab's ganz gut ertragen. Jedenfalls haben sie das gesagt, und diese Behandlung scheint auch gewirkt zu haben. Sie hatten noch einen etwa eigroßen Tumor im Lymphsystem gefunden, aber letzten Mittwoch, als sie mich abschließend geröntgt haben, sagten sie, daß er völlig verschwunden sei."

S.: „Also ist in deinem Körper kein Krebs mehr feststellbar?"

K.: „Nein. Im Moment bin ich geheilt."

S.: „Stimmt! Der ganze Besitz deines Lebens ist jetzt weg. (Beide lachen.) Hey, wie heißt dieser Radiologe noch gleich?" (Neues Gelächter.)

K.: „Na ja, so ganz habe ich mein Lebenswerk noch nicht vollendet. Das sagt mir die Leere, die ich in mir fühle. Aber meine roten und weißen Blutkörperchen sind alle wieder bei normalen Werten angelangt. Das heißt, die erhöhte Gefahr von Infektionen und all das besteht nicht mehr, und ich kann wieder unter die Leute gehen. Vielleicht muß ich mich ja jetzt damit auseinandersetzen, was denn wirklich mein Lebenswerk ist."

Kellys Stimme verriet den Konflikt zwischen Freude über die Heilung und der Sehnsucht nach etwas anderem, das ihn so intensiv mit dem Leben verbinden sollte wie in den letzten Jahren. Eine solche Identitätskrise tritt bei gerade geheilten Menschen, die eine lange Zeit der Selbsterforschung und neuer Perspektiven hinter sich haben, manchmal auf.

K.: „Weißt du, ich fühlte mich so gut. Man hatte mir einen Job als Tauchlehrer angeboten, aber dann stellte sich heraus, daß einer meiner Lungenflügel in Mitleidenschaft gezogen ist und etwa um zehn Prozent weniger leistungsfähig ist. Es wird ein paar Wochen dauern, bis das geheilt ist. Das ist ziemlich schwierig für mich, weil ich in der Stimmung war, wieder loszulegen und tauchen zu gehen. Aber offensichtlich soll ich erst einmal einige Zeit in Ruhe verbringen und darüber nachdenken, was das alles zu bedeuten hatte und wie's nun weitergehen soll."

S.: „Die Behandlung ist jetzt also vorbei. Die Symptome sind verschwunden. Und jetzt ist es Zeit, sich nochmals mit der Sache zu befassen. Mit der Welt. Was kommt als nächstes?"

K.: „Na ja, es ist komisch, aber während der gesamten Behandlung war ich ziemlich aktiv. Ich habe die ganze Zeit über ein bißchen gejoggt und getaucht. Und jetzt soll ich das alles für eine Weile bleiben lassen, obwohl der Krebs nicht mehr das Problem ist."

Wir redeten darüber, welche Möglichkeiten sich ihm in den nächsten Monaten bieten würden. Er würde nur einige Wochen brauchen, um den Schaden an seiner Lunge auszukurieren, und bald würde er wieder ein ganz normales Leben führen, was für längere Zeit nicht mehr möglich gewesen war.

K.: „Es ist eine Art Enttäuschung, eine Phase der Leere, weil mein Tagesablauf nicht mehr durch feste Bestrahlungstermine geregelt ist. Durch die Bestrahlung hatte ich täglich Kontakt zu einigen wirklich wunderbaren Menschen."

Wir redeten darüber, daß „sich eine andere Art von Übelkeit eingestellt hat, nachdem die Übelkeit aufgrund der Behandlung verschwunden ist". Er sagte, daß er jetzt keine spezielle Diät mehr einhalten müsse und einerseits essen könne, was er wolle, sich andererseits jedoch darüber aufrege, daß er nun eine heftige Begierde nach „Zucker und junk food“ verspüre.

K.: „Es ist fast so, als würde ich etwas suchen, das meine innere Leere füllen könnte – jetzt, nachdem der Krebs verschwunden ist. Diese Gier nach Nahrung geht über das bloße Verlangen zu essen hinaus. Irgendwie macht sie mir Angst. Anscheinend habe ich nur die Wahl, entweder eine Zeitlang einfach alles zu essen, was ich will, oder weiterhin unter Entzugserscheinungen zu leiden, wenn ich keine Süßigkeiten oder sonstigen Mist esse. Es scheint, als ob ich nach einem Ersatz für das suche, was in meinem Leben fehlt. Es ist schwierig. Momentan kommt mir das Leben oft völlig leer vor. Gestern dachte ich: ‚Ich habe keine Familie, ich habe kein Haus, ich habe noch nicht mal einen Job oder irgendeine große Leidenschaft.‘ Ich weiß einfach nicht, wie's jetzt weitergehen soll. Ich weiß nicht, was ab jetzt passieren wird.“

S.: „Das ist aber nicht zu verurteilen. Es reicht, wenn man einfach feststellt, wie es eben ist. Keine Selbstbezichtigungen. Der Geist sucht jetzt einfach andere Befriedigungen. Vielleicht bedeutet Essen jetzt einfach die Welt für dich, das, was so lange außerhalb deiner Reichweite lag und was du jetzt wieder erreichen kannst. Hast du Angst, zu viel in dich hineinzustopfen? Glaubst du, daß die Welt bei dir von neuem Durchfall verursachen könnte, dich wieder krank machen könnte? Du mußt deine Beziehung zur Welt ganz neu aufbauen. Die Welt ist für dich neu erschaffen. Du bist kein Krebspatient mehr. Du kannst wieder leben, ohne ‚jemand zu sein, der Krebs hat‘.

Der Krebspatient in dir ist gestorben und hat dich mit all den Sehnsüchten und Verwirrungen zurückgelassen, von denen die Krankheit dich zeitweilig befreit hatte. Du bist neugeboren und stolperst unbeholfen in die Welt.“

K.: „Es ist fast so, als wäre McDonald's mein Vater und Schokolade meine Mutter. (Gelächter.) Und ich bin nicht sicher, ob ich wieder nach Hause will.“

S.: „Vielleicht mußt du dir neue Eltern suchen. Oder einfach lernen, deine alten Eltern zu lieben, ohne von ihnen zu erwarten, daß sie dir die Ernährung geben, die du benötigst.“ (Neues Gelächter.)

K.: „Es ist komisch, daß du davon sprichst, ‚neue Eltern zu suchen‘. Tatsächlich fühle ich mich irgendwie verwaist. Ich sollte überglücklich sein, weil es scheint, daß mein Krebs weg wäre, aber ich fühle mich nur gelangweilt und richtungslos."

S.: „Hat dein Krebs dich als Waisenkind zurückgelassen? Hast du deine Identität als ‚Krebspatient' verloren?"

K.: „Der vergangene Winter war wirklich schwierig, aber gleichzeitig ging's mir irgendwie gut. In die Klinik zu gehen und die anderen Patienten zu treffen, war einfach toll, und dieses eine kleine Mädchen dort zu sehen, hat mir fast das Herz gebrochen. Ich sah sie Woche für Woche, wie sie ihre Behandlungen bekam, und eines Tages war sie plötzlich nicht mehr da. Eine Woche später fand ich heraus, daß sie gestorben war, und irgend etwas in mir ist zerbrochen. Alle Widerstandskraft schien mir abhanden gekommen zu sein, und ein paar Tage später hatte ich das Gefühl, über mein bisheriges Leben hinauszugehen und in etwas Allgemeingültigeres einzutreten. Ein Teil meiner Angst vor dem Tod ist mit ihr gestorben. Aber jetzt ist es fast so, als ob diese Angst zurückgekommen wäre. Und langsam habe ich den Eindruck, daß ich die ganze Zeit über keine Angst vor dem Tod hatte, sondern vor dem Leben."

S.: „Vielleicht brauchst du keinen Krebs zu haben, um jemand zu sein. Vielleicht kannst du das jetzt gut sein lassen. Du brauchst deinen Krebs nicht mehr. Du hast mir früher ein paarmal erzählt, was du alles aus deiner Erkrankung gelernt hast und daß du dich anderen Menschen so nahe fühltest wie niemals zuvor. Vielleicht kannst du in Zukunft irgendeine Art freiwilliger Tätigkeit in der Klinik ausüben – vielleicht ist es jetzt an dir, für andere dazusein. Vielleicht wirst du ein wenig für das nächste kleine Mädchen dasein, das auf seine Bestrahlung wartet. Die Erfahrung, die du gemacht hast, ist unschätzbar. Mitten in all der Isolation und Angst kann das kleinste Bißchen Liebe soviel bewirken."

K.: „Das hört sich gut an, aber ich weiß nicht, was in Zukunft meine Richtung sein wird. Ich fühle mich wie ein defekter Kompaß."

S.: „Der Zeitdruck ist aus deinem Leben verschwunden. Menschen, die merken, daß sie nicht länger nur noch kurze Zeit zu leben haben, fühlen sich manchmal verloren – etwas, das einmal sehr wichtig war, ist in ihrem Leben nicht mehr gegenwärtig. Einige Menschen, die seit zwei oder drei Jahren keine todgeweihten Patienten mehr waren, haben mir erzählt, daß sich die Intensität ihres Lebens allmählich verringerte, je mehr ‚ihr naher Tod Teil der

Vergangenheit wurde'. Man ist nicht mehr so intensiv in Kontakt mit den Dingen des Lebens, weil der Tod nicht länger als Spiegel des Lebens erscheint."

K.: „Bei der Bestrahlung diesen Winter waren die Fachkräfte und überhaupt alle so wunderbar, auch die Ärzte. Es war in vielfacher Hinsicht eine wirklich gute Erfahrung. Und einmal hielt ich einen Vortrag vor einer Gruppe von Krankenschwestern. Sie hatten gehört, daß ich schon viele andere Behandlungsmethoden ausprobiert hatte, und fragten mich, ob ich ihnen darüber berichten wolle. Ich habe es getan, und es war einfach toll, denn es gab mir die Gelegenheit, darüber nachzudenken und es in Worte zu fassen. Ich habe so eine Ahnung, daß es vielleicht das ist, was ich tun möchte."

S.: „Kelly, du hast mir erzählt, daß du früher ‚überall nach einem Lehrmeister gesucht hast'. Wie all die Jahre, in denen du Yoga praktiziert hast, dir keinen ‚Durchbruch' gebracht haben. Daß du gebetet hast, um etwas zu finden, das dich dir selbst näherbringen würde. Dann kam der Krebs, und du konntest dem Widerstand deines Geistes und der Verschlossenheit deines Herzens nicht länger ausweichen. Der Krebs hat dich ins Leben gerissen. Aber, weißt du, du brauchst jetzt nicht länger die Hölle, um zu deinem Herzen zu gelangen. Die Hölle ist auch nur ein Widerstand. Für lange Zeit war der Krebs dein Lehrer, und vielleicht verspürst du jetzt, wo dieser Lehrer dich verläßt, ein Art von Trauer. Aber du brauchst diesen Lehrmeister oder diese Art von Unterricht nicht länger. Krebs ist nicht der Weg. Du bist der Weg. Du wirst immer wieder an deine Grenzen stoßen, an einen Punkt, an dem du Widerstand leistest, und dabei feststellen, ob du dem Leben mit Angst begegnest oder mit dem Mitgefühl, das du beim Tod dieses kleinen Mädchens erlebtest, als du ‚über dein Leben hinausgingst'. Laß den Lehrmeister gehen. Laß den Krebs eine gute Lehre der Vergangenheit sein, und wende dich der nächsten Erfahrung zu, diese besondere Nähe zu anderen Menschen, die du so oft verspürst."

K.: „Weißt du, als ich einfach nur versucht habe, diesen Krankenschwestern irgendwie nützlich zu sein, habe ich nicht allzusehr darüber nachgedacht, was ich sagen würde. Ich sprach zwei Stunden lang und beantwortete danach noch eine Stunde lang Fragen. Sie fanden es wirklich gut. Ich wünschte, ich hätte zwei Jahre früher, als ich zum erstenmal erfuhr, daß ich Krebs hatte, jemanden wie mich gehabt, mit dem ich hätte reden können. Jemand, der verschiedene Behandlungsmethoden in Betracht zieht und das Ganze nicht als eine Tragödie versteht, sondern als eine Situation, aus der man etwas lernen kann. Hätte es so jemanden damals gegeben, so wäre meine gesamte Einstellung von Anfang anders gewesen. Nach dem Vortrag kamen die Krankenschwestern zu mir und fragten, ob ich bereit wäre, in ein paar Monaten im Rahmen eines Seminars für andere Krankenschwestern nochmals vorzutragen. Während ich mich mit ihnen unterhielt, war das Gefühl, mit ihnen eins zu sein, sehr stark."

S.: „Mir scheint, du weißt, worum es geht. Es bleibt nicht mehr viel zu sagen. Für dich wird es jetzt Zeit, dich an dein neues Leben zu gewöhnen und das, was du in den vergangenen Jahren dazugelernt hast, in dieses neue Leben einzubringen. Ich entnehme deinen Worten, daß du über immer mehr Anteile deiner selbst verfügen kannst. Daß du sehr viel mehr präsent bist."

K.: „Ja, ich glaube, ich habe wirklich ein bißchen was gelernt. Zu Beginn der Behandlung habe ich das nicht so wahrgenommen, weil ich immer von neuem mit dem Wort ‚Krebs' und den riesigen Gebäuden und Apparaten konfrontiert wurde. ‚Krebspatienten' dürfen die ‚für Krebspatienten reservierten Parkplätze' benutzen; man geht in die ‚Krebsabteilung' und bekommt eine Kreditkarte, mit der man die Behandlungen bezahlt und auf der ‚Krebspatient' steht. Ich wurde in sehr kurzer Zeit sehr vertraut mit dem Wort ‚Krebs'. Zuerst war es wirklich erschreckend und entwürdigend, aber ich habe mich damit auseinandergesetzt, seit wir vor einiger Zeit mit unseren Gesprächen begonnen hatten. Und während ich täglich ins Krankenhaus und wieder von dort wegfuhr, konnte ich mich auf mich selbst konzentrieren und die Gedanken wahrnehmen, die zwischen mir und all diesen Empfindungen lagen. Es war fast so, als würde ich in eine Kristallkugel blicken. Ich konnte alles sehen, was mich beunruhigte. All meine Ängste und Zweifel. Die Fachkräfte in der Klinik kamen mir zuerst kalt und unmenschlich vor, aber bald wurde mir klar, daß ich mich dieser Sache einfach zu öffnen hatte, wenn ich das wirklich durchziehen und damit fertigwerden wollte, und daß ich die Behandlung nicht länger als etwas von mir Getrenntes ansehen durfte. Und eines Tages gab ich meine alte Sichtweise auf und ging in die Klinik und stellte mir die Bestrahlung – wie du es vorgeschlagen hattest – einfach als eine Art von Liebe oder universaler Energie vor. Die Bestrahlungsfachkräfte brachten mich in die richtige Position und verließen dann den Raum, um mir die Bestrahlung zu verabreichen. Sie guckten durch dieses Fenster aus Spezialglas, und ich setzte mich mit diesem Gefühl der Verbundenheit auseinander, das ich empfand. Sie betraten den Raum wieder und kamen mir alle sehr verändert vor. Sie fragten mich, woher ich stamme, und schließlich saßen wir dort zu viert, die Fachkräfte und ich, und lachten. Es war unglaublich, und ich mußte zusehen, daß ich von dort wegkam, weil es mich fast überwältigte, daß ich mich ausgerechnet an diesem Ort geöffnet hatte, von dem ich gedacht hatte, daß es dort nur Krebs und Krankheit gäbe. Die Tatsache, daß es selbst dort, selbst in dieser deprimierenden Umgebung, Liebe gab, hat mich fast umgehauen. Und von diesem Tag an war es jedesmal so, wenn ich dort hinkam. Ich habe dort so viele gute Freunde gefunden. Es war eine gute, mitfühlende Arbeit."

S.: „Und du warst einfach offen für andere Menschen. Du warst mehr als nur jemand, der Krebs hatte. Du warst einfach du selbst, ohne irgend etwas dazu tun zu müssen. Du hattest Kontakt mit deinem inneren Wesen, das alle anderen mit einschließt und aus Mangel an angemesseneren Ausdrücken als Liebe oder Einssein erfahren wird."

K.: „Weißt du, ich hatte mich mein ganzes Leben lang für einen Burschen gehalten, der einen starken Körper hat und einiges aushält. Aber als ich dann Krebs bekam, begann ich meinen Körper zu hassen, so daß ich jetzt vielleicht lerne, daß ich mehr bin als mein Muskeltonus. Vielleicht brauche ich diesen Krebs nicht mehr! Vielleicht ist es einfach Zeit für mich, Fortschritte zu machen. Es scheint, daß ein Teil dessen, was ich gelernt habe, darin besteht, mein Wissen denjenigen mitzuteilen, die gerade dasselbe durchmachen."

S.: „In den nächsten paar Wochen, während deine Lunge heilt, wirst du vielleicht einfach darüber nachdenken wollen, wie deine ersten Schritte aussehen werden und wie du anderen am besten nützlich sein kannst. Vielleicht möchtest du eine Zeitlang als eine Art ‚heimlicher Buddha' agieren. Es gibt eine Art unsichtbarer Tätigkeit, die du ausüben könntest und mit der du vielen Menschen sehr helfen könntest. Wenn du magst, könntest du einfach in die Eingangshalle des Krankenhauses gehen, wie du es zu Beginn deiner Behandlung auch immer getan hast, und dich in den Warteraum zu all den anderen Menschen setzen, die dort warten und sich um ihre Lieben sorgen, die gerade nebenan behandelt werden. Du brauchst gar nichts zu sagen. Du schlägst einfach eine Zeitschrift auf, schließt deine Augen und beginnst damit, Anteilnahme und Mitgefühl auszustrahlen. Fülle den ganzen Raum damit aus. Beobachte, wie sich das anfühlt. Dein Herz kann schweigend zu denen sprechen, die um dich herum sitzen. Laß sie wissen, daß das, was im Moment wie eine Tragödie erscheint, in Zukunft vielleicht zu einer Erfahrung wird, die sie wirklich weiterbringt. Niemand weiß das besser als du. Wie viele Menschen gibt es schon, die das mit derselben Berechtigung sagen können wie du. Gestatte der liebenden Präsenz in dir, die du so oft verspürst, aus dir herauszutreten, auf alle die auszustrahlen, die diese Nähe brauchen – den Burschen, der gerade seine zehnte Zigarette raucht, die Frau, die ununterbrochen ihre Hände anstarrt. Wenn es in dieser Stadt – oder in jeder anderen Stadt – einen Platz gibt, der der Nähe und der Anteilnahme bedarf, dann ist es der Warteraum der Intensivstation oder die Notaufnahme einer Klinik."

K.: „Ich habe darüber nachgedacht, das, was ich gelernt habe, anderen irgendwie mitzuteilen, aber ich wußte nicht recht, wie ich das machen sollte. Bei diesen Krankenschwestern damals war es ja nicht so, daß ich angelesenes Wissen mitgeteilt hätte. Ich erzählte ihnen einfach, was ich gemacht hatte und wie das für mich war. Es scheint, als ob es ein großes Bedürfnis nach Menschen gibt, die anderen Menschen erlauben, der Angst auf den Grund zu kommen, und zwar so, daß es über die Frage ‚Warum muß das gerade mir passieren?' hinausgeht."

Zwei Wochen später rief Kelly wieder an. Er erzählte, daß er in letzter Zeit nach regelmäßigen Besuchen des Warteraums oft habe lachen müssen. Er sagte: „Sieht so aus, als ob das einzige, wozu ich tauge, zu lieben ist." Und mit einem weiteren Lachen fügte er hinzu: „Der Job ist die Hölle, aber irgend jemand muß es ja machen." Wir redeten über die Möglichkeit, eine Ausbildung in Atemtherapie zu absolvieren, so daß er Menschen helfen könnte, die sich in einer akuten Notsituation befinden und vor Angst keine Luft mehr bekommen. Sowohl er als auch die Menschen, denen er helfen würde, könnten dann „leichter atmen". Seine Stimme war voller Liebe: Ee war ganz „da". Die Liebe und Zuwendung, die er mitzuteilen hatte, strömte in alle Richtungen von ihm aus. „Weißt du, sogar diese kranke Lunge hat mir klargemacht, wie tief ich durchatmen kann, wenn ich einfach zulasse, ich selbst zu sein." Er beendete unser Gespräch mit den Worten: „Weißt du, ich brauche meinen Krebs wirklich nicht mehr. Aber ich nenne ihn immer noch ‚meinen Krebs'. Ich glaube, ich muß jetzt lernen, das Leiden loszulassen, und damit aufhören, die Hölle als meinen Aufenthaltsort zu betrachten."

Nachdem er sich ein weiteres Mal zu Meditationen zurückgezogen und zwei Liebesbeziehungen hinter sich hatte, rief Kelly an, um zu sagen: „Ich weiß jetzt, was ich tun werde. Ich werde eine Anlaufstelle für diejenigen sein, die stundenlang im Krankenhaus auf die Bestrahlung warten. Gestern war ich dort. Ich stand gegen eine Bahre gelehnt und unterhielt mich mit einem Burschen über seine Fotos und Artikel in der Zeitschrift *Life*. Plötzlich wurde mir klar, was eigentlich vor sich ging – ich sah mich in ihm, und wir unterhielten uns über sehr viel mehr als einfach nur eine Zeitschrift. Wir waren einfach zwei lebendige Menschen. Es klingt so simpel, aber wir waren das Leben selbst, das ganze Leben. Wir waren miteinander verwachsen – meine Hälfte unseres gemeinsamen Körpers hatte ihre Bestrahlung bereits hinter sich, seiner Hälfte stand sie noch bevor. Ich war ganz genau dort, wo ich hingehörte. Ich habe schon mit der Krankenhausverwaltung über alles gesprochen, und sie haben gesagt: ‚Lassen Sie's uns probieren.'"

Jetzt, einige Monate später, arbeitet er immer noch mit den vielen Patienten, die voller Angst auf die Bestrahlung warten. Seine Buddha-Natur äußert sich auch darin, daß er den Patienten Zeitschriften anbietet, mit ihnen Dame spielt oder denen, die schwerer krank sind, vorliest. Inzwischen kommt es auch vor, daß er bei einer Krebspatientin im Endstadium sitzt und ihr sachte über die Stirn streicht, um ihr seine Liebe zu vermitteln. Wir nennen ihn inzwischen nur noch „den Röntgen-Kobold des Herzens".

Selbst mit dem Schmerz kann man umgehen

Anonym

Eines Tages erreichte uns ein Telefonanruf, offenbar ein Ferngespräch, von einer Frau, die uns ihren Namen nicht nennen wollte. Sie sagte, daß sie „darüber nachdenke, sich umzubringen", und nicht wolle, daß irgend jemand sie daran hindere. „Ich will aber vor meinem Tod soviel wie möglich zu Ende bringen", sagte sie. „Können Sie mir dabei helfen? Werden Sie mir helfen?"

Sie erzählte mir, daß sie unter Krebs im fortgeschrittenen Stadium leide, der sich auf die Lungen und die Knochen ausgebreitet habe.

S.: „Wie fühlen Sie sich, wenn Sie ans Sterben denken?"

A.: „Ich bin bereit dazu. Ich möchte bald sterben."

S.: „Warum?"

A.: „Weil ich es nicht mehr aushalte. Die Qualen. Alles scheint immer noch schlimmer zu werden."

Wir sprachen eine Zeitlang über die verschiedenen Möglichkeiten, die ihr zur Verfügung standen, um mit dem Schmerz umzugehen. Sie hatte es mit „Brompton's Mixtur" versucht, einem außergewöhnlichen Mittel, das im „Brompton's-Hospiz" in London eingesetzt wird. Es enthält eine Mischung aus Morphin, Kokain und Alkohol sowie eine chemische Komponente zur Reduzierung der Übelkeit, die bei der Einnahme von Opiaten auftreten kann. Die Mixtur wird oral eingenommen und gilt als sehr wirkungsvoll zur Linderung von Schmerzen, wenn ein Patient lieber zuhause sein möchte, wo die regelmäßige Verabreichung von Spritzen schwierig ist. Aber „Brompton's Mixtur", die schon so vielen Patienten geholfen hat, kam bei dieser Patientin „nie richtig an den Schmerz heran". Sie hatte das Medikament nur zögernd und nicht so kontinuierlich eingenommen, wie es erforderlich ist, um Schmerzen wirksam zu unterdrücken. Wir sprachen darüber, daß es notwendig ist, die Mixtur regelmäßig einzunehmen, und darüber, daß in letzter Zeit sehr viel häufiger eine ausgewogene Mischung von oral verabreichtem Methadon und flüssigem Morphin eingesetzt wird, die bei Patienten, die zuhause sterben wollen, die Schmerzen stark reduziert.

A.: „Aber ich will nicht, daß irgendein Schmerzmittel mich umhaut. Ich habe Angst davor, schlafen zu gehen und im Krankenhaus wieder aufzuwachen, wo sie mich an irgendeine Maschine gehängt haben, so daß ich mit diesen schrecklichen Schmerzen weiterleben muß. Ich möchte lieber jetzt sterben. Warum soll ich noch weitermachen? Wegen der Tumore in meiner Lunge kann ich nur unter Schwierigkeiten sprechen und sogar atmen. Ich kann nicht mehr gehen, weil der Krebs mir die halbe Hüfte weggefressen hat. Wenn ich nicht diese Schmerzen hätte, könnte ich das alles vielleicht zu Ende bringen, aber so ist es mehr, als ich ertragen kann."

Obwohl klar war, daß ihr Widerstand gegen die Schmerzen es schwierig für sie machen würde, sich anzuhören, wie sie mit ihrer Situation arbeiten könnte – etwa wie sie die Schmerz-Meditation einsetzen könnte (vgl. die Schmerz-Meditationen in *Wege durch den Tod*), die schon vielen Patienten geholfen hat –, wollte ich ihr alle zur Verfügung stehenden Möglichkeiten anbieten. Schließlich hatte sie danach gefragt. „Lassen Sie uns etwas ausprobieren. Es dauert nur ein paar Minuten. Schließen Sie die Augen. Da wir uns wahrscheinlich nie mehr miteinander unterhalten werden, sollten wir es einfach versuchen." Sie antwortete: „Deswegen habe ich angerufen."

S.: „Während wir reden – spüren sie die Spannung in Ihrem Körper? Die Stelle, die dieser unerträglichen Situation Widerstand leistet?

Lassen Sie Ihren Körper weich werden. Lenken Sie Ihre Aufmerksamkeit auf die Bereiche Ihres Körpers, in denen Sie Schmerzen haben.

Lassen Sie das Gewebe ganz weich werden, so daß Sie eine ganz klare Empfindung haben, während Ihr Körper gleichzeitig losläßt und aufhört, sich an den Schmerz zu klammern.

Spüren Sie, wie die Empfindung schwächer wird.

Das Gewebe, das Fleisch um den Schmerz herum – lassen Sie es sich öffnen und weich werden.

Stoßen Sie den Schmerz nicht weg, fühlen Sie ihn, wie er ist. Beginnen Sie, ihn frei schweben zu lassen, versuchen Sie nicht einmal, ihn zu ändern, versuchen Sie nur, ganz weich zu werden.

Werden Sie ganz weich. Lassen Sie die Härte gehen, das Festhalten am Schmerz. Werden Sie weich.

Lockern Sie ganz leicht die Faust, die den Schmerz festhält.

Beginnen Sie die Finger dieser Faust, die sich um den Schmerz schließt, langsam zu öffnen. Dabei werden Sie immer weicher. Halten Sie den Schmerz nicht mehr länger fest. Lassen Sie ihn frei schweben.

Lassen Sie Ihren Körper, der um den Schmerz herum so hart geworden ist, locker werden. Lassen Sie alles weich werden – das Fleisch, die Muskeln, die Bänder, das Gewebe – alles wird weich, läßt los.

Beginnen Sie, die Empfindung zu öffnen, wiegen Sie sie in ihrem Körper, anstatt sich daran festzuklammern.

Lassen Sie das Gefühl, wie es ist. Lassen Sie den Widerstand los, lassen Sie ihn frei schweben. Fühlen Sie, wie die Empfindung sich verändert. Es ist wie eine Bewegung. Schauen Sie zu, wie sie sich ständig verändert und im geöffneten Raum des Körpers schwebt.

Nirgendwo ist mehr Widerstand. Der Körper ist weich und offen. Das Gefühl ändert sich von Augenblick zu Augenblick.

Der größte Teil dessen, was wir Schmerz nennen, besteht im intensiven Widerstand gegen das Unwohlsein."

Nach einer langen Stille sagte sie: „Ich kann das fühlen. Aber warum ist es so? Ich dachte immer, wenn ich den Schmerz wegstoße, bin ich freier von Schmerz, aber wenn ich den Schmerz wegzustoßen versuche, fühlt es sich so an, als bestünde ich nur noch aus diesem Schmerz und dem Widerstand dagegen, und das ist verdammt anstrengend."

S.: „Vieles von dem, was wir erfahren, ist unsere Angst. Die Hölle läßt sich mit einem einzigen Wort beschreiben: Widerstand. Der Schmerz ist da, der Krebs ist da, Ihr Körper ist da, aber ich glaube, wenn Sie genauer hinsehen, werden Sie erkennen, daß das meiste von dem, was die Situation unerträglich erscheinen läßt, was Sie zu sterben wünschen läßt, im ununterbrochenen, stetig steigenden Widerstand des Geistes gegen das Unangenehme besteht.

Schon die Schwierigkeit, sich zu entspannen und zu öffnen, so daß der Schmerz ein kleines bißchen schweben kann, zeigt, wie sehr man am Schmerz festhält, bis daß man schließlich selbst der Schmerz wird. Die Schwierigkeiten dabei, den Schmerz loszulassen, machen klar, wie lange man am Leiden festhält, wie lange man versucht, es auszustoßen, ohne dabei zu bemerken, daß jeder Moment, in dem man den Schmerz wegzustoßen versucht, eine neue Stange des Käfigs ist, in dem man sich befindet, ein weiterer Widerstand gegen das Leben. Und so bleibt man in seinem Käfig, eingeschlossen in den Schmerz.

Wir schlagen Ihnen vor, den Käfig zu öffnen, anstatt sich vom Widerstand Ihres Geistes zerdrücken zu lassen, von der Angst, die als Schmerz erfahren wird. Der Geist nimmt die Empfindung wahr und macht einen Notfall daraus. Und wie schlimm das auch immer sein mag – es ist ein Teil Ihres Lebens."

A.: „Aber wenn ich diese starken Schmerzen habe, will ich nicht mehr leben, ich will sterben."

S.: „Ihr Sterben unterscheidet sich nicht von Ihrem Leben. Das ist der Punkt. Genau jetzt. Und wenn Sie es zulassen, kommen Sie vielleicht an einen Punkt, an dem der Widerstand zu schmelzen beginnt und Sie in der Lage sein werden, Ihren schmerzenden Körper loszulassen. Um das für Sie leichter zu machen, kann es nützlich sein, weich zu werden. Weichwerden ist ein Schlüsselwort. Es hat fast magische Qualität. Weichwerden, so daß das, was Sie durchmachen, nicht zur Hölle auf Erden wird, sondern statt dessen ein entscheidender Moment des Schwindens Ihres Körpers wird.

Lassen Sie diesen Körper jetzt los. Die Tatsache, daß Sie sich selber töten möchten, versetzt Sie in eine einzigartige Position. Wenn es nichts mehr gibt, für das es sich zu leben lohnt, gibt es auch nichts zu verlieren.

Machen Sie alles, was auf Sie zukommt, zu einer Probe der Wahrheit.

Lassen Sie jetzt los. Ohne Tabletten. Ohne Suizid. Genau in diesem Moment. Warten Sie nicht auf den Tod. Öffnen Sie sich dem Tod, um sich dadurch dem Leben zu öffnen.

In gewissem Sinne können Sie das Sterben üben. Sie können Ihrem Körper erlauben, gleich jetzt zu sterben. Sie können Ihren Verstand loslassen und nur noch die Weichheit des Herzens fühlen.

Lassen Sie den Körper weich werden. Lassen Sie ihn schmelzen.

Es ist verständlich, daß es manchmal weh tut, wenn der Körper schwindet. Aber Sie sind nicht dieser Körper. Dieser Körper ist krank, aber das Wesen des Daseins ist nicht Krankheit. Das Bewußtsein, das diese Worte versteht, ist nicht krank. Das Bewußtsein, das die Schmerzen spürt, ist nicht krank. Es beobachtet die

Krankheit, und selbst wenn eine seit langer Zeit eingeschliffene Art von ‚falscher Identität' dazu neigt, sich mit dem kranken Körper und seinen Schmerzen zu identifizieren und sich vorzustellen, Sie seien krank – das, was Sie wirklich sind, ist nicht krank.

Wenn es Ihnen gelingt, weich zu werden und sich auch nur einen winzigen Millimeter weit von dem Schmerz wegzubewegen, so daß ein Raum entsteht, in dem der Schmerz schweben kann, wird Ihnen eine Art Seitenblick auf das Bewußtsein möglich sein, das all das erfährt. Denn das Bewußtsein des Schmerzes ist nicht der Schmerz, sondern etwas, das es schon gab, bevor Sie geboren wurden und das nach Ihrem Tod weiterexistieren wird. Es ist das Bewußtsein. Es ist das Unsterbliche.

Sogar mit solchen Schmerzen kann man in die Weite des Bewußtseins eintreten.

Ich weiß, daß das alles für Sie ziemlich befremdlich und vielleicht sogar unmöglich klingen muß, wenn man bedenkt, wie schlecht Sie sich fühlen, aber es gibt in Ihnen etwas, das jenseits von Krebs und Schmerzen liegt.

Wenn Sie schlafen, hat der Körper vielleicht immer noch Schmerzen, aber weil das Bewußtsein ihn in diesem Moment nicht berührt, spüren Sie keine Schmerzen."

A.: „Das ist wahr ... Ich habe keine Schmerzen, wenn ich wach werde."

S.: „Der Schmerz kommt erst, wenn Sie über Ihren Zustand nachdenken?"

A.: „Ja. Je länger ich wach bin, desto mehr scheint mein Körper hart wie Stein zu werden. Jeden Morgen, wenn ich wach werde, denke ich schon nach wenigen Minuten daran, wieviel einfacher es wäre, tot zu sein, das alles hinter sich zu haben."

S.: „Es ist, als ob die Empfindung immer schon da wäre, aber in dem Moment, wo Sie über sie nachzudenken beginnen, schließt sich die Faust des Widerstandes. Die Spannung um die Empfindung herum wird immer intensiver. Es ist, als ob man eine Faust um glühende Asche schlösse. Je fester man zugreift, desto mehr verbrennt man sich. Aber wenn man diese Hand irgendwie dazu bringen könnte, ihren Griff zu lockern, wenn man sie sich vorstellte, wie sie weicher wird, dann gäbe es nur noch einen Berührungspunkt mit der glühenden Asche. Es gäbe nur noch einen Punkt des Schmerzes; es würde nicht mehr ihr gesamtes Bewußtsein mit diesem Unwohlsein konfrontiert. Wenn Sie die Faust um die glühende Asche schließen, ist Ihr ganzes Leben Schmerz, nicht nur ein einzelner Aspekt ihrer Erfahrung.

Das Wachwerden und die Furcht vor der Situation bewirken, daß Sie sich anspannen, und diese Anspannung vergrößert Ihren Schmerz um ein Vielfaches.

Ich möchte Ihre Situation in keiner Weise beschönigen. Was ich sagen will, ist, daß die Situation nicht so ist, daß man mit ihr nicht mehr zurechtkommen kann. Ich sage nicht, daß Sie sich Ihre Schmerzen nur einbilden, sondern daß es in diesem Schmerz etwas gibt, mit dem sich vielleicht einfacher umgehen läßt als mit der Anspannung, die sich um den Schmerz herum aufbaut und ihn so sehr vergrößert, als mit dieser Angst, die die Empfindung des Schmerzes zur Hölle werden läßt. Da ist die Empfindung, und dann ist da das Zusammenschließen um die Empfindung, das sie intensiviert und aus ihr eine Not werden läßt. Fühlen Sie, wie Sie weicher werden? Wie fühlen sich Ihre Schmerzen jetzt an?"

A.: „Geringer. Oder vielleicht sind sie noch genauso stark, aber nicht mehr so sehr ein Problem. Sprechen Sie weiter."

Wir machten noch eine Zeitlang damit weiter, das nächste Stadium der meditativen Erforschung des Schmerzes zu praktizieren. Als das Weichwerden sich zu vertiefen schien, bemerkte ich, wie ihr Atem langsamer und weicher wurde, wie die Anspannung in ihrer Stimme sich verringerte. Nach ungefähr zwanzigminütiger Meditation, in der sie sich öffnete und das Wesen dieses Schmerzes erforschte, diesen Käfig, der so eng geworden war, daß sie an Selbstmord und „jeden nur möglichen Ausweg" gedacht hatte, sagte sie: „Ah. So ist es viel besser. Es fühlt sich sogar so an, als ob meine Lungen sich geweitet hätten. Ich habe schon so lange nicht mehr richtig durchgeatmet."

Wir redeten etwa eine Stunde miteinander und sprachen schließlich auch über das Thema Suizid. Wir sprachen darüber, wie „ungeschickt" es ist, sich einfach nur widerstrebend zu verhalten, selbst im Falle eines seit so langer Zeit eingeschliffenen Widerstandes gegen den Schmerz.

S.: „Ich kann nicht sagen, was gut und richtig für Sie oder für irgend jemand anderen ist. Aber ich glaube, wenn man einfach nur auf diesen Widerwillen reagiert, vergrößert man ihn nur. Wenn Sie den Körper verlassen, werden Sie sehen, daß Sie niemals in erster

Linie Ihr Körper waren und daß man in irgendeiner Weise diesen Widerstand, diese Hölle auf Erden kultiviert, indem man sein Herz gegen das Leben verschließt, immer wieder aus Schmerz und Furcht heraus. Wann werden wir endlich lernen, uns unserer Furcht und unserem Widerstand zu öffnen?

Es geht nicht darum, ob es irgendwelche moralischen Einwände gegen den Suizid gibt – er scheint nur wenig zweckmäßig zu sein. Jeder Augenblick, den Sie damit verbringen, sich zu öffnen, weich zu werden, läßt Jahre des angespannten Festhaltens wegschmelzen. Gerade in Momenten, in denen es unwahrscheinlich schwierig erscheint, weich zu werden und sich zu öffnen, ist die kleinste Lokkerung des Schmerzes, das winzigste Loslassen des Leidens, unglaublich wertvoll. Jeder Moment ist jetzt kostbar, obwohl er vielleicht schmerzhafter ist als alles, was Sie bisher erlebt haben.

Sie sind fast am Ende der Arbeit angelangt, die wir alle zu tun haben. Niemand kann sagen, wie sie am besten getan werden kann. Keine Beschuldigungen. Keine Verurteilungen. Aber jetzt scheint es, als ob es darum ginge, die Arbeit eines ganzen Lebens zu vervollständigen. Jeder Tag ist wertvoll. Nicht im Aushalten des Schmerzes und nicht im ‚Starksein', sondern im Offenwerden, im Lernen und im Weichwerden, selbst für den Bruchteil einer Sekunde, wird das Erlebnis, den Schmerz loszulassen, offenkundig. Es wird deutlich, wieviel es bedeutet, Körper und Geist freiwerden zu lassen, das Herz selbst für diese unmöglich erscheinende Situation zu öffnen."

A.: „Naja – jetzt im Moment ist der Schmerz nicht so schlimm, aber ich weiß, daß er wiederkommen wird, und wenn es soweit ist, möchte ich nur noch sterben. Kann ich Sie anrufen, ganz egal, was gerade mit mir los ist? Ich meine, kann ich dieses Weichwerden benutzen, um mir das Sterben zu erleichtern, kann ich um meinen Suizid herum weich werden?"

S.: „Ich höre aus Ihren Worten die angstvolle Erwartung heraus, die das Leiden so sehr intensiviert. Aber das Weichwerden, das Sich-Öffnen wird Ihnen helfen, ganz egal, was Sie tun. Und was auch immer Sie tun – wir sind bei Ihnen. Was auch immer Sie tun, seien Sie sicher, daß es nichts gibt, das unsere wahre Natur ausschließt, das Gott ausschließt. Alle Dinge schweben in einer Einheit. Sie können mit derselben Offenheit des Herzens, mit der Sie Leben schenken würden, den Tod eintreten lassen. Auch jemand, der sich selber tötet, kann das noch mit sehr viel Liebe und Vergebung für sich selbst tun. Es ist schwer, mit einem Körper in dieser Welt zu leben, und manchmal auch schwer, an das Weichwerden zu denken, wenn dieser Körper weh tut. Es geht nicht darum, sich selbst zu bemitleiden, sondern ein Mitgefühl zu empfinden, das die Dinge akzeptiert, wie sie sind. Je bewußter der Entscheidungsprozeß abläuft, desto bewußter ist sein Ergebnis.

Das Sterben hat viel mit dem Geborenwerden gemeinsam: Wir sind in der Gebärmutter lange Zeit gut und sicher aufgehoben, aber dann kommt die Zeit der Geburt, und wir können nicht länger darin bleiben, ganz gleich, wie wir uns das vorstellen, was nach der Geburt passiert. Wenn wir vom warmen Mutterkuchen abgestoßen werden, gelangen wir in die Wahrheit, die draußen auf uns wartet. Nach meiner Erfahrung und meinem Verständnis ist es so, daß, wenn der Körper von uns abfällt, das Bewußtsein sich von ihm trennt und daß es dann möglich ist, das Bewußtsein als die wahre Natur des Menschen zu erkennen. Wer Sie wirklich sind, wird wie ein großes Licht vor Ihnen erscheinen. In diesem Moment geht zugleich mit Ihrer wahren Natur auch eine große Zahl von Möglichkeiten vor Ihnen auf. Vielleicht entdecken Sie die Macht der Vergebung, den Wert, der darin liegt, den Weg des Herzens zu gehen. Vielleicht entdecken Sie die größte Offenheit für das Leben genau dann, wenn Sie gestorben sind.

Je mehr Sie sich diesem Prozeß öffnen können, desto leichter wird er ablaufen, ganz egal was passiert. Ich meine damit, daß, wenn Sie Ihren Körper jetzt loslassen können, Sie jetzt auch Ihre wahre Natur entdecken können. Daß Ihre Bereitschaft, sich selbst zu töten, Sie in besonderem Maße dazu befähigt, mit allem zu brechen, sich an nichts mehr festzuhalten. Sterben Sie ins Leben hinein. Lassen Sie Ihre Furcht sterben, so daß Sie in dem Moment, in dem Ihr Körper stirbt, ganz offen sein können für die Möglichkeiten, die sich danach bieten. In der Bhagavadgita heißt es: ‚Wenn du denkst, daß du tötest oder daß du getötet wirst, kennst du Mich nicht.' Das ist eine Manifestation Gottes, unserer wahren Natur, die besagt, daß niemand geboren wird und daß nichts stirbt.

Ähnlich wie der Glaube, geboren zu werden und zu sterben, eröffnet Suizid den Blick darauf, wie oft wir versucht haben, dem Leben zu entkommen. Ich will nicht sagen, daß ich in Ihrer Situation nicht dasselbe tun würde. Ich weiß es nicht. Ich schlage Ihnen nur vor, diese Tage zu nutzen, um Ihr Bewußtsein zu vertiefen und Ihr Herz zu öffnen, um weich zu werden und um unerledigte Dinge abzuschließen."

Wir beendeten unser Gespräch mit einem freundlichen „Auf Wiedersehen". Offensichtlich war sie noch dabei, sich über ihre Entscheidung wirklich klar zu werden. Mir blieb nur, ihr eine gute Reise durch das, was sie wählen würde, zu wünschen. Fünf Tage später rief sie wieder an: „Tja, ich lebe noch." Sie lachte.

S.: „Wie waren die letzten fünf Tage?"

A.: „Verschieden. Meine Schmerzen sind immer noch da, aber ich habe drei- oder viermal am Tag diese Meditation angewendet, und das scheint viel geholfen zu haben. Das Atmen geht etwas leichter; die Schmerzen sind etwas weniger schwer zu ertragen. Aber ich habe immer noch Angst vor dem, was kommen wird. Ich glaube, Sie haben recht: Mein größtes Problem ist nicht der Schmerz und nicht einmal die Beeinträchtigung beim Atmen, sondern die Angst vor dem, was als nächstes kommt."

S.: „Die Angst vor dem Unbekannten, der Wunsch, das, was sicher zu sein scheint, festzuhalten, selbst wenn es die Hölle bedeutet, hat uns schon immer eingegrenzt. Warum sollte das in bezug auf den Tod anders sein? Wir sterben so, wie wir leben. Es ist wahrscheinlich, daß Furcht auftreten wird. Was für eine Überraschung! Da ist sie wieder, die Angst. Aber man kann ihr begegnen, indem man weich wird und sie akzeptiert. Furchtlosigkeit ist nicht gleichzusetzen mit der Abwesenheit jeglicher Furcht. Furchtlosigkeit bedeutet, daß man der Furcht ihre unveränderte Macht zugesteht, ohne sich um sie herum zu verschließen. Es bedeutet, die Furcht zu erforschen. Offenzubleiben für die Furcht, ist wahre Furchtlosigkeit. Dann kann Furcht dasein, ohne daß man im mindesten verängstigt ist.

Wie lange sind Sie schon krank?"

A.: „Zwei Jahre."

S.: „Wenn Ihre Stimme schwankt, kommt das von der Angst oder von Ihren Gefühlen?"

A.: „Von meinen Gefühlen. Ich glaube, ich empfinde sowohl Angst als auch Wut. Wut darüber, daß Gott mich einfach in dieser Situation sein läßt. Bevor ich krank wurde, hat alles in meinem Leben so gut zueinander gepaßt. Alles war positiv. Schließlich dachte ich, daß mein Leben gut werden würde, und dann hat der Krebs zugeschlagen."

S.: „Natürlich sind Sie wütend. Das ist völlig normal. Auch in diesem Punkt gibt es keinen Grund für Verurteilungen oder dafür, sich mit Wut anzuspannen. Sie sollten sich lediglich bewußt darüber sein, wie sehr diese Wut und diese Angst zu Ihrem Schmerz und zu Ihrem Gefühl des Alleinseins beitragen. In gewisser Hinsicht können Sie sich zu Ihrer Wut und Ihrer Angst genauso verhalten wie zu Ihrem Schmerz. Sie öffnen sich ihnen, Sie erkennen sie an, Sie werden weich um sie herum. Sie lassen sie frei schweben, ohne sie zu ändern. Und Sie beginnen ein Bißchen von dem Raum zu spüren, in dem das alles passiert."

A.: „Ja. In den letzten paar Tagen gab es einige sehr überraschende Augenblicke. Augenblicke, in denen alles okay war, in denen ich solch einen Frieden in mir fühlte. Es gab Anspannung und Intensität, aber irgendwie war es okay. Ist so der Tod?"

S.: „Es kommt nicht darauf an, wie der Tod ‚wirklich ist'. Er wird Ihnen, wenn er eintritt, so begegnen, wie Sie ihn in diesem Augenblick sehen. Genauso ein Augenblick, wie wenn Sie morgens wach werden und die Angst noch nicht wieder ganz da ist, der Schmerz noch nicht wieder angefangen hat, genauso wie Sie verbunden sind mit dieser Offenheit, dieser Weite, die Sie jetzt schon erfahren können, die Ihnen selbst jetzt, in dieser bestürzenden Welt von Schmerz und Krebs, zugänglich ist. Wenn Sie jetzt auf Ihren Schmerz zurückgreifen – was ist dann Ihre Antwort auf das Unbekannte, das noch auf Sie zukommt? In gewissem Sinne glaube ich, daß der Tod nicht das ist, was passiert, wenn Sie Ihren Körper loslassen, sondern der Tod ist in Wirklichkeit die Art und Weise, in der man mit verschlossenem Herzen auf das Leben antwortet, in der man immer wieder von neuem dem Unerfreulichen Widerstand leistet. In diesem Sinne sind viele Menschen bereits lange, bevor sie ihren Körper verlassen, gestorben, während andere sozusagen den Tod überleben, bewußt und aufmerksam zu bleiben scheinen, während sie in ihr wahres Sein eingehen."

A.: „Es gibt Momente, in denen ich das verstanden habe. Manchmal, wenn ich wirklich weich werden kann, fühle ich mich lebendiger denn je. Es fühlt sich an, als ob ich schmelze. Nichts Hartes wie dieser Schmerz ist dann mehr da. Und das neue Medikament nützt auch etwas. Obwohl es mich manchmal müde macht, ‚spiele ich mit der Grenze', wie Sie es nannten. Und seltsamerweise fühle ich mich der Welt und meinen Kindern dabei näher."

S.: „Denken Sie immer noch daran, sich umzubringen?"

A.: „Ich weiß es nicht."

Wir unterhielten uns noch kurz und beendeten das Gespräch mit einer fünfzehnminütigen Meditation zum Weichwerden. Wir erforschten noch einmal den Schmerz, erlaubten dem Bewußtsein, sich rund um ihn herum zu öffnen, so daß es seine verborgene Natur zu enthüllen beginnt und es mehr Raum gibt, um eine angemessene Entscheidung zu treffen.

Im Laufe der nächsten drei Wochen sprachen wir alle zwei bis drei Tage miteinander. Ihre Fähigkeit, mit dem Schmerz zu arbeiten, war beeindruckend. Ihre Offenheit für das Leben vertiefte sich. Sie sagte mir, ihr Name sei Cynthia. Einige Tage vor unserem letzten Gespräch rief sie um vier Uhr morgens an, mit vom Schmerz gepreßter Stimme. Als wir miteinander meditierten, konnte ich ein weiteres Mal hören, wie ihr Atem leichter und tiefer wurde. Nachdem sie etwa vierzig Minuten lang nichts gesagt hatte und wir nur miteinander geübt hatten, den Schmerz loszulassen, sagte sie: „Danke. Jetzt ist es viel besser. Ich bin froh, daß ich lange genug am Leben geblieben bin, um diese Art des Loslassens zu erfahren."

Ungefähr eine Woche später rief ihre Tochter an, um zu sagen, daß Cynthia vor zwei Tagen eines natürlichen Todes gestorben sei, während sie ihre Hand gehalten habe. Ihre letzten Worte seien gewesen: „Ich liebe dich so sehr. Sei gut zu dir selbst."

Den Tod überwinden

Gail

Einige der Therapeuten und Patienten, mit denen wir regelmäßig zusammenarbeiten, sind inzwischen sehr damit vertraut, herauszufinden, was im jeweiligen Augenblick geschieht. Sie spüren die Notwendigkeit dazu sehr stark in sich, so daß man sagen könnte, sie haben eine Art „Vertrag zugunsten der Wahrheit" abgeschlossen – eine Verpflichtung, zum Herzen der Dinge vorzustoßen. Um dorthin zu gelangen, sind die meisten von ihnen bereit, bestehende und übliche soziale Gebräuche und Formalitäten außer acht zu lassen. Sie arbeiten daran, die Teile ihres Selbstbildes loszulassen, die einer unmittelbaren Erforschung dessen, was in einem Augenblick geschieht, nicht gewachsen sein könnten. Nicht, daß wir wüßten, was Wahrheit ist oder wie sie zum Ausdruck gebracht werden könnte. Tatsache ist, daß man die Wahrheit nicht *wissen*, sondern nur *sein* kann. Wir befinden uns miteinander in einer Art „Wahrheitsexperiment", zu dem gehört, daß Gefühle nicht versteckt, sondern offen gezeigt und untersucht werden. Auf diese Weise kann man die Blockaden, mit denen uns der Geist die intuitive Weisheit des Herzens verstellt, überschreiten.

Einen solchen „Vertrag" haben wir nur mit ganz wenigen unserer Patienten. Auch wenn diese Art von „Wahrhaftigkeit" die Basis unserer tiefsten Freundschaften bildet, gibt es in den meisten Menschen etwas, das vor der Außenwelt versteckt und beschützt sein will. Es gibt nur wenige Menschen, die bereit sind, diesen Teil ihrer selbst „für die Wahrheit sterben zu lassen", auch wenn das die Aufgabe zu sein scheint, die sich jedem Menschen stellt. Die vermeintlich schützenden Barrieren des Geistes bewirken vielfach nur, daß man in seine Ängste eingeschlossen bleibt und sich von anderen Menschen isoliert fühlt. Sich der Wahrheit anzuvertrauen, ist für jeden Menschen die schwerste Aufgabe, die er zu bewältigen hat.

Gail ist eine von denen, mit denen wir diese Art Abkommen geschlossen haben. Sie ist Krankenschwester, und wir lernten sie kennen, als wir vor einigen Monaten in dem Krankenhaus, in dem sie arbeitet, Seminare abhielten. Vor kurzem rief Gail uns an und erzählte, daß einer ihrer Berater, von dem sie viel gelernt hatte, Krebs habe und im Sterben liege. Für sie sei das eine sehr schwierige Situation. Viele Menschen aus seiner Umgebung würden ihn dazu anhalten, am Leben festzuhalten, wo es für ihn doch „fast nichts mehr gebe, woran festzuhalten sich lohnen würde". Sie war völlig durcheinander.

G.: „Dieser Mensch war noch vor einigen Jahren so ein Lichtblick für mich. Und jetzt bin ich sprachlos darüber, wie er stirbt und gleichzeitig alle zu ihm sagen, daß er sich ans Leben klammern soll. Seine Freunde und die Ärzte geben die Hoffnung nicht auf, und sie stellen eine üble Prozedur nach der anderen mit ihm an. Und alles wird immer schlimmer, und sie machen ihm immer wieder Hoffnung. Für was denn noch? Ich glaube, ich bin wütend auf die Ärzte. Ich ärgere mich über diese Einstellung: Laßt uns jeden neuen schlimmen Tag feiern. Und er glaubt wirklich daran."

S.: „Ob er daran glaubt oder nicht, muß jeder, der Krebs hat, selbst entscheiden. Es ist der Tod deines ehemaligen Beraters. Er muß selbst entscheiden. Könnte es sein, daß du ihm vielleicht auch zeigen willst, daß du eine gute Schülerin warst? Vielleicht suchst du irgendwie seine Zustimmung."

G.: „Ich glaube, daß ich nicht will, daß er sich so ans Leben klammert, ich möchte, daß er es in Frieden losläßt."

S.: „Na gut, und warum fängst du dann nicht an, selbst genau das zu tun, was du von ihm verlangst? Ich höre auch bei dir nicht, daß du losläßt oder friedlich mit der Situation umgehst. Woher sollte er also ein Vorbild für das nehmen, was du von ihm willst? Wie willst du Liebe ausdrücken, wenn du von Wut und Frustration erfüllt bist? Solange du von deiner Frustration derart blockiert wirst, kann kein Mitgefühl in dir aufkommen. Es liegt eine gewisse Ironie darin, daß du vielleicht in deiner ablehnenden Haltung einem Leben gegenüber, das nicht so ist, wie du es dir vorstellst, selbst ein Festhalten am Leben vermittelst. Vielleicht erzeugt deine Wut über die medizinischen Ideale anderer Leute und ihren Mangel an Sensibilität nur noch mehr Aufregung im Krankenzimmer. Wenn in dir selbst Krieg herrscht, wie soll dann um dich herum Frieden möglich sein?"

G.: „Ich will ja nur alles richtig machen."

S.: „Ich weiß nicht, ob du das kannst. Alles, was du tun kannst, ist, dich deinem Bedürfnis nach Frieden zu öffnen und es anzuerkennen, so daß dein Herz sich nicht jedesmal zusammenzieht, wenn dieses Bedürfnis in dir aufsteigt. Dein Lehrer muß das, was in ihm ist, selbst entdecken und anerkennen. Es ist ein Bißchen so wie in den Textstellen aus dem *I Ging*, dem chinesischen Buch der Wandlungen, mit denen du letztes Jahr gearbeitet hast. Erinnere dich an das Kapitel mit der Überschrift ‚Die Armee'. Darin steht, daß man seinen Feind niemals besiegen wird, solange man sich nicht selbst von dem befreit hat, was man am anderen verachtet. Jetzt geht es darum, daß du bestimmte Dinge in dir in Frieden sterben läßt. Nur dann kann dein Freund sein Leben so aufgeben, wie er es will. Versuche nicht, ihn deinen Tod sterben zu lassen."

Gail reagierte mit einem „Ja, aber ..." Immer wieder von neuem versuchte sie, die Realität so umzubiegen, daß sie ihrer Vorstellung entsprach. Und jeder weitere Versuch, sich dem Ablauf der Dinge entgegenzustellen, veranlaßte sie dazu, sich noch weiter in ihre Idealvorstellung davon, „wie man es besser machen könnte", zurückzuziehen. Auf diese Weise verschloß sie sich immer stärker davor, den jeweiligen Augenblick zu sehen. Es war offensichtlich, daß sie eine sehr klare Vorstellung von einem „würdevollen Tod" hatte. Wir sprachen darüber, daß die eigentliche Bedeutung von „Würde" sei, andere Menschen so sein zu lassen, wie sie eben sind. Einem Menschen zu ermöglichen, in Würde zu sterben, heißt auch, zuzulassen, daß er den Tod leugnet. Die einzige Arbeit, die Gail im Krankenzimmer ihres Freundes tun konnte, war die Arbeit an sich selber. Sie mußte ihre Ideale aufgeben, um fähig zu werden, die Dinge so zu nehmen, wie sie kommen würden, in einer behutsamen und mitfühlenden Weise.

G.: „Es ist einfach alles so unfair. Ich meine, manche Menschen haben so viel mehr auszuhalten als andere. Nichts in dieser Welt ist gerecht verteilt."

S.: „Ich weiß auch nicht, warum das so ist, aber für mich sieht es eher so aus, als würden manchen Menschen intensivere Erfahrungen zuteil als anderen. Es würde vielleicht kein Leiden geben, wenn es nichts daraus zu lernen gäbe. Selbst ein Aussätziger, der aus der menschlichen Gemeinschaft ausgestoßen ist, kann in seinem Geist den Himmel auf Erden erleben. Leiden ist immer nur da, wo man sich verzweifelt an die Welt klammert oder sich enttäuscht von ihr zurückzieht. Wenn man etwas einfach nur ganz ruhig sein läßt, kann sich nichts um dieses Ereignis herum verschließen, und dann gibt es auch kein Leiden. Ich habe gesehen, wie manche Menschen sich aus Situationen, die allgemein als tragisch gelten, innerlich weiterentwickelt haben. Sie waren hinterher liebevoller, stärker als bisher präsent. Das ‚Tal der Tränen', wie ein Dichter es einmal genannt hat, ist wohl die Realität, anhand derer wir Mitgefühl erlernen. Im Himmel könnten wir das vielleicht nicht lernen. Ich versuche hier nichts zu rationalisieren. Ich habe nur die Erfahrung gemacht, daß manche Menschen sich aus intensivem Leiden heraus geöffnet haben. Ich weiß auch nicht, warum einige an der Grenze ihrer Leidensfähigkeit einen Durchbruch erleben, während andere sich eher zurückentwickeln. Manche Menschen lernen aus der Furcht die Furchtlosigkeit, aus der Wut die Kraft von Liebe und Zuneigung. Aus ihrem Selbsthaß heraus erkennen sie, wie gnadenlos man mit sich selbst umgeht. Die Frage nach dem ‚Warum' schränkt uns ein. Die Fragen ‚Was passiert gerade?' und ‚Wem passiert es?' eröffnen Freiräume. ‚Was empfinde ich? Was ist das für eine Erfahrung? Wer macht diese Erfahrung?' – solche Fragen können Einsicht vermitteln. Mit ihrer Hilfe kann man die wahre Natur des Schmerzes erkennen und einen Zugang zum einfachen Dasein finden, der uns durch unser schmerzhaftes Festhalten normalerweise verschlossen ist."

G.: „Aber wie kann ich helfen?"

S.: „Es reicht, wenn du einfach nur du selbst bist. Solange du ständig das Gefühl hast, noch nicht genug zu tun, noch mehr geben zu müssen, wirst du niemals über dein kleines Selbst hinausgelangen. Du wirst niemals erfahren, daß es etwas gibt, das frei von Furcht ist, weil es nichts zu beschützen hat und nichts darstellen muß. Dieses ‚Etwas' ist grenzenlos und allgegenwärtig. Du willst immer noch aus deinem Geist, aus deiner Persönlichkeit heraus etwas tun. Du hältst noch an der alten Vorstellung fest, jemand sein zu müssen, der die Dinge unter Kontrolle hat.

Solange du möchtest, daß dein früherer Lehrer ein anderer wird, als er ist, wirst du auch mit dir selber unzufrieden sein. Die Distanz, die du zu ihm einnimmst, nimmst du auch zu dir selbst ein. Versuche nicht ständig, genug zu tun. Sei einfach da. Finde heraus, wer du selber wirklich bist, damit du erkennen kannst, wer der andere wirklich ist. Genug zu tun, heißt nicht, daß man fähig ist, die

Dinge zu verändern, sondern es heißt, sich der vollständigen Präsenz zu öffnen. Manchmal wird man sich dieser Vollständigkeit mit einem Schlag bewußt: ‚Er hat es momentan so schwer, aber gleichzeitig hat ihm das Leben nie so viel bedeutet wie jetzt ...' Das hört sich alles sehr widersinnig an. Versuche einfach, in einen Bereich jenseits deines Verstandes zu gelangen. Versuche zum Herz der Dinge vorzudringen."

G.: „Ich empfinde alles, was du sagst, als Herausforderung. Es ist, als würdest du mir einen Ball zuschießen, und ich müßte versuchen, ihn wieder von meiner Hälfte des Spielfeldes wegzubekommen. Ich überlege stark, wie ich dich widerlegen könnte. Und je angestrengter ich darüber nachdenke, desto mieser fühle ich mich. Irgendwie weiß ich, daß du recht hast. Aber in meiner Wut und Frustration will ich, daß du unrecht hast. Ich will, daß wir in der Lage sind, zu helfen."

S.: „Ich sage ja gar nicht, daß du nicht helfen kannst. Ich sage nur, daß Helfen nicht bedeutet, etwas zu verändern. Helfen bedeutet, zu tun, was du tun mußt, ohne dabei klare Resultate zu erwarten. Helfen heißt, einfach verfügbar zu sein. Dein ehemaliger Lehrer ist von Leuten umgeben, die ihm sagen, daß er nicht sterben dürfe. Du könntest Frieden in diese Situation bringen. Schaffe Platz in deinem Herzen, damit er sterben kann. Solange du darauf bestehst, daß er so zu sterben hat, wie du es dir vorstellst, bist du auch nur einer von denen, die sich auf etwas versteifen. Durch dich wird die Situation noch angespannter. Du erzeugst noch mehr Angst in einem Menschen, der im Begriff ist, sein körperliches Dasein zu beenden, und der darauf angewiesen ist, sich diesem Prozeß des Loslassens einfach anzuvertrauen."

G.: „Ich höre dir zu, widerstrebend zwar, aber ich höre zu. Natürlich will ich nicht, daß er dieselbe Frustration verspürt wie ich jetzt gerade, aber ich kann mich nur schwer von dem Gedanken trennen, daß es besser wäre, wenn die Leute ihn in Ruhe sterben ließen. Aber du hast recht, wenn du sagst, daß ich ihn auch nicht in Ruhe lasse."

S.: „Es ist wie bei Mutter Teresa, wenn sie irgendeinen Sterbenden in Kalkutta von der Straße aufliest, der dort tagelang gelegen hat. In dem Moment, wo sie ihn auf eine Bahre legt, bleibt seine Haut am Pflaster kleben und schält sich ab. Sie sagt, daß sie in solchen Menschen ‚Jesus in seinem Leiden wiederkennt'. Wenn es dir gelingt, in deinem Lehrer und deinen Kollegen und sogar in dir selbst ‚das Leiden Jesu wiederzuerkennen', dann wird dir das Leben nicht länger wie ein Kampf vorkommen, sondern wie eine behutsame Lehre in deinem Inneren. Du wirst merken, daß du dich deinem eigenen Tod anders als bisher öffnen kannst und daß dies jeden Augenblick deines Lebens beeinflußt. Die Welt und die Wirklichkeit sind letztlich nichts anderes als die Wahrheit in ihrem Leiden. Das Leben ist keine Not, auch wenn es oft schmerzhaft ist, weil wir es anders haben möchten, als es ist. Diese Erfahrung deiner Hilflosigkeit mag dir sehr zu Herzen gehen, aber vielleicht kannst du aus ihr auch etwas völlig Neues über dich selbst erfahren."

G.: „Während du so redest, höre ich mich, wie ich vorhin darüber gesprochen habe, wie jeder sich dem Tod meines Lehrers entgegenstellt, und mir wird klar, daß ich mich auch nur dagegen aufgelehnt habe. Ich versuche, diesen Tod für mich akzeptabel zu machen."

Eine Woche später rief Gail wieder an: „Ich glaube, daß ich jetzt zumindest mit meinem Lehrer klarkomme. Vielleicht bringe ich es fertig, ihn einfach ‚sterben zu lassen'. Und komischerweise scheint er auch mit mir besser klarzukommen, seit ich mich nicht mehr so sehr damit beschäftige, was er oder andere Leute tun sollten."

S.: „Kann schon sein."

G.: „Es ist immer noch verdammt schwer, denn manchmal denke ich immer noch daran, wie alles sein sollte. Aber inzwischen kann ich auch mehr daran denken, was ich aus alldem lernen kann. Und mir wird klar, wie sehr ich immer wollte, daß alles so läuft, wie ich es mir vorstelle, nicht nur mit ihm, sondern mit jedem anderen Menschen, den ich bisher getroffen habe. In einem Seminar hast du mal gesagt, daß jemanden zu lieben heißt, ihn einfach sein zu lassen, wie er ist, und vielleicht ist es das, was ich aus dieser Situation lernen muß. Ihn sein zu lassen, wie er ist, mich sein zu lassen, wie ich bin. Mir hat mal jemand gesagt, daß jetzt Schluß sei mit dem Sollen. Das gilt auch für mich."

S.: „Ja. Genug ist genug. Jetzt geht es darum, daß du lernst, barmherzig zu sein, und daß du aufhörst, ständig zu urteilen, und einfach nur noch im Augenblick lebst. Wann hat diese Veränderung bei dir angefangen? Wann hast du bemerkt, daß du die Dinge einfach so sein lassen kannst, wie sie sind?"

G.: „Das hat vor ein paar Tagen angefangen. Während ich immer wieder in sein Krankenzimmer hineinging und aus ihm herausging, bemerkte ich, wie ich in Gedanken immer wieder sagte: ‚Dein Wille geschehe, nicht meiner.' Jedesmal, wenn ich das Zimmer betrat, verspürte ich wieder dieses alte Verlangen, und das habe ich dann einfach an der Tür zurückgelassen. Und jedesmal, wenn ich das Zimmer wieder verließ und mich dabei ertappte, wie ich wieder damit anfing, die Situation zu analysieren, habe ich diesen alten Drang nach Kontrolle einfach fallengelassen – ‚Dein Wille geschehe, nicht meiner'. Ich glaube, ich lerne gerade, was Ergebung ist. Ich habe den Eindruck, mein Vater hat mir eingeimpft, daß Ergebung eine Art von Schwäche sei, eine Art Aufgeben. Aber jetzt sehe ich, welche Art von Stärke man dazu braucht, wieviel Mut es erfordert, den ‚teuflischen inneren Dialog' aufzugeben und sich einfach der Liebe zu öffnen, die man für andere empfindet. Ich fange sogar an, mich um diese überarbeiteten Ärzte und Krankenschwestern zu sorgen, über die ich mich anfangs so geärgert hatte. Vielleicht ist es ja so, daß ich, indem ich mich selbst entdecke, auch die anderen erst entdecke. Die Dinge sind immer noch nicht so, wie ich es gerne hätte, aber ich weiß jetzt zu schätzen, was ich aus den Dingen, wie sie sind, lernen kann."

S.: „Man sagt, als Platon starb, sei er in eine Art Koma gefallen und dann wieder daraus erwacht, und alle seine Schüler um ihn herum hätten ihn gefragt, was die letzte Lehre vor seinem Tode sei. Und er habe gesagt: ‚Zu sterben.' Es sieht ganz so aus, daß auch du das jetzt lernen würdest: dich dem nächsten unbekannten Augenblick liebevoll und bewußt zu öffnen. Du lernst gerade, die Barrieren des Geistes zugunsten des Lebens in dir sterben zu lassen. Das ist nicht leicht, aber sehr ergiebig. Ihr beide, dein Lehrer und du, lernt zu sterben. Was hättest du mehr für deinen Lehrer tun können, als ihm ein Beispiel dafür zu geben? Während eines Seminars fragte mal jemand: ‚Was ist der Tod?' Und ich antwortete: ‚Der Tod ist der Raum zwischen den Gedanken.' Das kann Verschiedenes heißen, aber in gewisser Hinsicht übst du gerade, in diesen Raum zwischen den Gedanken zu gelangen. Du übst dieses Nicht-Wissen ein, das allem erlaubt, zu kommen und zu gehen, ohne es in irgendeiner Weise zu beurteilen und ohne Angst zu haben. Gestehe dir auch weiterhin zu, aus dem Geist heraus zu sterben. Versuche nicht einmal zu verstehen, was vor sich geht; laß das Verstehen von selbst kommen. Versuche einfach, die Erfülltheit des Augenblicks wahrzunehmen, mit deiner Liebe zu deinem Lehrer und deiner Sorge um sein Wohlbefinden."

G.: „Es scheint, als ob wir uns während dieser letzten Woche, in der ich sein Zimmer mit diesem ‚Dein Wille geschehe, nicht meiner' betreten habe, besser verstanden hätten. Er kommt mir weniger rastlos vor, er scheint besser über seine Situation sprechen zu können. Er scheint mit allem ganz einverstanden zu sein. Wenn es nötig sein sollte, rufe ich noch mal an. Danke, daß ihr mir einen Schubs gegeben habt."

Gail rief erst einige Wochen später wieder an und erzählte, daß ihr Lehrer friedlich gestorben war. Sie sagte, in den vergangenen Wochen sei ihr klargeworden, daß er selbst gar nicht unbedingt an all die medizinischen Maßnahmen, die man mit ihm unternommen hatte, geglaubt hatte. Er hatte nur offen für die anderen sein wollen, er hatte sie nicht wegstoßen wollen, und er hatte nicht versucht, sie zu ändern. Bei alledem hatte er die Arbeit, die er selbst zu tun hatte, getan. Er hatte nur nicht darüber gesprochen. Sie sagte: „Ich glaube, das Problem lag ganz allein bei mir, und ich glaube, für einen Moment habe ich in seinem Leiden Jesus wiedererkannt. Und an dem Tag, als er starb, habe ich in der Bibel gelesen, was Jesus zu dem Verbrecher sagte, der neben ihm am Kreuz hing: ‚Fürchte dich nicht, denn noch heute wirst du mit mir am Tisch meines Vaters speisen.' Ted starb um viertel nach zwei nachmittags, und am Abend dieses Tages hatte ich mich gerade hingesetzt, um allein etwas zu essen, als ich wieder an ihn dachte und einen zweiten Teller auf den Tisch stellte. Und plötzlich wußte ich, daß die ganze Welt ‚der Tisch meines Vaters' ist. Und ich wußte auch, daß mir das, was ich gelernt hatte, für immer bleibt, solange ich darauf hören kann. Vielleicht lerne ich ja auch einfach nur Tischmanieren. Tischmanieren zu haben bedeutet, in allem nach Gott zu suchen und einfach mit dem Herzen zu hören."

Sich ergeben lernen

Lobellia

Schon seit einigen Jahren arbeiten wir mit alten Menschen zwischen siebzig und achtzig Jahren zusammen, die wissen, daß sie sterben müssen. Einige von ihnen nahmen ihren Tod in dem Gefühl der Vollendung entgegen. Der Weg, der sie zum Tode führte, war für sie ohne Hindernisse, war von Augenblicken der Leichtigkeit und Beschwingtheit geprägt. Bei ihnen schien es, als hätten all die gelebten Jahre den Tod nicht so sehr zu einem Feind oder einem „Störenfried" gemacht als vielmehr zu einem alten Freund, dessen Besuch schon längst fällig war. Die meisten hatten viele, wenn nicht sogar alle, ihrer besten Freunde sterben sehen. Sie kannten den Tod, dennoch blieb er mit unbestimmten Ängsten verbunden, die sich der Geist so viele Jahre lang antrainiert hatte. Viele der alten Menschen, die zu uns kamen, um „mehr über den Tod zu erfahren", schienen Frieden mit ihm geschlossen zu haben, so daß sie das Schattenland, das sie endlich zum Licht führen sollte, mit Würde betraten.

Aber natürlich ging es nicht allen Menschen so, mit denen wir zusammenarbeiteten. Von den Menschen, die uns begegneten, waren es oft die Ältesten, die ihren bevorstehenden Tod am heftigsten „leugneten". Offenkundig hinterläßt ein langes Leben bei vielen Männern und Frauen nur noch stärkere Reuegefühle und tiefere Spuren von Dingen, die nicht zu Ende gebracht worden waren.

Eine dieser Frauen, die uns von ihrem Arzt vorgestellt wurde, war Lobellia, eine ehemalige Alkoholikerin, die sich in ihren 25 Jahren bei den „Anonymen Alkoholikern" Gott zugewandt hatte. Lungenkrebs hatte sie „heimgesucht", wie sie es auszudrücken pflegte. Sie kam nur schwer damit zurecht. Während ihrer Arbeit bei den „Anonymen Alkoholikern", wo sie bei vielen als eine „gute Ratgeberin" galt und die sie vollkommen erfüllte, rückte das Ende ihres Lebens näher, ohne daß sie das Gefühl hatte, wirklich mit allem abgeschlossen zu haben. Wo viele den Eindruck hatten, sie sei äußerst beherrscht, war ihr Leben tatsächlich ein Chaos ungelöster Fragen. Die Beziehung zu ihren beiden erwachsenen Töchtern war bezeichnend für die Dringlichkeit dieser Probleme. Eine der beiden Töchter war verheiratet, ein „wirklich nettes Mädchen", denn sie erfüllte Lobellias Vorstellung davon, wie eine Tochter sein müsse. Die andere Tochter, eine Künstlerin – sie lebte in einer kalifornischen Kommune –, war nicht „nach meinem Geschmack, eine verfluchte Rebellin"; außerdem redete sie geradeheraus, was Lobellia verärgerte, wenn sie ihren eigenen Kopf nicht durchsetzen konnte. „Sie will einfach nicht hören."

Obwohl sie schon fünf Jahre krank war, hatte sie sich sehr wenig dafür geöffnet. Sie meinte, „der Krebs hat mich überfallen". Und nun sah sie sich dem Tod völlig hilflos gegenüber. Während unserer Gespräche in den folgenden Monaten merkten wir schnell, daß Lobellias Beziehung zu Gott mehr Sache ihres Verstandes als ihres Herzens war. Sie kannte die richtigen Worte. Sie war sehr belesen, denn sie wollte den vielen jungen Menschen, denen sie einen Rat gab, „eine perfekte Lehrerin" sein. „Aber von Zeit zu Zeit ist mein Leben ein ziemlicher Wirrwarr."

S.: „Nun, ein Perfektionist zu sein, heißt auch, immer wieder enttäuscht zu werden, das Vollkommene immer wieder aufs neue woanders zu suchen, ständig zu leiden. Nicht zu vergessen, daß ein Perfektionist nur selten die Vollkommenheit der Dinge sehen kann."

Lobellia kam oft ins Krankenhaus, wenn wir unsere Gespräche dort hatten. Sprachen wir dann später mit ihr, so fiel uns auf, daß sie häufig zitierte, was wir gesagt hatten, ohne daß sie es richtig verstanden hatte. Weil sie von so vielen Menschen für die zahlreichen Jahre ihres Beistands und ihrer Warmherzigkeit über alles geliebt wurde, war sie ständig von vielen Leuten umringt, die „sich zu ihren Füßen niederzulassen wünschten, um die letzten weisen Worte dieser großen Frau zu empfangen". Aber was sie verkündete, war eher eine Ansammlung von Dingen, die ihr Geist bei seiner Suche nach Erkenntnis aufgeschnappt hatte, als der wahre Wille, das lange in ihr aufgestaute Leid zu durchdringen und ihre Position als Belehrende aufzugeben, um sich dem Leben des jeweiligen Augenblicks zu öffnen. Dieses „Strickmuster" führte zu einer Art „Doppelleben". Sie hing so sehr an einem Bild von sich selbst, das sie zu verlieren glaubte, wenn sie sterben würde, daß sie sich vor dem Tod fürchtete. So warf sie die Möglichkeit der Freiheit weg, indem sie ihr Verhalten und ihren Selbstschutz weiter verstärkte, was das Leben noch schwerer und den Tod noch erschreckender machte.

Obwohl sie wegen ihrer Krankheit alle paar Minuten einen Schluck Wasser trinken mußte, und ihr Emphysem ihr kaum Luft zum Atmen ließ, genehmigte sie sich ab und zu heimlich eine Zigarette, wobei sie aber niemand sehen durfte. So ließ sie das Leben nicht in sich hinein und hielt den Tod von sich weg. Die letzten Jahre hatte sie eine Art Schattendasein geführt. Autark, aber abgeschnitten von der Welt, schaltete sie den Fernseher aus, wenn Leute das Haus betraten, fächelte den Zigarettenrauch aus der Luft, „aß hinter ihrem Rücken Fleisch", versteckte Aschenbecher. War sie unruhig oder niedergeschlagen, erzählte sie den Leuten einfach, sie „habe zu tun", anstatt ihre Gefühle mitzuteilen. Daher hatte sie kaum Reserven, als sie mehr und mehr Kontrolle über ihre Welt, über ihr ganzes Leben verlor.

Einige Monate nachdem wir uns zum erstenmal begegnet waren, besuchten wir sie. Wir fanden sie von vielen jungen „Schülern" umringt. Sie dozierte über den „friedlichen Prozeß des Sterbens". Ihre Stimme klang dramatisch, als sie sagte: „Ich habe beschlossen, mich nicht mehr zu plagen. Essen ist eine große Qual für mich, also werde ich damit aufhören. Ich werde auf den Tod warten."

Später, in der Küche, sprach sie mich an: „Ich habe darüber nachgedacht, daß ich mich von der Person, für die ich mich immer gehalten habe, verabschieden muß." Darauf antwortete ich nur: „Das klingt nicht übel, Lobellia, aber es klingt wie Ihr murrender Verstand, nicht wie Ihr singendes Herz." Ich konnte so direkt sein, weil wir inzwischen einen „Vertrag" geschlossen hatten: Wir sollten sie immer wieder ermutigen, ihre Motive noch genauer zu hinterfragen, so daß sie schließlich aus tiefem Herzen kämen, unverfälscht vom Verstand und seinem Festhalten an einem bestimmten Selbstbild. Wann immer sie sich in sich selbst zurückzog, anstatt unserem Rat zu folgen und sich zu öffnen, machten wir sie darauf aufmerksam.

Es verging eine Woche, bevor wir wieder von Lobellia hörten, wir dachten schon, sie sei gestorben. Aber schon bald erzählte uns einer ihrer irritierten Schüler: „Sie ist in Panik geraten; sie besteht auf einer Magensonde und künstlicher Ernährung. Sie hat sich also doch entschlossen, am Leben erhalten zu werden. Beinahe ist sie uns jetzt noch lieber geworden, weil sie ‚Mensch' genug ist, wie wir alle auch, dem Tod entgehen zu wollen." Aber Lobellia erkannte nicht, daß „Menschsein" ein Teil der Wahrheit ist, den man akzeptieren und lieben kann; statt dessen bemühte sie sich krampfhaft um eine rationale Erklärung für ihre Handlung. „Ich habe meine Aufgaben hier noch nicht richtig vollendet. Ich brauche noch ein wenig mehr Zeit." Kurz danach wollten einige ihrer Schüler und Freunde einen „Heilkreis" bilden, um ihre Schmerzen zu lindern, aber als sie gebeten wurde, mitzumachen, zuckte sie nur die Achseln. Einige sahen darin die „Harmonie mit dem Tod", aber in Wirklichkeit weigerte sich Lobellia, Hilfe anzunehmen, anstatt wie sonst selbst zu helfen. Sie wehrte sich dagegen, verletzlich zu sein, aber letzten Endes entfernte sie sich so nur noch weiter vom Leben.

Damals sprachen wir oft über die Macht des Loslassens, über die Fähigkeit, sich dem Augenblick zu öffnen und sich vor der Wahrheit zu entblößen. „Wie können Sie als ganzer Mensch sterben, Lobellia, wenn Sie ein Leben voller Widersprüche geführt haben? Ein Leben voll betrügerischen Selbstschutzes und scheinbarer Gelassenheit. Ich kann Ihnen verraten, daß die meisten Menschen, denen ich begegnet bin und die behaupten, sie seien raus aus dem ganzen Elend, in Wirklichkeit knietief drinstecken. Vielleicht sollten Sie von Zeit zu Zeit mit den Zehen wackeln, um den Boden zu testen, auf den Sie Ihre Erscheinung in dieser Welt gründen."

Darauf antwortete sie: „Tatsächlich, Stephen, Sie haben gar nicht so unrecht." Ihre Erwiderung war nichts als ein weiteres Wegwischen der Chancen größerer Freiheit, eine Antwort der Engherzigkeit gegen sich selbst und den Rest der Welt. Sie schwankte zwischen Verleugnung und Selbsthaß. Zuweilen war sie so stark mit sich selbst beschäftigt, daß sie nicht mehr fähig war, anderen zuzuhören, schon gar nicht dem leisen Flüstern ihres Herzens. Wenn sie offen dafür war, dann erforschten wir gemeinsam ihre Schuldgefühle und einen Weg, sich selbst zu verzeihen, um die „Verbitterung, die ich manchmal fühle", zu erweichen. Aber sie hatte ihre ganz besonderen Momente. Es gab Zeiten, in denen Lobellia ein „Abbild der Abgeklärtheit" war. Aber weil sie so wenige Vorkehrungen getroffen hatte, in ihrem Herzen zu wohnen, währten diese Momente nie lange, und sie wurden häufig von Zeiten der Unzufriedenheit und von einem extremen Lebensüberdruß abgelöst. Zuweilen hatte sie Visionen von sich als Jesus am Kreuz. Wenn dieses Bild in ihr aufstieg, fragte ich sie: „Lobellia, reicht es nicht, das heilige Herz zu sein? Müssen Sie der ganze an das Kreuz genagelte Körper sein? Müssen diese absolute Kontrolle und diese Allwissenheit wirklich zwischen Sie und Ihren Tod/Ihr Leben treten? Wäre Liebe nicht der leichtere Weg? Wäre nicht das Verzeihen, das ureigenste Wesen Jesu am Kreuz, der lichtere Pfad?"

Wenn wir darüber sprachen, wie „alte Gewohnheiten binden", so sagte sie einfach: „Hm ... Ich verstehe, was Sie meinen ..." Aber es war eindeutig, daß sie nicht verstanden hatte. Und wieder einmal war es auch für uns an der Zeit, dem eigenen Rat zu folgen und wachsam zu sein gegenüber einem Verlangen, „Weisheit erzwingen zu wollen", wo nicht darum gebeten wurde. Uns war klar, daß unsere Aufgabe darin bestand, die Wege des Herzens zu unterstützen, und Lobellia als die zu lieben, die sie war, ihr gegenüber so offen zu sein, wie sie es selbst nicht sein konnte.

Ungefähr ein Jahr nachdem wir uns kennengelernt hatten, kam Lobellia eines Tages vorbei; sie strahlte eine viel sanftere Wesensart aus als gewöhnlich. Es war der vierzigste Todestag ihrer Mutter. Eine weitere Patientin in den Siebzigern, die sich ebenfalls mit Krebs auseinanderzusetzen hatte, besuchte uns an jenem Tag. Wir stellten die beiden einander vor, weil wir uns dachten, sie hätten viel zu bereden und könnten sich gegenseitig beistehen. Aber es zeigte sich, daß sie Angst voreinander hatten, weil jede die andere nur als Sterbende wahrnahm, sich selbst dagegen als jemanden, der irgendwann einmal geheilt werden würde. Keine von beiden trug sich „mit der Absicht zu sterben", gleichzeitig fanden sie sich einander doch zu schonungslos gespiegelt. Tatsächlich biß Lobellia nur trotzig die Zähne zusammen, als sie einige Monate später erfuhr, daß die Frau, die wir ihr vorgestellt hatten, inzwischen gestorben war. Bevor sie uns an jenem Nachmittag verließ, erzählte Lobellia uns von einem Brief der besten Freundin ihrer Mutter, auf den sie gestoßen war. Er war vor vierzig Jahren geschrieben worden, als ihre Mutter im Sterben lag, und nun wollte sie ihn mit uns und allen, denen er eine Hilfe sein könnte, teilen, weil er ihr soviel bedeutete, als sie ihn zum zweitenmal gelesen hatte.

Während das Geschwür ihren Körper langsam immer weiter verfallen ließ, zeigte sich zuweilen eine Art Verletzlichkeit an ihr, die es zuließ, den Problemen mit ihren beiden Töchter auf den Grund zu gehen. Eines Abends rief sie an: „Wie machen Sie das bloß? Wie kommt es, daß Sie alles fließen lassen können? Ich begreife es, ich kann es anderen sogar erklären, aber dann, aber dann, aber dann ..."

S.: „Sie müssen das Leben zunächst zulassen, bevor Sie es loslassen können. Um es fließen lassen zu können, müssen Sie erst eins mit ihm werden. Versuchen Sie konsequent, aber sanft loszulassen, während Sie meditieren. Es gibt kein Vor oder Zurück, Sie können Ihre Hand weder ausstrecken noch wegziehen, sich weder verstellen noch weit weg wünschen. Wirklich zählt nur, die alten Abhängigkeiten zu erkennen, aus denen der Geist sich seine Welt zusammensetzt, anstatt die Welt in ihrer Eigenart anzunehmen und zu lieben. Es geht um nichts weiter, als den Augenblick so zu nehmen, wie er ist. Es ist unmöglich, Dinge aufzugeben, die man nicht vollkommen akzeptiert hat. In gewisser Weise ist es die Einsicht, ein Mensch zu sein, die auf den Pfad zu Gott hinführt. Nur wer den Geist durchschaut, erkennt sein Wesen in der Welt: ein bloßes Gastspiel, eine bloße Kraft, die erlahmen wird. Wenn das geschieht, kann man im Herzen aller Dinge leben, in jedem einzelnen Augenblick, in dem das Sein gegenwärtig wird und der Tod nur noch ein Traum ist. Glauben Sie, daß Sie Ihre Qualen vollkommen akzeptiert haben? Wieviel Akzeptanz haben Sie für sich selbst übrig, um so zu sein, wie Sie wirklich sind?"

L.: „Ich weiß es nicht. Ich habe mich bemüht, und ich bemühe mich noch immer. Aber dann trifft es mich wieder wie ein Schlag, daß all das zu nichts führt, und die Zweifel schleichen sich wie dunkle Wolken ein."

S.: „Bemühen Sie sich, es, so wie es ist, geschehen zu lassen, oder versuchen Sie, es zu ändern? Gegen die Zweifel anzukämpfen, als ob sie besiegt werden müßten, obwohl sie ganz natürlich sind, läßt sie und die innere Anspannung nur wachsen. Können Sie das Leben hineinlassen? Achten Sie darauf, wie es sich entfaltet. Der Versuch, den Augenblick zu ändern, reicht aus, um Ihre Gabe, direkt an jedem Augenblick teilzuhaben, zu beschränken. Lassen Sie es zu. Hören Sie auf, sich gegen alles abzuschotten. Hören Sie in sich hinein. Wahrscheinlich wird Ihnen vieles begreiflich werden, wenn Sie Ihre Zweifel einfach sprechen lassen. Wenn Sie offen für sie sind, wenn Ihr Verstand sie nicht mehr zügelt, wenn er nicht mehr hadert: ‚Oh Gott, ich weiß nicht weiter, ich weiß nicht weiter', dann werden sie keine ‚Zweiflerin' sein. Dann werden Sie eine ‚Seherin' sein, die ganz im Jetzt lebt. Der Moment, in dem man die Zweifel als nur eine der vielen Facetten des Geistes erkennt, als einen unpersönlichen Vorgang, der die Weiten Ihres wahren Seins nur im Vorübergehen streift, kann Sie von der schmerzlichen Seichtheit des Verstands befreien. Der Verstand hält sich für so ungemein zuverlässig, und dennoch sind Gedanken wie Seifenblasen, unbeständige Gebilde, die so leicht zerplatzen, um sofort und zwangsläufig ersetzt zu werden. Der Geist hat seine eigenen Gesetze. Zweifel tauchen ungebeten auf."

L.: „Ich versuche, mir das Gegenteil einzureden, aber es klappt wohl nicht. Mein Verstand sagt mir, es gäbe keinen Grund zu zweifeln, aber es hört einfach nicht auf."

S.: „Nur weil Sie sich so sehr gegen die Zweifel wehren, erscheinen sie Ihnen so real. In Ihrer Situation ist es vollkommen natürlich zu zweifeln, aber Sie analysieren alles, gehen ‚so unendlich vernünftig' damit um und nähren so die Zweifel. Es mag paradox klingen, aber die Zweifel zu begreifen, kann genau das Gegenteil hervorbringen: den Glauben. Zu glauben bedeutet, sich dem Prozeß anzuvertrauen. Sie aber haben das Vertrauen in die natürlichen Abläufe in Ihrem Körper und in Ihrem Geist selten gepflegt, weil Sie so oft gegen sie angekämpft haben, so oft meinten, jemand anders sein zu müssen – und so haben sich Zweifel in Ihrem Bewußtsein verstärkt. Das ist eine Beobachtung, kein Vorwurf. Der Mensch zweifelt – welche Überraschung! Wer tut das nicht? Aber die Art und Weise, wie wir damit umgehen, kann unseren Glauben daran festigen, daß alles, was wir hier erleben, nur ein Gastspiel ist. Nicht etwas, gegen das wir kämpfen müßten, sondern etwas sehr Zerbrechliches, das angenommen und losgelassen werden will; etwas, dem wir uns öffnen können, um es so sein zu lassen, wie es ist; etwas, das wir mit mehr Interesse und weniger Angst begrüßen können. Sie sind vor diesem natürlichen Prozeß so häufig zurückgewichen, daß Sie kaum mehr ein Gefühl dafür haben, wie perfekt er ist. Daß ihm immer auch eine Chance für den Frieden präsent ist, haben Sie fast vergessen. Das Vertrauen, das Sie suchen, scheint immer dann aufzutauchen, wenn wir den Prozeß einfach geschehen lassen und mit dem Herzen den verschlungenen Wegen des Geistes folgen. Vergessen Sie nicht, daß der Geist den Abgrund schafft, den das Herz überbrückt."

L.: „Letzte Woche habe ich versucht, mich einfach ganz fallenzulassen, ‚zu sein', wie Sie immer sagen, und es war schrecklich."

S.: „Warum war es schrecklich?“

L.: „Es hat mir Angst gemacht. Ich mußte immerzu denken: Wenn ich meinen Geist wirklich freilasse, dann löst sich auch mein Körper auf, und ich werde sterben. Denn ich muß doch das festhalten, von dem ich glaube, daß es meinen Körper zusammenhält, auch wenn es mich Kraft kostet.“

S.: „Sich zu öffnen, ist schwere Arbeit, und Sie sollten nicht zu streng mit sich sein. Es wäre gut, einfach nachzugeben. Versuchen Sie es nicht, lassen Sie es einfach geschehen. Es ist das Versuchen, das es Ihnen so schwermacht, gelöst zu sein. Vielleicht ist es an der Zeit, daß Sie Frieden mit dem Leben schließen. Sie haben so lange gegen das Leben und gegen sich selbst Krieg geführt, daß die Gewehrsalven noch immer in Ihren Ohren trommeln, obwohl beide ‚Seiten‘ eigentlich bereit sind, Frieden zu schließen. Die eine ‚Seite‘ ist noch ängstlich und klammert sich ans Leben, weil Sie glaubt, ihr käme es nur auf den Körper an. Aber die andere ‚Seite‘ in Ihnen weiß es besser: Sie ahnt, was für einen Wert es hat, sich dem gegenwärtigen Augenblick, ja sogar den Qualen der Vergangenheit, in Liebe zu öffnen. Aber diese zweite Stimme ist schwächer, und sie wird kaum gehört, denn wir hegen eine wohlgenährte Angst: daß jenseits aller Dinge das Elend nur noch größer ist und das ‚wahre Wesen‘, das sich dort enthüllen soll, nachdem man losgelassen hat, gar nicht existiert. Etwas in Ihnen hat angefangen, an sich selbst zu zweifeln, so daß Sie auch dem Prozeß mißtrauen, voller Angst, in eine gähnende Leere zu fallen, wo nichts Sie auffangen wird, wenn Sie dem ‚Altbekannten‘ den Rücken kehren und Ihre alten Denkgewohnheiten, Ihr Bild von sich selbst oder von dem Menschen, der Sie gern sein wollen, aufgeben. Dabei verkennen Sie, daß diese Leere, die unermeßliche Weite des Seins, Ihr wahres Wesen ist. Gerade im Festhalten an einer scheinbar festgefügten Identität werden Sie zu einem ‚Ich‘ fern von der Gottheit, zu jemandem, der Schutz vor dem Tod sucht. Das macht alles so schwer. Deshalb ist das Leben dann ein einziger Kampf.“

Ungefähr einen Monat später schienen die Metastasen zum Gehirn gewandert zu sein, so daß Lobellia Anzeichen von Desorientierung und Aphasie zeigte. An einem Morgen rief Caroline an, eine von ihren Helferinnen, um uns mitzuteilen: „Letzte Nacht ging es Lobellia wirklich schlecht, heute ist es ein bißchen besser. Aber gestern nacht und überhaupt den ganzen gestrigen Tag war sie ganz weit weg. Was sie sagte, ergab überhaupt keinen Sinn. Jetzt ist sie immer noch ein wenig verwirrt, aber zumindest ist sie in unsere Realität zurückgekehrt."

S.: „Und welche Realität ist das? Ihre Realität? Wahrscheinlich hat sie sich noch nie zuvor erlaubt, falls ‚erlaubt' überhaupt das richtige Wort ist, einfach nur zu sein. Wenn Sie sich von dem Bild der ‚Lehrenden', das Sie von ihr haben, lösten, dann würde es Ihnen gelingen, Sie in Ihrem Herzen zu tragen, was auch immer gerade mit ihr geschehen mag. Diese Dinge wären weniger erschreckend, denn sie wären gar nicht so anders. Gehen Sie behutsam mit sich und mit ihr um, und lassen Sie sie das durchmachen, was sie braucht. Begegnen Sie ihr voller Liebe, nicht voller Angst. Kann sie sich an irgend etwas von dem, was gestern nacht passiert ist, erinnern?"

C.: „Nein. Sie hat Sachen von sich gegeben, die vollkommen wirklichkeitsfremd waren – ziemlich unzusammenhängende, merkwürdige Dinge. Ihr Zeitgefühl ist völlig durcheinander geraten; sie stellte Zusammenhänge her, wo es keine gab. Sie wußte nicht mehr, welcher Tag war, und sie dachte, etwas, das schon zwei Wochen zurücklag, sei erst vor fünf Minuten geschehen. Es hat uns wirklich Angst gemacht."

S.: „Warum hat es Ihnen Angst gemacht?"

C.: „Wenn ich es mit einem Etikett versehen müßte, würde ich sagen, daß sie eine Zeitlang verrückt geworden ist."

S.: „Nun, der Tumor hat ihr Gehirn erreicht, und so werden Sie und Lobellia lernen müssen, feste Erwartungen abzulegen. Geben Sie ihr das Gefühl, genau das sein zu dürfen, was sie jetzt gerade ist, ohne jemand oder etwas anderes sein zu müssen. Ich denke, Sie müssen sich von Ihren Erwartungen an sie und an sich selbst als ihre ‚Schülerin' lösen. Lassen Sie sich einfach auf diesen offenen Prozeß ohne festgefügte Vorstellungen ein. Wie fühlte sich Lobellia, als sie sich letzte Nacht so erlebte?"

C.: „Manchmal war sie wütend, besonders wenn man sie darum bat, etwas Bestimmtes näher zu erläutern. Wenn man ihr eine Frage stellte, wurde sie furchtbar böse. Aber gegen Abend, als ich merkte, daß sie nicht richtig bei sich war, fing ich an, einfach mit ihr zu spielen, und sofort ging es ihr psychisch sehr viel besser, bis sie ganz zufrieden war."

S.: „Ihre Intuition leitet Sie perfekt zum Ziel. Wie herrlich es für Lobellia sein muß, ihrer Wut Ausdruck zu verleihen, vor all den Menschen, die sie für eine solche Heilige halten, anstatt sie und vielleicht auch sich selbst genug für das zu lieben, was wir wirklich sind: Menschen auf einem Weg, den wir gehen müssen. Wie kann man sich selbst lieben, wenn man voller Wut ist, wenn man auch den anderen, dem es genauso geht, nicht lieben kann? Für Lobellia ist es Zeit, nicht mehr behütet zu werden, weder von ihren Schülern noch von sich selbst. Sie stirbt auf so vielen Ebenen. Eigentlich darf sie sich glücklich schätzen, weil ihr alles ‚entgleitet'. Unsere zu stark überbewertete ‚Geistesgegenwärtigkeit' zu verlieren, ist eine große Erkenntnis."

C.: „Sie fängt wieder an, ein wenig verrückt zu werden."

S.: „Spielen Sie einfach wieder mit ihr. Versetzen Sie sich doch in das gute alte absurde Theater zurück."

C.: „Sie möchte gern mit Ihnen sprechen; sie kommt jetzt ans Telefon. Einen Moment, sie braucht ein Weilchen, um hierherzukommen ... Ah, hier ist sie."

L.: „Hallo, Stephen. Wie geht es Ihnen? Ich selbst bin ein Bißchen komisch."

S.: „Nun, das wurde ja auch Zeit. Lassen Sie sich einfach so sein, wie Sie sind. Ich weiß, daß es sich sonderbar anfühlt, aber so ist es häufig bei den letzten Stationen auf der Reise durch das Leben. Wie fühlen Sie sich?"

L.: „Ich habe mit allem abgeschlossen. Ich scheine keine Mitte mehr zu haben."

S.: „Wie schön das doch ist! Keine Kontrolle mehr. Kein Ausweichen mehr vor Gott. Nichts, daß Ihre sichere Überfahrt verhindern könnte."

L.: „Ist das wirklich richtig?"

S.: „Es ist nicht nur richtig, es ist vollkommen. Ihr ganzes Leben lang hat Ihr Verstand Sie viel zu sehr gesteuert. Zeit, daß der in sich vollendete irrationale Teil Ihrer selbst zum Vorschein kommt. Sie dürfen jetzt anfangen, die surrealistischen Dramen zu schreiben."

L.: „Oh, gut. Ich werde gleich damit beginnen." (Dies war das erste Mal, daß ich Lobellia lachen hörte.)

S.: „Sie sollen wissen, daß auch Sie verwirrt sein dürfen, denn auch das ist nur einer der vielen Geisteszustände. Kein Grund, um für Klarheit zu kämpfen. Was ich gerade sage, brauchen Sie nicht zu verstehen. Denn sich ergeben lernen, worüber wir so oft gesprochen haben, bedeutet nichts anderes als das: sich einfach zu nehmen, wie man ist, und sich auf diese Weise neu zu begegnen."

L.: „Hm ... Das ist es wohl, was gerade geschieht. Ich habe keine Wahl. Alles ist Gastspiel – wie Sie sagen. Und irgendwie sehe ich das jetzt klarer als sonst."

S.: „In einem Moment enthält der Geist nur Verwirrung, schon im nächsten Moment aber wird er etwas vollkommen anderes enthalten. Genaugenommen klingt es, als sei Ihre Bereitwilligkeit, nicht mehr ganz klar zu sein, eine recht klare Entscheidung."

L.: „Das ist richtig. Ganz gleich was."

S.: „Aber es hört sich so an, als hätten andere Leute ein paar Probleme, mit Ihnen Schritt zu halten."

L.: „Tja."

S.: „Auch das ist okay. Macht es Sie ein wenig einsam?"

L.: „Ja, das tut es. Ich fürchte, das sind die Nachwirkungen davon, daß ich so lange die Lehrerin gespielt habe."

S.: „Oh, nichts, weshalb Sie sich verurteilen müßten. All das war zu erwarten. Es ist, als ob Sie plötzlich Ihre Route änderten. Vielleicht gehen die Menschen, die Sie unterrichteten, immer noch den Weg, den Sie längst verlassen haben."

L.: „Ich glaube, so ist es."

S.: „Und es ist gut so. Das ist eine Ihrer letzten Botschaften an sie. Und es ist eine wunderschöne Botschaft, denn Sie lehren Ihre Freunde, sich dem Augenblick anzuvertrauen, während Sie selbst es gerade lernen, sich dem Prozeß zu öffnen."

L.: „Ich habe das nur leise gespürt. Aber, wie Sie immer sagten, es ist vollkommen in Ordnung, jeden Augenblick zu nehmen, wie er kommt."

S.: „Das stimmt. Und es ist nicht nötig, irgend jemanden zu schützen oder irgend etwas für irgend jemanden zu sein."

L.: „Im Moment versuche ich das auch nicht; ich könnte jetzt nicht die ‚Lehrerin' sein, selbst wenn ich es wollte. Von Zeit zu Zeit verliert sich mein Geist vollkommen, meine Worte kommen völlig verkehrt aus meinem Mund."

S.: „Sagen Sie Dinge, die Sie nicht verstehen?"

L.: „Halbwegs."

S.: „Aha. Zeit, sich vom Sinn zu lösen."

L.: „Wohl wahr."

S.: „Wer sich vom Sinn löst, wird auf das Wesentliche stoßen."

L.: „Wie praktisch." (Dies war zweite Mal, daß ich Lobellia lachen hörte.)

S.: „Lassen sie den ‚Sinn' frei, und bleiben wird nichts als die Wahrheit. Es mag eine Wahrheit sein, für die Sie keine Worte finden, aber es ist die Wahrheit allen Seins. Der ganze wohlbehütete ‚Sinn', dem Sie Ihrem Leben geben wollten, um ihn anderen kundzutun, läßt Sie nur noch schlimmer leiden. Was soll denn noch gesagt werden?"

L.: „Dann ist es nicht schlimm, daß ich so ein Bißchen verrückt bin, ja?"

S.: „Vielleicht spielt Ihr Verstand verrückt, aber was Sie wirklich sind, ist nunmehr nichts als ein unendliches Gewahrsein, ein Sein im Frieden."

L.: „Bin ich das wirklich?"

S.: „Oh, Lobellia, ich habe Sie noch niemals so offen erlebt. Ihnen steht das Delirium gut, denn es scheint genau das richtige innere Gleichgewicht zu sein, damit Sie ‚erkennen'. Was Sie an diese Welt bindet, löst sich auf. Haben Sie Vertrauen darin, denn es ist der Akt der Gnade in dem Prozeß, in dem wir uns aus unserem Körper lösen."

L.: „Wahrscheinlich. Es scheint jedenfalls so."

S.: „Unsere größte Bindung an diese Welt ist, daß wir ‚verstanden' werden wollen, daß unsere Worte und Gedanken einen Sinn haben sollen. Aber es ist an der Zeit, selbst den Ort des Verstehens zu betreten und sich davon zu befreien, verstanden werden zu wollen."

L.: „Ich glaube, ich bin soweit."

S.: „Ah. Das ist phantastisch! Glauben Sie, daß der Tod naht?"

L.: „Näher kommt er schon seit langem, aber jetzt höre ich, wie er mit den Füßen scharrt."

S.: „Nun, es klingt, als sei er nicht mehr weit weg."

L.: „Vielleicht. Überrascht wäre ich nicht."

Während der nächsten drei Wochen kam und ging das, was die Ängstlicheren unter Lobellias Schülern für „vorübergehenden Wahnsinn" hielten. Die Eigenschaften, die sie in ihren Schülern gefördert hatte, hatten sie nun voll im Griff. Wieder einmal konnte sie in ihrem Inneren weniger Vertrauen auf das Herz der Dinge finden. Sie setzte mit aller Kraft auf den Geist, der um sein Überleben, seine alte Weltanschauung kämpfte. Wieder verweigerte sie sich ganz und gar dem Prozeß. Ihre Betreuer und Schüler waren ganz durcheinander. Sie riefen häufig bei uns an, um herauszubekommen, wie sie sich inmitten all der Verwirrung verhalten sollten. Es war für alle eine Zeit außergewöhnlichen Lernens, eine Zeit, alte Abhängigkeiten und Ängste zu erkennen.

Ihre Freundin Caroline, eine Krankenschwester, rief mich eines Morgens an, „weil es so aussieht, als würde Lobellia in den nächsten Stunden sterben." Wir fuhren zu ihr, wo die ganze Familie und ihre Freunde dichtgedrängt im Wohnzimmer saßen, neben dem Schlafzimmer, in dem sie lag. Eine der Krankenschwestern berichtete, sie hätten Lobellia am Morgen gefragt, ob sie zu sterben meine, aber sie hatte wieder geantwortet: „Ich habe nicht vor zu sterben." Als wir das hörten, mußten wir doch lachen: „Es sieht gerade so aus, als ob sie aus den falschen Gründen recht behält. Sie wird nicht sterben. Aber ganz bestimmt macht es den Anschein, als verließe sie ihren Körper."

Wir verbrachten einige Zeit damit, mit ihren Schülern zu reden. Ihre Herzen waren für sie weit geöffnet. Nur in Gedanken gerieten sie mit diesem Moment in Konflikt. Als wir ihnen den Rat gaben, ihre Gedanken einfach als ehemalige Seinszustände zu betrachten, die ihnen jetzt verwehrten, den Fluß des ständigen Wandels klar zu sehen, schien die Spannung, die den Raum erfüllt hatte, zu verschwinden. Alle zusammen betraten wir das große Schlafzimmer, und als wir uns ihrem Bett näherten, öffnete sie langsam ihre Augen aus dem kurzen Schlaf eines Körpers, der sich darauf vorbereitete, sich aufzulösen. „Hallo Lobellia." Sie schaute auf, ein wenig überrascht, uns bei sich zu sehen, und fragte nur: „Was tun Sie hier?" Worauf wir entgegneten: „Wir wollten nur auf Wiedersehen sagen." Worauf sie einigermaßen erstaunt ausrief: „Oh, wohin gehen Sie denn?" Wir konnten nicht anders, als über diese fast drollige Art, sich selbst zu belügen, laut zu lachen. Das Zimmer vibrierte vor Lachen. „Ach so", sagte sie und drehte ihren Kopf behutsam zur Wand. Nachdem wir sie umarmt und ihr einen letzten Kuß gegeben hatten, ließen wir sie mit ihren Schülern, die sie vorsichtig auf die Seite rollten, um sie zu massieren, allein. Später am selben Abend rief uns Caroline an, um zu sagen, daß Lobellia vor wenigen Minuten gestorben sei. „Sie hatte so gut wie aufgehört, noch mit irgend jemandem zu sprechen, und diese seltsamen Zustände kamen und gingen über mehrere Stunden." Sie erzählte mir, die vergangene Woche sei für sie alle wie eine Läuterung gewesen, die darin bestanden hätte, „Lobellia gehen zu lassen". Ungefähr eine Stunde nachdem Lobellia ihren Schlaf gefunden habe, sei sie gestorben. Zum Schluß teilte mir die Krankenschwester mit, Lobellia habe uns den Brief vermacht, den die beste Freundin ihrer Mutter ihr geschrieben hatte, als Lobellias Mutter im Sterben lag.

Weil der Brief so voller Bedeutung für Lobellia und ihre Herzenswünsche an diese Welt gewesen war, für diese sanfte Stimme, die ihr ganzes Leben lang so sehr um Anerkennung gerungen hatte, wurde der Brief bei ihrem Trauergottesdienst vorgelesen:

„Meine liebste Lobellia,

wenn in Zeiten wie diesen nicht eine bestimmte Stärke in mir gänzlich versagen würde, hätte ich vorher mit Dir geredet – ruhig, ausgeglichen und ehrlich. Ich hätte Dir den Trost gespendet, den nur Worte unter Freunden geben können, wenn der eine verletzt wurde und der andere sich danach sehnt zu helfen.

Aber ich bin hilflos. All das, was ich aufrichtig denke und wovon ich demütig überzeugt bin, schwillt wie Wellen in mir an, um doch zurückzuweichen, weil ich nicht die Kraft besitze, in die trauernden Augen eines Menschen zu schauen, den ich liebe ... Und ich liebe Dich. Du bist eine meiner wenigen Freunde.

Ich hätte keine Würde, wenn ich die Tatsache, daß Deine Mutter uns genommen wurde, verharmloste. Ich brächte es einfach nicht übers Herz zu sagen: ‚Lobellia, das müssen wir alle einmal durchmachen, geliebte Menschen verlieren, das Leben geht weiter, sei stark ...'

Im Innersten weiß ich doch, daß ich mich aufbäumen würde, wenn meine Zeit gekommen wäre, von blinder, bloßer Rebellion gepackt, ich wäre nicht mutig. Es gibt Dinge, die so traurig sind, daß man sie nicht teilen kann, und aus der Seele, die nun mit der Abschiedsgeste eines geliebten Menschen alleingelassen ist, schreit es: ‚Oh, wie kannst du so tun, als ob du verstündest! Es ist meine Trauer, meine Mutter, nicht deine!' In diesen schwarzen Stunden des Erkennens fühlt man sich merkwürdig feindselig gegenüber allem, selbst gegen die allerzärtlichsten Angebote zu helfen. Die Welt bricht zusammen, das Licht geht aus.

Aber vielleicht kann ich versuchen, Dir folgendes zu sagen, Lobellia: ‚Gott hat die Welt wunderschön gemacht, nicht wahr? Um uns erst zu empfangen, um unser ewiges Leben dann in große rhythmische Bewegungen zu zerlegen, die wie die Jahreszeiten kommen und gehen und endlich im Höhepunkt eines großen Plans münden. Weißt Du, ich greife manchmal Teile dieser großartigen Sinfonie heraus, um sie zu spielen. Solche freien Gefühlseindrücke, die aus ihrer Geschlossenheit herausgerissen sind, können einen weinen, voll Ehrfurcht seufzen, in tiefe Melancholie versinken und in stiller Freude lächeln lassen. Und voller Hoffnung weitet sich das Herz im Angesicht der vollendeten Schönheit jedes Augenblicks. Aber ehe man nicht völlig in sich ruht und das Ganze von der ersten bis zur letzten Note hört, ehe die Augen nicht tief verdunkelt sind, weil die Visionen aus dem Nirgendwo, dem epischen Rauschen des Stroms der Bewegungen, so intensiv und strahlend sind, wird der Glanz der vollkommenen Dinge das Bewußtsein niemals erfüllen. Vollkommenheit, Vollendung – das Leben, der Tod – auch sie sind wie das Ganze, das nicht nach einem Teil beurteilt werden kann, nur Bewegungen. Ist es nicht merkwürdig, Lobellia, wie wir manchmal gegen die Vorsehung angehen, wie wir versuchen, den Tod zu isolieren, als ob er etwas wäre, das man sauber vom Leben trennen könnte, anstatt ihn als eine integrale Bewegung in einer unendlichen Folge von Eindrücken, die zur Gottheit führen, zu sehen? Ich denke, die Größe dieser Vision blendet unsere Seelen. Wir müssen reif werden für diese Verbundenheit; wir dürfen nicht resignieren und uns sagen lassen: ‚Weil ich diese Melodie nicht länger hören kann, die ich so sehr liebte, ist sie nun aus und vorbei.‘

Deine Mutter und meine Mutter werden uns nie verlassen: Ihre Herzen mögen zwar woanders schlagen, aber das Thema ihrer unendlichen Liebe, die immer noch in uns pulsiert, wird irgendwo weiterspielen, und es ist mein schlichter, starker Glaube, daß wir niemals, niemals den Kontakt zu diesem Motiv der Liebe verlieren werden. Irgendwo werden unsere Herzen wieder ekstatisch stehenbleiben, wenn wir plötzlich diese vertrauten, süßen Töne unserer Lieben wiedererkennen, und wenn wir sie finden – vielleicht haben sie dann schon einen weiteren Weg als wir zurückgelegt, aber die Sinfonie ist ihrem Wesen nach immer dieselbe.“

Offen sein noch für das Schlimmste

Marcia

Marcia rief zum erstenmal um sechs Uhr morgens an. „Vor sechs Wochen wurde meine Tochter brutal ermordet, und mir geht es immer noch sehr schlecht. Ich habe angerufen, weil mir jemand erzählt hat, wie Sie mit den Gregorys gearbeitet haben, deren Tochter entführt und umgebracht wurde. Ich weiß nicht, ob Sie mir irgendwie helfen können, aber ich habe sonst niemanden, an den ich mich wenden kann."

S.: „Wie fühlen Sie sich?"

M.: „Ich weiß nicht, ob ich das alles jemals überstehen werde, aber irgendwie hilft es mir, mit jemandem zu sprechen, der versteht, was passiert ist."

S.: „Verständnis ist aber nicht unbedingt das, was Sie jetzt gerade brauchen. Was Sie brauchen, ist, irgendwie Erbarmen mit sich selbst zu haben, Zugang zum eigenen Schmerz zu finden. Als die Gregorys ihre Tochter verloren, riß das ihre Herzen auf. Darum geht es auch für Sie. Irgend etwas in unserem Geist versucht, ständig alles abzusichern, aber es gibt keine Sicherheit, weil wir uns gegen die Veränderungen, die um uns herum vorgehen, nicht schützen können. Alles, was wir tun können, ist, offen für den Augenblick zu sein, uns unsere Gefühle einzugestehen und unseren Schmerz zu respektieren."

M. (nach langem Schweigen): „Uns ist klargeworden, und das ist sehr seltsam, daß sie so sehr in uns drin ist. Wir waren ihr so nahe, daß sie ein Teil von uns vier geworden ist, die übriggeblieben sind. Und das gilt nicht nur für uns vier, denn vielen Menschen, die sie gekannt haben, vielen ihrer Freunde geht es ähnlich. Dadurch, daß sie ein Teil von uns allen geworden ist, scheint es eine Zeitlang möglich zu sein, weiterzuleben, aber dann ist plötzlich wieder klar, was für einen Verlust es ist – es ist nur noch wie in einer dunklen Höhle ..."

S.: „Zur gleichen Zeit, als die Tochter der Gregorys entführt und ermordet wurde, wurde auch noch ein anderes vierzehnjähriges Mädchen getötet, ihre beste Freundin, Sarah. Beide Mädchen verschwanden plötzlich und wurden dann später gefunden. Sie waren mißhandelt und dann erwürgt worden. Sie können sich sicher vorstellen, daß damit für die beiden Familien eine sehr schwierige Zeit begann. Sie reagierten sehr unterschiedlich auf dieses Ereignis. Die Gregorys erlaubten es sich selbst, sich durch die Ermordung ihrer Tochter die Herzen aufreißen zu lassen, und sie haben natürlich sehr gelitten. Aber anscheinend war es so, daß sie, gerade weil sie den Schmerz zuließen, einen stärkeren Kontakt zu ihren anderen Kindern und zu dem Wesen ihrer verstorbenen Tochter hatten. Die ermordete Tochter wurde wie bei Ihnen mehr und mehr ein Teil der Familie. Die andere Familie, die Spinells, hatte bis dahin in einer Art starrer religiöser Orthodoxie gelebt, von der sie dachten, daß sie sie in irgendeiner Weise beschützen könnte. Sie hatten so eine Art Vertrag mit Gott abgeschlossen, und als Sarah ermordet wurde, verloren sie ihren Glauben. Sie verschlossen sich einander und der Welt, und der Mord an ihrer Tochter zerstörte sie nach und nach. Sie hatten eine heillose Wut auf das gesamte Universum. Ihre Beziehung ist inzwischen kaputt.

Die Gregorys dagegen waren einander noch nie so nahe gewesen wie nach dem Mord. Sie teilten ihren Schmerz miteinander. Sie gingen liebevoll mit dem Tod ihrer Tochter um. Sie gestanden sich ihren Zorn ein, der sich durch sie hindurchbrannte. Er wird vielleicht niemals ganz verschwinden, aber sie empfinden trotz allem noch ein Gefühl des Einsseins mit dem Leben, das wie ein Vermächtnis ihrer toten Tochter ist. Die jüngeren Kinder der Spinells fühlen sich verängstigt und allein gelassen. In beiden Familien war es für die kleineren Kinder sehr schwer, noch daran zu glauben, daß die Erde ein sicherer Aufenthaltsort ist. In beiden Fällen war es die älteste Tochter, die umgebracht wurde, und ihre jüngeren Geschwister fühlten sich völlig schutzlos. Während die Kinder der Gregorys ihren Eltern und Freunden immer näher kamen, wurden die Kinder der Spinells immer depressiver und immer weniger selbstsicher. Ganz sicher ist so eine Erfahrung das Schlimmste, was einem im Leben passieren kann, und in vielfacher Hinsicht hat diese Erfahrung für Sie gerade erst angefangen."

M.: „Ich weiß. Das wird mir langsam auch klar. Ich weiß, daß wir noch sehr schwere Zeiten vor uns haben."

S.: „Vielleicht wird es aber auch Zeiten geben, in denen Sie aus irgendwelchen unerklärlichen Gründen offener und liebevoller sein werden als jemals zuvor. Den Gregorys ist es so gegangen. Das andere Ehepaar verschloß sich immer mehr in seinem Zorn auf Gott."

M.: „Wir kennen das. Wir haben es ein paarmal erlebt angesichts dessen, was in der Welt passiert. Aber was mit unserer Tochter passiert ist, hat uns irgendwie die Augen geöffnet. Sie arbeitete nach der Schule immer bei einer Regionalzeitung, nur ein paar Straßen von unserem Haus entfernt. Ihr schien alles gegeben zu sein. Und das mit erst sechzehn Jahren. Sie war so hübsch – ein richtiger Sonnenschein. Sie hatte eine Art klassisches Renaissance-Gesicht und sehr langes, blondes Haar. Und sie hatte so einen schönen, stolzen Gang."

S.: „Ihr Gesicht und ihr Gang sind jetzt nicht mehr da, aber ihre Schönheit wird für immer dableiben."

M.: „Ich weiß – ob Sie's glauben oder nicht. Sie war wirklich ein Sonnenschein, und wir hatten viel Sonnenschein in letzter Zeit. Sie war gerade auf dem Heimweg, als zwei Männer sie sich schnappten, sie vergewaltigten und umbrachten – sie haben sie geschlagen und schließlich erstochen. Als sie nicht um die übliche Zeit nach Hause kam, fing ich an, mir Sorgen zu machen. Ich wartete noch ein Bißchen und ging dann zu der Zeitungsredaktion, wo sie arbeitete. Sie war nirgendwo zu sehen, und man sagte mir, daß sie schon vor einiger Zeit gegangen sei. Da wußte ich, was los war. Weil sie niemals irgendwo anders hingegangen ist, ohne uns vorher Bescheid zu sagen. Unsere Beziehung war einfach so.

Dann kam dieser ganze Horror, als wir versuchten, die Polizei dazu zu bringen, nach ihr zu suchen. Sie haben es dann gemacht. Auch wir haben sie überall gesucht. Ich suchte sie und konnte sie nicht finden. Sie haben sie schließlich an einer Stelle gefunden, die nur drei Straßen weit von unserem Haus entfernt ist. Sie kamen dann mit einem Priester. Sie wußten nicht, daß wir Quäker sind.

Wir haben aus dem ganzen Land Briefe bekommen, von Leuten, die wir noch nie im Leben gesehen haben. Irgendwie hat uns das dabei geholfen, von einem zum anderen Tag weiterzuleben. Einige der Briefe waren von Eltern, die selber ein Kind durch ein Gewaltverbrechen verloren haben. Diese Briefe haben irgendwie geholfen."

S.: „Wissen Sie, ich kann Ihnen im Moment nichts besonders Hilfreiches sagen. In gewisser Hinsicht ist es für Sie nun der Moment, sich mit Ihrer Machtlosigkeit und Angst vor der Welt auseinanderzusetzen. Wenn sie Quäkerin sind, haben Sie Übung darin, ‚auf diese kleine Stimme in Ihnen selbst zu hören'. Aber manchmal werden Sie diese Stimme kaum hören können, weil Sie geistig natürlich sehr aufgewühlt sind und die Gedanken immer um dasselbe kreisen."

M.: „Das stimmt. Es geht immer auf und ab. Im Moment klappt es einigermaßen."

S.: „Können Sie sich selbst zugestehen, daß es manchmal auch nicht klappt?"

M.: „Ja. Ich tue, was ich tun muß."

S.: „Im Moment wäre es gut, wenn Sie sich selbst all die Gefühle erlauben könnten, die sie gerade haben."

M.: „Es sieht nicht so aus, als ob ich da eine riesige Auswahl hätte."

S.: „Es gibt viele Arten von Gefühlen. Sie werden alle noch in Ihnen aufsteigen. Seien Sie dann einfach nachsichtig mit sich selbst und lassen Sie diesen Gefühlen den Raum, den sie brauchen."

M.: „Tja, das Ganze ist vor einem Monat passiert, und jetzt haben sie die Täter gefaßt, und wir müssen zur Gerichtsverhandlung erscheinen. Ich glaube, das wird für uns beide sehr schwierig. Aber alles, was jetzt nur unterschwellig da ist, wird sehr wahrscheinlich durch dieses schreckliche Gerichtsverfahren an die Oberfläche kommen. Ich bin natürlich wütend auf die Täter. Für mich ist es, als ob die ganze Welt verletzt worden ist. Es ist, als hätte irgend etwas Achtloses, Sinnloses, Böses den Weg meiner Tochter gekreuzt. Ich empfinde den Horror meines Kindes nach. Manchmal hatte sie Angst, und in Nächten, in denen sie Alpträume hatte, sagte ich zu ihr: ‚Gib sie mir.' Sie erzählte mir dann, was sie geträumt hatte und schlief wieder ein, und ich nahm die Alpträume weg von ihr – und jetzt versuche ich auch diesen Alptraum von ihr wegzunehmen ..."

S.: „Aber das geht nicht. Jetzt ist es Ihr eigener Alptraum geworden. Der Alptraum ihrer Tochter hat nur einen Augenblick lang gedauert. Für Ihr Kind ist er vorbei. Für Sie dauert der Alptraum an, solange sie ihn im Geist wieder und wieder durchleben. Für Sie wird sie tausendmal auf der Straße angesprochen und dann vergewaltigt. Für Ihre Tochter ist das nur einmal passiert. Für Sie wird sie geschlagen und vergewaltigt und dann wieder von neuem geschlagen und vergewaltigt. Für Ihre Tochter folgte ein Moment dem anderen. Sie ist nur einmal gestorben. Ihr Tod hat einen Moment gedauert, und dann kam der nächste Augenblick. Was Ihre Tochter erfahren hat, ist anders als das, was Sie sich vorstellen, anders als Ihre Ängste, als Ihr Gefühl der hilflosen Wut, weil Sie sie nicht vor diesem ‚achtlosen Bösen' beschützen konnten.

Fühlen Sie die Liebe, die Wut, die Angst, aber seien Sie sich bewußt, daß diese Gefühle nur einen Moment andauern und daß dann der nächste Moment kommt. In Ihrer Situation neigt man dazu, das Ereignis immer und immer wieder geistig durchzuspielen. Wenn Sie in diesem Augenblick daran denken würden, sich das Bein zu brechen, während Sie über den Rasen gehen, dann würde es so sein, daß Sie zuerst über den Rasen gingen, dann über den Rasensprenger stolperten, hinfielen und sich das Bein brächen. Und dann würden Sie anfangen, daran zu denken, wie Sie wieder über den Rasen gingen, wieder hinfielen, sich wieder das Bein brächen und wieder über den Rasen gingen – immer und immer wieder. Aber wenn Ihnen das wirklich passiert, gehen Sie über den Rasen, und der Rasen ist Vergangenheit. Sie stolpern über den Rasensprenger, und der Rasensprenger ist Vergangenheit. Dann kommt der Moment, in dem Ihr Knochen bricht, und der Moment geht vorbei, und der nächste Moment kommt. Aber wenn Sie an das denken, was Ihrer Tochter passiert ist, kommt der nächste Moment nie. Sie gehen immer wieder zum Anfang zurück. Sie hat nicht erlitten, was Sie sich vorstellen. Sie hat alles nur einmal erlebt."

M.: „Ich weiß. Ich erlebe es jeden Morgen."

S.: „Sie durchleben es tausendfach. Ihre Angst über das, was ihr passiert ist, ist in gewissem Sinne schlimmer als das, was ihr wirklich passiert ist. Sie wissen, daß Sie, wenn Sie sich selbst so weh tun, genau im Zentrum des Schmerzes sind. Die Menschen um sie herum versuchen Ihnen zu helfen, sie sind verwirrt, haben Angst und alle möglichen anderen Gefühle, die mit Ihren Gefühlen, die Sie im selben Augenblick haben, nichts zu tun haben brauchen. Sie sind in diesem Moment mitten im Geschehen, mit dem gebrochenen Bein, mit dem augenblicklichen Schmerz, und Sie versuchen sich vorzustellen, was als nächstes kommen wird. Ihre Tochter hat vielleicht einen Augenblick lang unvorstellbare Angst gehabt, aber danach – das haben Menschen berichtet, denen Ähnliches passiert ist – scheint etwas anderes als Angst aufzutreten, gerade weil die Gefahr so unmittelbar gegeben ist. Man scheint dann irgendwie losgelöst vom Geschehen zu sein. Nicht in dem Sinne, daß man sich zurückzieht und katatonisch reagiert, sondern in einer Art Loslösung des Geistes vom Körper."

Wir gaben an Marcia die Erfahrungen weiter, die Menschen gemacht hatten, die gewaltsam angegriffen worden waren, und auch von Menschen, die eine Körper und Geist erfassende Gewalt erlebt hatten, die etwa auftritt, wenn man zu ertrinken droht. Der Tod durch Ertrinken erscheint mit als das Schlimmste, was einem passieren kann. Im Gespräch mit Menschen, die schon einmal fast ertrunken sind und danach künstlich beatmet und längere Zeit medizinisch versorgt werden mußten, zeigte sich aber, daß das offensichtlich nicht stimmt. Alle diese Menschen sagten, daß in dem Moment, als ihr Kopf unter Wasser war und es keine Chance mehr gab, zu entkommen, als ihre Lungen anfingen zu brennen und ihnen klarwurde, daß sie sterben würden, sich ein Gefühl außerordentlichen inneren Friedens eingestellt habe. Obwohl sie sich selber vor Augen hatten, wie sie sich im Wasser wanden und nach Luft schnappten, haben sie nicht dieselbe Erfahrung gemacht wie jemand, der die ganze Szene von außen beobachtet. Ihre Erfahrung war vielmehr, „daß das alles irgendwie vollkommen in Ordnung war".

S.: „Ja, vielleicht hat Ihre Tochter wirklich große Angst gehabt. Aber das war gewiß nicht das einzige, was sie gedacht oder empfunden hat. Wenn man körperlich so sehr bedroht ist, scheint noch irgend etwas anders zu passieren. Es läßt sich nur mutmaßen, wie es Ihrer Tochter ergangen ist. Für sie hat die Erfahrung jedenfalls nur einige Augenblicke gedauert, dann war sie vorbei, und der nächste Augenblick kam: die Loslösung von ihrem Körper, die offenbar ganz friedlich, ohne Angst und ohne Schmerzen erfolgt."

M.: „Ja. Das größte Problem ist wirklich, daß mein Geist das, was passiert ist, immer wieder von neuem durchspielt. Heute zum Beispiel habe ich ihre Hand vor Augen gehabt. Es war sehr schwierig und wirklich hart für mich, ihre Hand vor mir zu sehen, denn sie war künstlerisch begabt und hatte ihre Fähigkeiten gerade in den letzten Monaten enorm weiterentwickelt. Ich sah vor mir, wie sie mit ihrer Hand Papier zuschnitt und wie sie mit großer Sicherheit den Zeichenstift führte. Heute morgen ging es mir ziemlich schlecht, weil ich mir die ganze Zeit diese Hand vorgestellt habe."

S.: „Ja, und weil Sie wissen, welche Bedeutung Ihre Tochter für ihre Umgebung hatte."

M.: „Ja. Und ich habe ihre Hand so viele Male gehalten. Wir haben so vieles miteinander gemacht. Wir alle waren einander so nahe."

S.: „Wie alt sind Ihre anderen Kinder?"

M.: „Der eine meiner Söhne ist nur etwas jünger als sie, der andere ist im zweiten Schuljahr."

S.: „Sie wissen vielleicht, daß ein Kind, sogar eines, das schon etwas älter als zehn Jahre ist, immer noch glaubt, daß seine Eltern es vor allem Schlimmen beschützen können. Jetzt mußten Ihre Kinder erleben, daß ihre Schwester umgebracht wurde, und so denken sie jetzt vielleicht, daß man in der Welt vor gar nichts wirklich sicher sein kann."

M.: „Ja. Der ältere unserer Söhne sagt, daß er sich auf der Straße nicht sicher fühlt."

S.: „Das ist etwas, woran Sie vielleicht noch einige Zeit – mal mehr, mal weniger – zu arbeiten haben. Der Tod seiner Schwester hat das Weltbild Ihres Sohnes wahrscheinlich sehr stark beeinflußt. Aber bei dem Gefühl der Einheit und Liebe in Ihrer Familie wird er sich bestimmt eines Tages wieder sicherer fühlen.

Ich habe schon öfter erlebt, wie jüngere Geschwister plötzlich zum ‚ältesten Kind' wurden und dabei eine Art innerer Stärke, Mut und Stolz entwickelten, weil sie in der Position des Ältesten eine neue Art von Verantwortung dem Leben gegenüber sahen.

All das wird sich in dem Maße verändern, wie auch Ihre Gefühle sich verändern. Sie können Ihre momentanen Gefühle nicht festhalten, selbst wenn Sie es wollten. Denn sie sind Teil des Trauerprozesses. Sie werden – genau wie ihre Tochter – die Erfahrung machen, daß im nächsten Augenblick etwas anders kommt."

M.: „Lange Zeit konnte ich gar nicht nach oben in ihr Zimmer gehen. Schon wenn ich an ihrer Zimmertür vorbeiging, machte mich das furchtbar traurig. Ich glaube, ich mache mir immer noch Sorgen, ob es ihr gut geht. In der ersten Zeit nach ihrem Tod hatten wir das Haus voller Leute, und ich war oft abgelenkt, aber dann, als die Leute nach und nach wieder gingen, brach mir fast das Herz, wenn ich an ihrem Zimmer vorbeiging. Es war fast so, als würde ich darauf warten, daß sie aus ihrem Zimmer käme, fröhlich strahlend, gespannt auf einen neuen Tag.

Aber eines Tages kam ihr Freund, der in den ersten Wochen nach ihrem Tod fast verrückt geworden ist, zu uns rüber und fragte, ob er in ihr Zimmer gehen und sich dort eine Zeitlang ganz ruhig hinsetzen dürfte. Natürlich haben wir ihm das erlaubt. Ungefähr nach einer Stunde kam er die Treppe runter und bat uns alle, mit in ihr Zimmer zu kommen. Und dann ging ich die Treppe rauf und in ihr Zimmer. Die Atmosphäre darin war unglaublich friedlich. Vorher hatte ich das Zimmer nicht einmal bewußt gemieden – ich wußte einfach nicht, wie ich mich verhalten sollte. Und als ich dann hineinging, war es einfach unglaublich. Ich bin eine ganze Weile darin sitzen geblieben, und ich bin seitdem immer wieder mit Freunden meiner Tochter darin gewesen, und wir haben über sie gesprochen und gelacht. Immer und immer wieder bin ich voller Freude darüber, wie schön ihr Leben war und wie sehr sie von ihren Freunden geliebt wurde."

S.: „Und diese Freude wird Ihnen bleiben, mal mehr, mal weniger. Wenn Ihre Trauer langsam abnimmt, werden Sie sie weniger von Ihnen getrennt erfahren; Sie werden sie dann weniger als Ihre Tochter wahrnehmen, sondern ihr Selbst-Sein sehen. Dann wird die Trauer nicht von Ihrem aufgewühlten Geist in Ihr Herz sinken. Sie werden das Ganz-für-sich-Sein Ihrer Tochter teilen können und das Einssein mit ihr spüren. Dann wird es auch nicht mehr wichtig sein, daß sie Ihre Tochter war. Sie werden merken, daß diese Tatsache Sie eher von Ihrer Tochter getrennt hat, weil eine tiefe, wechselseitige Durchdringung zwischen ihr und Ihnen bis dahin nicht möglich war. Es mag seltsam erscheinen, aber Sie können sich jetzt jenseits dieser formalen Beziehungen bewegen, die sie voneinander getrennt haben – Mutter und Tochter, Elternteil und Kind, jemand, der vieles schon weiß, und jemand, der vieles noch zu lernen hat. Dann werden sie den Kern des Daseins liebevoll mit Ihrer Tochter teilen, und die Trauer wird vollständig sein. Ihre Tochter ist in die nächste Stufe ihrer Entwicklung eingetreten, und dic unerträgliche Trauer, die Sie zur Zeit verspüren, bringt Sie ebenfalls dazu, sich weiterzuentwickeln."

M.: „Ich habe mir immer gewünscht, daß sie alt wird. Ich wollte Enkelkinder bekommen, und ich habe mir vorgestellt, wie wir alle miteinander reden und lachen."

S.: „Das alles wird nicht eintreten, aber was eintreten wird – vorausgesetzt, Sie lassen es zu, und das scheinen Sie zu können –, ist, daß sich Ihr Herz öffnet. Ihre Tochter hat in Ihrem Leben die besten Voraussetzungen dafür gehabt, sich selbst und andere zu akzeptieren und zu lieben. Jeden Tag sterben auf der Erde zweihunderttausend Menschen. Was glauben Sie: Wie viele von ihnen sterben mit einem so offenen Herzen wie Ihre Tochter, nach einem so erfüllten Leben?"

M.: „Im letzten halben Jahr vor ihrem Tod hat sie sich in erstaunlicher Weise geöffnet. Ihre Freunde wußten, daß man sich auf sie verlassen konnte und haben ihr vieles anvertraut. Ein paar von ihren Freunden nannten sie ‚gute alte Seele'. Sie ist in dieser letzten Zeit richtig sie selbst geworden Die letzten sechs Monate ihres Lebens waren unglaublich, so erfüllt, so vollständig."

S.: „Das hört sich an, als sei sie in vielfacher Hinsicht mit sich selbst und mit der Welt im reinen gewesen. Sie hatte wirklich Glück, daß sie das in ihren letzten Monaten erleben durfte."

M.: „Wenn ich sage, daß sie immer noch da ist, dann meine ich, daß sie in mir ist, in ihren Brüdern, ihrem Vater ..."

S.: „Und Sie müssen dasselbe lernen wie sie. Wir alle müssen das. Vielleicht hat sie das alles in einem einzigen Augenblick vor sechs Wochen gelernt – ich weiß es nicht. Vielleicht sollte sie das alles in der letzten Zeit, die sie noch zu leben hatte, lernen, nicht in den gesamten sechzehn Jahren ihres Lebens."

Wir unterhielten uns noch weiter darüber, wie die Familie, einschließlich der Cousins und Cousinen und der Großeltern, mit diesem plötzlichen Verlust umging. Der Verlust hatte die Mitglieder der Familie einander nähergebracht als je zuvor. Alle teilten den Schmerz miteinander, indem jeder sich besonders um die anderen und um sich selbst kümmerte.

Im Verlauf des nächsten Jahres sprachen wir verschiedene Male mit Marcia, ihrem Ehemann und ihrem ältesten Sohn. Wir beobachteten, wie der Schmerz immer mehr abnahm und wie sie langsam wieder ins Leben zurückfanden, mit einem gewachsenen Verständnis von Mitgefühl und gegenseitiger Unterstützung. Der Heilungsprozeß lief langsam ab und war tiefgreifend. Der Bruder des ermordeten Mädchens begann Klavier zu spielen, wie sie es getan hatte. Indem er langsam in die Position des ältesten Kindes hineinwuchs, begann er sich intensiv um seinen jüngeren Bruder zu kümmern, was er zuvor immer abgelehnt hatte, ebenso wie das Klavierspielen, von dem er gedacht hatte, daß er es niemals lernen könne, „weil sie immer alles so gut konnte. Und nun kann ich es auch".

Es ist nicht so, daß Marcias Familie den Schmerz vollständig bewältigt hätte, sondern eher so, daß der Schmerz sie dem Leben geöffnet hat, wie sie es nicht für möglich gehalten hätten. In gewisser Weise sind sie alle ins Leben hinein gestorben, sie haben sich zugestanden, den kostbaren Augenblick einer gemeinsamen Erfahrung anzuerkennen, und die Ängste und Sorgen, die das Leben immer irgendwie erschwert hatten, loszulassen.

Wir haben diese Art von Heilung in der Trauer um ein ermordetes Kind während der letzten Jahre bei einigen Dutzend Familien erlebt. In den meisten Fällen konnten wir eine allmähliche Neuorientierung beobachten, ein tieferes Erfahren des Lebens. Für einige der Familien war es jedoch zu schmerzhaft, mit uns zu sprechen – von ihnen hören wir nur sehr selten brieflich oder telefonisch.

Oft kommen unsere eigenen Kinder ins Zimmer, während ich mit den Eltern ermordeter Kinder telefoniere: „Wir haben keine Zeit mehr, zu warten, bis du fertig bist mit Telefonieren. Wir gehen jetzt los. Wann sollen wir wieder zurücksein?" Und obwohl ich mich manchmal darüber ärgere, gestört zu werden, weiß ich gleichzeitig jeden Augenblick zu schätzen, den wir miteinander erleben können. Immer mehr wird klar, worum es vor allem geht: Darum, jeden Menschen sich entfalten zu lassen, ohne ihn zurückzuhalten oder beiseite zu stoßen. Jeden Tag lernen wir ein bißchen was dazu und schaffen es, das, was uns trennt, ein bißchen mehr loszulassen: Die Trennung in Vater und Sohn, in Mutter und Tochter. Auf diese Weise können wir uns dem Einssein immer mehr anvertrauen.

Zum Leben heilen

Anthony

Wir lernten Anthony, einen jungen Mann aus Oregon, vor ungefähr zwei Jahren bei einem unserer Workshops kennen. Die Tumore an seinen Lippen und Wangen hatten seine linke Gesichtshälfte anschwellen lassen. Sein Aussehen fiel sofort auf, aber es war nicht nur die Entstellung der linken Hälfte seines Gesichts, die alle Blicke auf ihn lenkte. Seine Augen waren wie die dunkelgrünen Seen aus Algen, die sich aus abgekühlter Lava bilden, nachdem ein Vulkan zerstörte, was sich ihm in den Weg stellte. Der Funken des Lebens erwacht in diesen Seen – noch schwebt das Leben in großer Gefahr, ist auf des Messers Schneide: Entweder wird es wiedergeboren, oder es erlischt.

Gelegentlich kam er kurz bei uns vorbei und fragte, ob wir ein wenig Zeit hätten, um „dem Herzen Luft zu machen". In unserer ersten gemeinsamen Sitzung hörten wir Anthony nur konzentriert zu, wie er sich „alles von der Seele redete", indem er den Schmerz eines ganzen Lebens geradezu auf dem Tisch vor uns ablud. Während der ersten Monate schien sich unsere gemeinsame Arbeit in der Erlaubnis, die Vergangenheit bewältigen zu dürfen, zu erschöpfen, wofür wir keine speziellen Techniken benötigten. Es brauchte eine Weile, bis Anthony mich fragte, welche Art von Meditationen er anwenden könne, um „den Schlüssel zu meiner Krankheit zu finden".

Ich erklärte ihm, auch ich wüßte „die richtige Antwort" nicht, aber ich erzählte ihm davon, wie man dem kranken Ort Liebe und Vergebung schenken könne, damit er Heilung erfahre. Daß es vielen Menschen geholfen habe, sich ganz auf den Ort des Unbehagens zu besinnen und ihm Liebe zu geben, anstatt ihn ängstlich zu umgehen. Ich berichtete ihm, daß es vielen gelungen war, ihre Achtsamkeit an dem Ort der Krankheit zu sammeln und sich vollkommen auf das dort Empfundene zu besinnen; sich auf den Punkt im Körper zu konzentrieren, von dem Krebs oder eine andere schwere Krankheit ausgeht, und die Liebe dorthin zu lenken. So komisch es klingt, für viele Menschen war es das erste Mal, daß sie ihre Krankheit akzeptierten, indem sie sie dort sein ließen, wo schließlich die natürlichen Heilkräfte sie erreichen könnten.

Es geht darum, die Empfindungen, die sich dort Moment um Moment wandeln, achtsam wahrzunehmen. Sich diesem Punkt zutiefst bewußt sein. Jedes Gefühl, das dort entsteht, registrieren, ja sogar darauf achten, ob es „etwas sagen will". Der Krankheit zuhören, sie „sprechen" lassen, einfach nur für das offen sein, was sie sagt. Der Krankheit verzeihen und ihr Erbarmen schenken. Sich ein Bild von der Krankheit machen, wie die feinen Schwingungen der Empfindungen es andeuten. Wenn erst der Kontakt zu diesem Ort langsam hergestellt ist, im zweiten Schritt beginnen, die Achtsamkeit auf das Zentrum des Herzens zu lenken. Mehrere tiefe Atemzüge direkt zum Herzen strömen lassen, als wäre es von einem unsichtbaren Ventil verschlossen. Damit beginnen, sich für die Wärme und Zärtlichkeit dort, gleich jenseits der unaufhörlich wandernden Gedanken, zu öffnen. Die Achtsamkeit nur auf das Herz gerichtet sein lassen. Dann, mit jedem sanften und reinem Atemzug, einige Momente verweilen, um das Gefühl der liebenden Wärme zu genießen, den Wunsch zu hegen, daß es den empfindenden Lebewesen auf der ganzen Welt wohl ergehe. Vielleicht, indem man Worte benutzt wie diese hier: „Mögen alle Geschöpfe ohne Leiden sein. Mögen alle Geschöpfe von ihren Schmerzen geheilt werden." Und indem wir beginnen, unsere liebende Offenheit dem Leben gegenüber zu praktizieren, können wir diese Verbundenheit als ein Bindeglied zwischen dem Herzen und der Krankheit benutzen. Wir können anfangen, mit jedem Atemzug, wie durch einen Tunnel oder an einem Fluß entlang, den Ort der Wahrnehmung der Krankheit mit liebender Wärme zu überfluten, ihn in Liebe zu baden. „Ich kenne niemanden, der nicht behaupten würde, aller Anfang sei schwer, so daß das stetige Öffnen des Herzens zuerst sogar etwas Mechanisches haben kann, aber je mehr es sich öffnet, desto leichter und tiefer scheint es zu werden. Einige erzählten uns, daß das regelmäßige Berühren des kranken Ortes, besonders bei Beschwerden, sie wie keine andere Methode heile."

Als Anthony begann, seinem Krebs Liebe zu schicken, schien er aufzuhören, so hartnäckig weiter zu wuchern. Eine Remission schien möglich zu sein. Wenn es einem unserer Patienten besser geht, besonders wenn die heilenden Meditationen gut wirken, ist es häufig so, daß das Bedürfnis, uns zu sehen, abnimmt. Als sein Selbstbewußtsein gestiegen war, sagte Anthony in einem unserer Gespräche: „In meinem ganzen mißglückten Leben habe ich mich immer wie ein Fünfjähriger gefühlt."

S.: „Dann wird es wohl langsam Zeit, sechs zu werden. Wie wäre es, wenn wir das feiern würden – eine Art Initiationszeremonie, die den Untergang der Hilflosigkeit besiegelt."

Nach der Zeremonie, während der Anthony tatsächlich sechs Kerzen auf seiner Geburtstagstorte ausblies, haben wir viel gesungen, gelacht und Süßes gegessen. Anthony meditierte weiter. Es gelang ihm sogar, seine Behandlung ganz bewußt auf die betroffene Stelle zu lenken. Es war etwas länger her, daß wir von ihm gehört hatten, als eines Morgens um sieben Uhr Anthonys zitternde Stimme am Telefon mich aufweckte. Er sagte, er habe „unendlich viele Verwandlungen erlebt", und er erzählte mir, daß seine Arme und Beine vor wenigen Tagen plötzlich gefühllos geworden wären: „Merkwürdig, aber es passierte genau an dem Tag, als mein Vater mich besuchen kommen wollte."

A.: „Ich war genervt, weil ich noch nicht einmal allein aufstehen konnte. Ich konnte weder Arme noch Beine kontrollieren. Ich dachte, es sei etwas im Rückenmark, aber im Krankenhaus untersuchte mich der Arzt von oben bis unten und sagte dann, es sei womöglich etwas mit meinem Gehirn nicht in Ordnung. Kein neuer Tumor, aber etwas im Verlauf der Krankheit könnte das Kleinhirn, das Motorik und Gleichgewicht steuert, angegriffen haben, und es könnte für immer so bleiben. Meine Arme sind inzwischen fast vollkommen nutzlos. Sie sind so verkrümmt, daß ich nicht einmal meine Hände gebrauchen kann, und die Knoten unter meinen Achseln werden größer. Ich bin nicht einmal mehr fünf. Ich bin hilflos wie ein Baby."

S.: „Wenn ich Ihnen so zuhöre, frage ich mich, ob es Ihre Krankheit oder Ihr Vater ist, was Sie hilflos wie ein kleines Kind werden läßt. Vielleicht gibt es etwas, das die Liebe, die eben noch so heilsam war, blockiert. Liefern Sie Ihre ganze Kraft der Krankheit und am Ende vielleicht dem Tod aus, so wie Sie sich selbst früher und anscheinend immer noch Ihrem Vater ausgeliefert haben? Ist Ihnen nach all diesen Jahren der Krebs zu Vater und Mutter geworden, schreibt er Ihnen vor, wann es Zeit ist, zu Bett zu gehen, was Sie essen sollen, wie Sie die Tage verbringen sollen?"

A.: „Als mein Vater kam, wurde es sehr viel schlimmer. Ich konnte die Meditation einfach nicht mehr machen. Ich war mir sicher, ich würde sterben."

Als ich ihn fragte, ob er Angst habe, verneinte er das, er sei einfach nur traurig. Aber während er den Empfindungen in seinem Körper folgte und das ewig wiederkehrende „Kuddelmuddel" in seinem Geist zu entwirren suchte, wurde ihm klar, daß ein großes Durcheinander und ein großer Zwiespalt herrschte. Er hatte zwar gesagt, daß er nichts dagegen hätte, von einem Moment auf den anderen zu sterben, aber eigentlich schien es nicht so. Seine Angst wuchs, weil es so vieles gab, was er noch erledigen wollte, und ihm graute davor, „halbe Sachen" zurückzulassen. Das Gefühl, nicht als „ganzer Mensch" sterben zu können, verfolgte ihn; er befürchtete, nicht so sterben zu dürfen, wie er es sich gewünscht hatte – es war nicht nur die Tatsache, daß er seinen Körper nicht mehr beherrschen konnte, sondern das Gefühl der eigenen Unzulänglichkeit seinem Vater gegenüber. Der beharrte darauf, er solle sich „nicht gehen lassen, um diese Sache in den Griff zu bekommen". Als ich Anthony fragte, wie es sei, seinen Vater bei sich zu haben, antwortete er nur: „Schrecklich. Aber er fährt wieder. Er geht nach Miami, wo ein neuer Arbeitsplatz auf ihn wartet."

S.: „Haben Sie und Ihr Vater gemeinsam entschieden, daß er heute abfährt?"

A.: „Nein. Er faßte den Entschluß gestern abend. Er meint, Chemotherapie und Bestrahlungen wären zu diesem Zeitpunkt das Beste für mich, und wenn ich nicht bereit dazu wäre, wolle er mich nicht um sich haben. Er behauptet, daß ich sterben möchte, ich sage, das ist nicht wahr, er sagt: ‚Doch, das ist es, denn wenn es nicht so wäre, würdest du vernünftig sein.' Aber dies ist mein Leben, und ich muß diese Entscheidung ganz allein treffen. Je mehr ich begreife, daß es ganz allein ‚mein Leben' ist, desto besser geht es mir, und desto liebevoller kann ich mir gegenüber sein. Aber je mehr ich mein eigenes Leben führe, nicht nur weil ich ‚unabhängig' sein möchte, sondern weil irgend etwas in mir einfach stärker wird – die Stimme des Herzens, von der wir geredet haben –, desto mehr fühlt er sich von mir weggestoßen. Nach seinem Empfinden respektiere und liebe ich ihn nicht. Er denkt, man müsse mit Gott ringen, ihn bekriegen, denn Gott ist beinahe tot, und wir müssen ihm den Todesstoß versetzen. Ich glaube, insgeheim fürchtet er sich vor Gott. Aber für mich ist Gott Liebe, er steht mir bei. Für ihn ist Gott der Fürchterliche, dem man jede Kleinigkeit abringen muß. Unsere Einstellungen zum Leben sind sehr verschieden. Meine Ansicht ist, daß ich das Recht zu leben und zu sterben habe, wie ich will. Es ist sein gutes Recht, an die Behandlungsmethode zu glauben, die er für die beste hält, aber ich glaube nicht, daß er mir sagen darf, ich wüßte nicht, was ich tue, daß er mich drängen und drängen darf, wenn ich es nicht so mache, wie er es möchte. Er ist mit dieser wunderschönen Frau zusammen; er kennt sie noch nicht lange; auch sie ist nicht einverstanden mit dem, was ich tue, aber sie gibt mir nie das Gefühl: ‚Ich habe recht, du hast keine Ahnung.' Mein Vater sagt zu mir: ‚Du bist mein Sohn, und ich liebe dich. Deshalb mußt du tun, was ich von dir verlange, wenn du nicht vollkommen selbstsüchtig sein willst.'"

Anthony erzählte mir, daß es ihm in den letzten Tagen, seit er sich entschlossen hatte, seine Krankheit so zu behandeln, wie es seine Gefühle ihm sagten, erheblich besser ginge. „Ich wehre mich nicht mehr dagegen, krank zu sein, und ich warte darauf, daß meine Gefühle mir sagen, welches der nächste Schritt für mich ist." Ich stellte Anthony eine Frage: „Was glauben Sie, welchen Anteil an Ihrem Schmerz hat der Widerstand gegen diese Krankheit, die so unerwartet zurückgekommen ist?" Darauf fing Anthony an, leise zu weinen. Er sagte, ein Teil von ihm meine, seinen Vater und die Liebe, die er sich zwischen ihnen wünsche, zu verraten, indem er die Krankheit annehme.

A.: „Er sagt, ich ‚nehme den Mund zu voll', würde ihm nicht gehorchen. Und dann schaue ich in den Spiegel, sehe mein verunstaltetes Gesicht und frage mich, wieviel Mund mir noch zum Widersprechen bleibt, bevor er mich umbringen wird. Wie kann ich auf meine Gefühle hören, wenn ich denken muß, es sind die falschen? Wenn der Mensch, dessen Liebe und Fürsorge mir am wichtigsten sind, zu mir sagt, ich müsse selbst für mich sorgen, aber auf eine Weise, an die ich nicht glaube? Und dann ist da noch mein Stolz, der mich wirklich peinigt, denn plötzlich bin ich so sehr auf Hilfe angewiesen und brauche so viele Menschen, die sich um mich kümmern müssen."

S.: „Aber das gehört alles dazu, wenn man gut zu sich selbst ist und die Krankheit für die Liebe öffnet. Hilflosigkeit lehrt Sie etwas Einmaliges: anderen zu erlauben, für Sie dazusein, so daß auch Sie lernen, für sich selbst dazusein. Sich selbst helfen und heilen, als hätten Sie sich wie ein Kind verirrt, das Sie nun, zitternd vor Angst, in einer dunklen Gasse finden.

Und doch zweifeln Sie daran, ob Ihnen so geholfen ist. Sie glauben, es sei der falsche Weg. Aber die Hilflosigkeit ist ein wunderbarer Lehrer: Sie erlaubt Ihnen, andere für Sie dasein zu lassen, so wie auch Sie gern für andere da wären."

Als ich Anthony auf seine Selbsthilfegruppe ansprach, fing er an, von vielen ganz besonderen Menschen, die ihn auf eine ungemein zärtliche Weise liebten, zu erzählen: Je mehr sie ihn jedoch liebten, desto schuldiger und verwirrter fühle er sich, weil er nicht fähig sei, sich so selbst zu helfen, wie sein Vater es forderte.

A.: „Man könnte sagen, daß mein Vater darauf besteht, ich solle unabhängig sein, aber auf seine, nicht auf meine Weise. Er sagt, ich müsse ‚um das Leben kämpfen', aber ich möchte es einfach gewähren lassen, anstatt ihm den Kampf anzusagen. Ich will nicht mehr kämpfen. Ich möchte einfach nur anderen das geben, was sie mir auch gegeben haben: Beistand."

S.: „Wieviel einfacher es oft doch ist, zu geben, anstatt zu nehmen! Man hat das Gefühl, Herr der Lage zu sein, wenn man hilft, wenn einem aber geholfen wird, fühlt man sich hilflos. Aber genau das will dieser Augenblick Ihnen sagen. Denn wenn Sie Hilfe leisten, wenn Sie alles unter Kontrolle haben, werden Ihre Abhängigkeiten niemals richtig ans Licht kommen, weil Ihre guten Taten, für die man Ihnen so dankbar ist, Sie völlig in Atem halten werden. So werden Sie den Teil Ihres Geistes, der sich schuldig oder unsicher oder selbstgerecht fühlt, nie entdecken – den Selbsthaß, der sprungbereit hinter Ihren guten Taten lauert. Jedermann schmeichelt Ihnen, bestätigt Ihnen, was für ein guter Mensch Sie doch sind, aber Sie wissen es besser. Nur selten, wenn der, den Sie in dieser Welt darstellen wollen, sich nicht mehr zu behaupten weiß, wenn Sie nicht bekommen, was Sie wollen, halten Sie inne und schauen in sich hinein. Dann begreifen Sie, daß sich Sicherheit und Geborgenheit keinesfalls außerhalb Ihrer selbst in all Ihren Taten befinden. Daß es das Herz ist, das die ganze Arbeit leisten muß, die darin besteht, willens zu sein, sich vom Geist und seinen zahllosen

Posen und Manipulationsversuchen zu lösen. Es geht darum, zu beginnen, Geist und Herz verschmelzen zu lassen. Selbst unsere Gespräche während all dieser Monate darüber, ‚das Herz zu öffnen', trafen nicht genau den Punkt, denn eigentlich sind unsere Herzen immer offen. Wir müssen nur den Geist entlassen, der den Zugang zu der von Herzen kommenden Bereitschaft, den ewig fließenden Wandel zu akzeptieren, versperrt. Nicht der Geist nimmt an, sondern das Herz. Wer die natürliche Offenheit des Herzens erlebt, wird merken, daß dann auch der Geist beginnt, anzunehmen. Annahme hat im wesentlichen damit zu tun, die Person loszulassen, für die wir uns immer gehalten haben; wenn wir uns der allumfassenden Verbundenheit öffnen, dem allseitigen Mitleiden öffnen, das hinter dem Festhalten an den Gedanken des getrennten Selbst durchschimmert. Gerade jetzt kommt es darauf an, sich dem großen, unbekannten Moment so zu öffnen, wie er sich von Augenblick zu Augenblick entfaltet."

Als Anthony mich fragte, wie er die heilende Kraft seines Herzens noch weiter entfalten könne, schien mir für ihn eine Übung geeignet zu sein, die sich die „Die wärmende Atmung des Gleichmuts" nennt. Man besinnt sich vollkommen auf die Gefühlseindrücke in der Brustgegend. Den Atem zum Herzen hin- und vom Herzen wegströmen lassen. Mit jedem Einatmen Warmherzigkeit einströmen lassen, mit jedem Ausatmen alle inneren Spannungen und Abhängigkeiten langsam ausströmen lassen, sich in der Gelassenheit üben. Jedes neue Einatmen wärmt einen stärker, richtet auf, so daß das Vertrauen in den Prozeß wächst und die Samen eines ‚Selbst-bewußt-Seins' sprießen können. Jedes Ausatmen vertieft die Gelassenheit, die Raum gibt für das ganzheitliche Wachsen, das eintreten wird. Die Gelassenheit, die das Ausatmen erzeugt, hat mit dem Warten darauf, daß etwas Bestimmtes geschieht, nichts zu tun, das ist Ungeduld; es handelt sich vielmehr um Gleichmut, mit dessen Hilfe man sich so für die Dinge öffnet, wie sie sind. Es ist keine Eile geboten. Die Wärme, die sich beim Einatmen entfaltet, genügt, um die Saat zum Erblühen zu bringen. Die Gelassenheit, die das Ausatmen hevorbringt, läßt ihr Raum, so zu wachsen, wie es ihr gefällt. Es ist eine dieser täuschend einfachen Methoden, die schon vielen Trost spendete und Einsicht gab. Seltsamerweise ist es kein großer Unterschied, ob man diese Liebe direkt seinen Tumoren oder seinem Vater gibt.

Zehn Tage später rief Anthony an, um mir von einem Erlebnis zu berichten: „Es war, als ob etwas in mir explodierte, wie eine Zyste – überall Blut und Eiter, Angst und Liebe, soweit das Auge blicken konnte." Als ich ihn fragte, was genau er erlebt habe, sagte er: „Gestern war ein besonderer Tag für mich, so etwas wie ein Durchbruch, ein Tag der reinsten Gefühle, die ich mir ja nur sehr selten zugestehe. Ich kann an nichts anderes mehr denken, aber ich werde versuchen, der Reihe nach zu erzählen. Ich hatte mich in einen Sessel gesetzt, um Musik zu hören, und die Musik wirkte so auf mich, daß ich weinen wollte. Also weinte ich. Als ich in mich hineinblickte, sah ich, daß ich aus Freude weinte, und weil die Musik so schön war. Aber als ich genauer hinschaute, sah ich sehr viel Traurigkeit; alles war Schwermut und Schmerz. Mir schien, es war der Schmerz all der Jahre, in denen ich mich verschlossen hatte, der Schmerz, der mein Leben manipuliert hatte. Seit kurzem fange ich an, einzusehen, daß es *nichts* gibt, das man festhalten muß. Und doch tue ich genau das in jedem Moment meines Lebens. Ich umklammere den Schmerz fester, verschließe mich vor der Ungewißheit in allen Dingen.

Gestern also begann ich, meine Traurigkeit zu begreifen: ihre Gründe und daß ich sie selbst verursache. Als der Tag zu Ende ging, dachte ich über meine Gefühle nach und ließ die Traurigkeit in mir aufsteigen, so daß ich einfach dalag und weinte. Ich merkte, wie sehr ich mich verkrampfte, um durchzuhalten, und wieviel mehr Schmerz das verursachte. Ich erkannte, daß ich niemals geweint hatte, weil ich Angst vor dieser Seite an mir hatte. Ich glaube, daß ein Teil von mir dabei ist, einen kleinen Tod zu sterben. Der Teil von mir, der sich auf das versteifte, was ‚ein Mann' seiner Meinung nach zu sein hatte. Meine Rolle ist das nicht mehr. Vielleicht stirbt ein Teil von mir, um den Rest von mir zum Leben zu erwecken."

Die Atmung der Wärme und des Gleichmuts schien Anthony genügend Selbstvertrauen und Stärke zu geben, um zu wachsen. Einstweilen versuchte er, die Probleme mit seinem Vater und seinen inneren Konflikt zu analysieren. Während er das tat, erkannte er, daß er seine Heilung selbst gehemmt hatte. Von dem Moment an, da er die Wärme einatmete und Gelassenheit ihn erfüllte, fühlte er, daß „die Heilung, vielleicht sogar der Tod, einen Platz in mir hat", wenn es soweit ist, aber ohne jede Dringlichkeit, ohne mit dem Leben zu kämpfen. Im eigentlichen Sinne hatte er erst jetzt, da er seine Krankheit gewähren ließ, einen wirklichen Zugang zu ihr, und er konnte so konzentriert wie noch nie an ihr arbeiten, mit einem neuen Vertrauen auf einen wesentlichen Teil seines Selbst. Er begann, Verantwortung zu tragen, ohne sich schuldig zu fühlen.

Nach und nach kam das Gefühl in seinen Armen und Beinen langsam zurück. Er spürte einen neuen Sinn im Leben, eine neue innere Harmonie, die daher rührte, daß er sich seiner Krise direkt widmete, anstatt sich auf die vernünftigen Gedanken anderer und die eigenen Ängste zu konzentrieren. „Gott ist mein Freund", sagte er, „obwohl ich seine Wege nicht immer verstehe." Weil ich spürte, daß es seinen Glauben an das „Nicht-Wissen" vertiefen würde, erzählte ich ihm die Geschichte der Heiligen Theresia aus der Zeit, als sie in ihrer Klosterzelle an der Schwindsucht starb. Sie rief Jesus wegen ihrer schrecklichen Schmerzen an, während sie sich langsam dem Tode näherte: „Jesus, warum quälst du deine treue Dienerin? Ich habe dich immer geliebt, und du bringst mir solche Schmerzen." Da hörte sie die sanfte Stimme Jesu sagen: „Aber ich bereite allen meinen Freunden Schmerzen." Darauf erwiderte Theresia: „Vielleicht hast du deshalb so wenige."

Wir lachten ein wenig zusammen und vereinbarten, bald wieder voneinander zu hören.

Im Jahr danach lernte Anthony „vollständig neue, phantastische Freuden", wie er sie nannte, kennen – Akupunktur, Pflanzenheilkunde, spezielle Diäten. Und die tiefere Annahme seiner selbst, die Meditation der Wärme und Gelassenheit, die er in den Krebs sandte, schienen eine merkbare Heilung zu unterstützen. Die Schwellung seines Gesichts und seiner Lippen ging zurück, seine alte Energie lebte wieder auf.

A.: „So, jetzt bin ich mein eigener Vater, mein eigener Heiler, und alles scheint zu stimmen. Neulich habe ich übrigens mit meinem Vater gesprochen, und anstelle der alten Streitgelüste wollte ich ihn beschützen. Ich hatte keine Angst mehr vor ihm. Ich habe ihn einfach nur geliebt. Und ich muß sagen, daß es ihn verstummen ließ. Er fing an wie früher; aber als ich ihm dann erzählte, wie es bei mir läuft, war er einfach still, brach zusammen und fing an zu weinen. Das war das erste Mal, daß ich ihn weinen gesehen habe. Für eine Weile war ich sein Vater. Ich habe ihn einfach geliebt.

Und glauben Sie mir, das sind alles gute Gefühle, aber jetzt, da ich meine Energien wiederhabe, stehe ich vor einem anderen Problem: Ich habe sexuelle Gelüste!"

S.: „Gibt es auch was Neues!? Alle Zeichen, daß Sie in dieser Welt zuhause sind, werden sich wieder zeigen. Aber Sie können Ihnen auf ganz neue Art und Weise begegnen. Mit dem Herzen. Diese Heilung, die Liebe, die Sie verteilt haben, geht tiefer als nur bis in den Körper. Alles ist noch ganz frisch, kein Grund, etwas zu erzwingen. Und durch das sexuelle Erwachen scheinen gerade die Menschen, die lange krank gewesen sind, zu bemerken, daß die Welt sie wieder hat. Auch Menschen, die oft krank sind, geht es so: Zwischen den Symptomen spüren sie hin und wieder, wie sie eine schwache, fast vergessene Lust durchströmt. Es bedeutet sozusagen, daß der Körper wieder aktiv wird, und das betrifft Sie auf allen Ebenen. Wenn Sie bezüglich Ihrer Krankheit das ‚Kampfsyndrom' erst mühsam überwinden mußten, kann es jetzt nicht schaden, sich an einen passenden Spruch aus den sechziger Jahren zu erinnern: ‚Make love, not war.' Lassen Sie auch Ihre sexuelle Energie eine heilende sein, keine mit der alten Angst vor dem Kontrollverlust – keine Panik, keine Hast, nur das Teilen von Liebe und Freude. A.: „Nun ja, eigentlich bin ich für all das offen, aber im Moment habe ich keine Freundin, und ich fühle mich sehr einsam, bin nicht gerade wählerisch. Ich habe vor kurzem mit einem Freund darüber geredet und ihm gesagt, daß ich darum bete, das zu verstehen, und er spottete nur: ‚Vergiß es, bete um Sex.' In dem Moment mußte ich noch lachen, aber ich gebe zu, daß ich inzwischen ernsthaft darüber nachdenke."

S.: „Tun Sie das, was Ihnen hilft! Aber ich bin mir nicht sicher, wie der Himmel Gebete unter der Gürtellinie aufnimmt. Sehen Sie es mit etwas mehr heiterer Gelassenheit, anstatt mit fieberhafter Lust. Wärme und Geduld, Geduld und Vertrauen. Wie einer meiner Freunde einmal sagte: ‚Gott ist ein verrückter Kuppler.' Und vergessen Sie nicht, daß Sie, wenn Sie im Gebet um etwas bitten, eigentlich nur für sich selbst bitten. Aber indem Sie das tun und bereit sind, zu hören, Gott zu empfangen, stoßen Sie auf tiefere und tiefere Schichten Ihrer selbst – vielleicht werden Sie sogar entdekken, daß es ‚Fremde' eigentlich gar nicht gibt, nur eine einzige Ganzheit, die alle miteinander teilen. Stellen Sie sich vor, aus dieser Einheit heraus zu lieben, anstatt ängstlich und hastig nach Befriedigung zu greifen, wie wir uns häufig dem Sex gegenüber verhalten. Und genießen Sie. Hören Sie auf zu kämpfen. Make love, not war."

Während Anthony in die Welt zurückkehrte, eine neue Arbeit, neue Freunde, neue Lieben fand, ging der Heilungsprozeß auf mehreren Ebenen weiter. Vor ein paar Monaten rief er an, und ich fragte ihn, wie es ihm gehe. Er sagte: „Ich lebe." Sein Krebs war vollkommen verschwunden. „Nun kommt es darauf an, all das, was ich gelernt habe, nicht wieder zu verlieren. Mich darauf einzulassen. Es weiterführen."

Wer stirbt?

Stan

Eines späten Abends bekamen wir einen Anruf von Stan: „Es tut mir leid, daß ich so spät noch anrufe, aber ich habe den ganzen Tag gebraucht, um mich zu überwinden. Es ist so schwer für mich, um Hilfe zu bitten. Aber ich habe Lungenkrebs, und wahrscheinlich werde ich daran sterben."

Stan erzählte uns, er sei Elektroinstallateur. Während einer der regelmäßigen Vorsorgeuntersuchungen entdeckte man Flecken auf seiner Lunge. In den letzten Monaten hatten seine Arbeitsfähigkeit und seine Freizeitvergnügungen wegen der schlimmen Schmerzen und der zunehmenden Entkräftung stark gelitten. „In diesen vergangenen Wochen habe ich auf mein Leben zurückgeblickt, und ich bin dort wirklich auf nichts gestoßen, was mir helfen könnte, dies hier durchzustehen. Tatsächlich scheint meine einzige Vorbereitung auf den Tod in einem Wochenend-Workshop mit Ram Dass zu bestehen, der nun zwölf Jahre zurückliegt. Irgend etwas, das ich dort gelernt habe, spukt mir immer noch im Kopf herum. Es hilft mir, aber ich fühle mich, als drehte ich mich in einem Kreis aus ‚Ich, Ich, Ich, Ich'."

Als ich ihn fragte, wie sich all diese ‚Ichs' fühlten, antwortete er: „Frustriert, total frustriert." Ich fragte ihn, was es wäre, das ihm im Leben fehle, weshalb er so frustriert sei, worauf er entgegnete: „Ich glaube, es ist weniger das Sterben als die Tatsache, daß ich mich fürchte und daß ich so gänzlich unvorbereitet darauf bin, so krank zu sein." Auf meine Frage, ob seine Verbitterung etwas mit einem Gefühl der Unfertigkeit zu tun haben könne, war sein Antwort ein wütendes Jaulen: „Fertig! Nichts ist fertig! Von überall scheinen neue ‚halbe Sachen' aufzutauchen. Was zum Teufel hat denn mein Leben schon jemals bedeutet? Welchen Weg hat es genommen? Warum muß gerade mir das hier passieren? Aber das Schlimmste ist, daß ich mich so einsam fühle, so ausgeliefert ... Mein Leben scheint ein einziger Fehlschlag zu sein. Ich habe einen endlos langen Flur vor Augen, und hinter den zahllosen Türen verbergen sich meine verschiedenen Ichs." Worauf ich ihn fragte: „Was haben all diese Ichs zu sagen?"

Verzweifelt antwortete Stan: „Alles! Manchmal bin ich so ratlos, daß ich wünschte, gleich zu sterben und endlich fertig mit allem zu sein. Ich glaube nicht mehr daran, daß eine Zeit kommen wird, wo ich ein Licht am Ende dieses endlosen Korridors erblicken werde. Ich habe mich in mir selbst verirrt."

Wenn man zum erstenmal mit jemandem spricht, überrascht es einen immer wieder selbst, wenn man sich dabei zuhört, wie man eine ganz bestimmte Technik vorschlägt. Man handelt sehr intuitiv. Stans Erinnerungen an den Workshop vor so langer Zeit deuteten auf eine tiefe Neigung zum Spirituellen hin, besonders da dies der einzige Bezugspunkt zu sein schien, der ihm weiterhalf. Obwohl Stan seinem Schmerz und seiner Wut, die wohl jeder in einer solchen Krise spürt, Ausdruck verlieh, schien sich unter all der Wut noch immer das Gespür für einen wahren „Durchbruch" zu verbergen. Eine Ahnung, daß es ihm gelingen könnte, den Weg der „Einsicht" und der Erforschung des „Wer bin ich?" anzuwenden, die vielen Menschen, mit denen wir zusammengearbeitet hatten, gut weitergeholfen hatte.

S.: „Wer ist dieses Selbst, das sich verirrt hat?"

St.: „Wie?"

S.: „Hören Sie mir einen Moment zu. Lassen Sie uns einen Moment des Beobachtens miteinander teilen. Sie sagen, daß Sie leiden, enttäuscht sind, am Leben selbst zweifeln. Und ich frage Sie, wer ist da enttäuscht? Wer leidet? Sie werden sagen: ‚Wieso, das bin ich', und ich möchte einfach nur wissen, wen Sie mit diesem ‚Ich' meinen?

Wenn Sie versuchen, gegen die Enttäuschung anzukämpfen, der Verwirrung und der Angst Herr zu werden, dann werden sie sich wie eine Schlinge um Ihren Hals legen. Lassen Sie uns also danach suchen, um wen oder um was sich die Schlinge legt, so daß Verwirrung und Enttäuschung keine Chance haben, Sie zu erwürgen. Lassen Sie uns nur ganz kurz in den Geist mit seinen ‚endlosen Fluren aus Ich, Ich, Ich' hineinschauen. Wie oft haben Sie den verschiedenen Stimmen und Meinungen gelauscht, die Probleme und Enttäuschungen nur beobachtet, anstatt jede Tür zu öffnen, um zu erforschen, was in dem Raum dahinter liegt. Lassen Sie uns ein wenig verweilen, um eine Ahnung davon zu bekommen, ‚wem' das alles widerfährt, statt sich in diesen Erfahrungen zu verlieren."

St.: „Was würde mir das nützen?"

S.: „Vielleicht wären Sie weniger von der Angst besessen, so daß Ihnen die Krankheit Raum für andere Dinge ließe. Gibt es denn wirklich eine einzige zufriedenstellende Antwort, ein ‚Ich', das immer gleich bleibt? Ist das ‚Ich' des fünfundvierzigjährigen Mannes, der bald sterben wird, wirklich dasselbe wie das des sechsjährigen Knaben? Oder stoßen Sie auf unaufhörlichen Wandel, wann immer Sie nach einem in sich ruhenden ‚Ich' suchen, auf das Sie bauen könnten? Ist nicht das ‚Ich', das Sie zu schützen suchen, nur ein Begriff für eine angenommene Dauerhaftigkeit, die Sie zu verlieren fürchten, wenn Sie sterben? Aber was ist dieses kostbare ‚Ich', vor dessen Verlust Sie solche Angst haben?"

St.: „Glauben Sie wirklich, das wird helfen?"

S.: „Nun, im Moment haben Sie keinen Spielraum, keinen Frieden, denn die vielen widersprüchlichen Aspekte der durcheinander redenden Stimmen Ihres Geistes erfüllen Sie mit Anspannung und Verwirrung. Schaffen Sie es, diesem Stimmengewirr einfach nur zuzuhören? Ist es möglich, zu beobachten, wie die verschiedenen Masken Ihrer Persönlichkeit entstehen und in dem Korridor des Wandels wieder vergehen? Immerzu ersetzt eine Stimme die andere. Ein Moment der Enttäuschung, ein Moment der Angst, ein Moment des Zweifelns, ein Moment des Verstehens, ein Moment für das Stolzsein, und wieder in dem flackernden Licht der dunklen Flure des Geistes herumirrend."

St.: „Ich bin mir nicht sicher, ob ich verstehe, was Sie da sagen. Wollen Sie etwa andeuten, daß es kein ‚Ich' gibt? Wenn Sie das wollen, ist das der größte Schwachsinn. Mein Ich leidet!"

S.: „Nein, ich will sagen, daß Sie nicht das sind, was der Geist ‚ich' nennt. Und daß nur die Wahrheit bleibt, wenn Sie anfangen, all die scheinbaren ‚Ichs' freizulassen. Vielleicht werden Sie dann jenseits des vermeintlich autonomen ‚Ichs' auf etwas Universelles stoßen, auf die ganzheitliche Natur des Seins. Vielleicht werden Sie die Unsterblichkeit sehen. Sie sollen wissen, daß alles, was Ihr Geist Ihnen sagt, nicht die ganze Wahrheit ist. Wenn Sie Schmerzen haben und sich fragen: ‚Wer hat diese Schmerzen?' spüren Sie etwas, aber wem gehören diese Empfindungen? Ein Beispiel: Wenn alles schmerzt, ist es die Idee eines leidenden ‚Ichs', die die Qualen zu verschlimmern scheint. Tatsächlich: Je stärker man sich als ein ‚Ich' empfindet, desto schwerer wird es, mit dem Schmerz umzugehen. Je dominanter dieses ‚Ich' ist, desto gegenwärtiger ist die Person, die leidet. ‚Ich' heißt unsere Verweigerung dem Leben gegenüber, unser ständiges Streben nach schneller Befriedigung. Es ist eben dieses ‚Ich', das den Tod fürchtet. Diese Vorstellung, jemand Bestimmter zu sein, der etwas zu verlieren hat – Symbole, Sicherheit, das Wohlbekannte, den Ruf, die Familie. Wer ist dieses ‚Ich', das leidet? Wer stirbt?"

St.: „Nun, ich höre, was Sie sagen, aber es ist noch immer mein eigenes *‚Ich'*, das an Krebs stirbt!"

S.: „Welches ‚Ich'? Ich weiß, es klingt seltsam, aber lassen Sie uns einen Moment dabei bleiben. Es ist etwa so, als lernte man Algebra. Zunächst scheint es unmöglich, das X jemals aufzulösen, und es wird wohl immer ‚die Unbekannte' bleiben. Dann, man bleibt irgendwie am Ball, ist plötzlich alles ganz selbstverständlich. Wir haben ohnehin im Moment nichts Besseres zu tun. Lassen Sie es uns durchspielen.

Wenn ich Sie frage, um welches ‚Ich' es Ihnen geht, will ich Ihnen keine Falle stellen. Ich frage einfach nur nach dem wahren ‚Ich', wenn es doch all diese Stimmen, all die verschiedenen ‚Ichs' gibt. Seit Ihrem zweiten Lebensjahr bis heute haben Sie von sich immer als ‚Ich' gesprochen. Aber dieses ‚Ich' bezog sich nie auf ein und denselben Menschen. Oder sollte es doch ein beständiges ‚Ich' hinter all den anderen geben? Ein unveränderliches ‚Ich'? Wenn ich Sie fragte: ‚Wer stirbt gerade?' was würden Sie mir antworten?"

St.: „Ich denke, ich bin das!"

S.: „Nun Stan, wenn Sie sagen, ‚Ich bin', auf wen bezieht sich das?"

St.: „Nun ja, ich denke mal, daß ich Stan meine, Stan, der eine eigene Elektrofirma besitzt, den Vater seiner Kinder, den Beschützer seiner Familie ... So ein armes Arschloch eben, das an Krebs stirbt."

S.: „Welche Bedeutung hat dieses ‚Ich bin', das hinter all den Masken steckt? Wenn Sie definieren, ‚Ich bin dies' oder ‚Ich bin jenes', gibt es immer ein Etwas, das verlorengehen kann, und irgendwie ist das nie die ganze Wahrheit. Es bleibt immer ein ungutes Gefühl zurück, als betrüge man sich selbst, wenn das Sein mit einem ‚dies' oder ‚jenes' versehen wird, wenn die Erfahrung des reinen Gewahrseins, die der Geist ‚Ich bin' nennt, getrübt wird. Aber die Erfahrung dieses ‚Ich-bin'-Zustands ist etwas vollkommen anderes. Es entsteht ein Gefühl des bloßen Seins, der Gegenwärtigkeit. Denn in all dem Getue um ‚dies' und ‚jenes' liegen Verwirrung und Konflikt begründet – jeder ‚heilige Krieg', den der Geist durchlebt. Besinnen Sie sich auf dieses ‚Ich bin'. Erkunden Sie den offenen Raum. Reines Gewahrsein. Wenn Sie dabei bleiben, löst sich das ‚Ich' auf, und nur das ‚Ich bin' bleibt. Nur das Sein selbst, als eine weitere Chance, die Unsterblichkeit zu berühren.

Es ist dieses ‚Das bin ich', das leidet, wenn Sie Ihre Familie nicht länger ernähren können, weil Sie zu krank sind, um das Bett zu verlassen. Wer wird die Firma übernehmen, wenn Ihre Lunge so angegriffen ist, daß Sie nicht mehr als eine Stunde am Tag arbeiten können? Wer ist der Vater und Geliebte, der Mann und Beschützer, der seiner Familie kein Mann, seinen Kindern kein Vater mehr sein kann? Unser ‚Das bin ich' haben wir mit soviel Sorgfalt kultiviert, daß man sich wie ein Versager vorkommt, wenn man seine *Taten* nicht mehr sprechen lassen kann."

St.: „Und genau das ist das ungemein Deprimierende. Ich kann einfach nicht mehr der sein, der ich früher war. Mein Körper wird schwächer und dünner, und manchmal habe ich kaum die Kraft, die Treppen hinaufzusteigen. Dann liege ich einfach nur im Bett und lausche den Stimmen der Kinder im Nebenzimmer, und ich werde so verdammt wütend, weil ich nicht aufstehen und helfen kann. Was passiert mit mir? Warum geht es mir so mies? Es ist nicht nur mein Körper, sondern alles. Alles kommt mir so mies vor. Ich fühle mich so ausgeschlossen von allem, so einsam. Warum ist das hier so verdammt schwer?"

S.: „Es gibt viele Möglichkeiten, sich dieser Frage zu nähern. Aber ich habe den Eindruck, daß es der einfachste und direkteste Weg ist, nachzufragen, wer krank ist, wer das ist, der da sterben wird, und wer das ist, der sich so deprimiert fühlt. Das mag im Moment noch ein Bißchen bizarr klingen, aber ich habe das Gefühl, daß Sie in der Lage sein werden, Ihren Schmerz und Ihre Abhängigkeiten, die Sie vom Leben abschließen und zu einem Gefangenen von Furcht und Depressionen machen, zu durchbrechen."

Wir beendeten das Gespräch mit ein paar Geschichten von anderen Menschen, die dieses Technik erfolgreich angewandt hatten. Erfolgreich in dem Sinne, daß sie all den Dingen, die sich begeben, mehr ‚Luft zum Atmen' ließen. Nicht, daß sich die Begebenheiten großartig änderten, aber der sie umgebende Raum sah ganz anders aus.

S.: „Die Einstellung zur Krankheit kann sich radikal ändern, bis man alles zuläßt, egal was der nächste in sich vollkommene Schritt auf dem Weg zur Heilung sein mag: Entweder werden Sie den Krebs aus Ihrem Körper vertreiben, oder der Krebs wird Ihr ‚Ich' vertreiben. Ich weiß nicht, was das richtige für Sie ist. Nur Sie allein können einen Ausweg finden. Sie müssen sich sanft und achtsam führen. Daß das Wochenende, das schon zwölf Jahre zurückliegt, eine solche Bedeutung für Sie hat, läßt mich hoffen, daß Sie einen Ausweg aus Ihrer Not finden können. Es ist die Ergründung des Geistes und der Erfahrung des Seins, die Ihre vielleicht tiefste Heilung bedeutet, Ihre größte Freiheit. Das ‚Ich' ist nur *Idee* vom Selbst. Es hat nichts damit zu tun, wer Sie wirklich sind."

Drei Tage danach kam Stan vorbei: „So bizarr diese Erforschungstour auch ist, irgendwie bekomme ich das Gefühl, sie könnte nützlich sein. Ich werde es tun."

S.: „Wenn Sie sagen: ‚Ich werde es tun', wer ist dann dieses ‚Ich', das es tun wird? Oder ist es nur der Verstand, der weiterhin vorgibt, jemand zu sein?"

St.: „Hm … ich weiß nicht. Ich glaube, es ist immer noch eine vage Vorstellung von irgendeinem ‚Ich'."

S.: „Gut. Denken Sie daran: ‚Ich weiß nicht.' Darin steckt die Wahrheit. Lassen Sie uns einen Schritt weiter gehen. Von welchem der ‚Ichs' in dem langen Flur sprechen Sie? Von dem ‚frustrierten Ich'? Dem ‚verängstigten Ich'? Dem ‚allwissenden Ich'? Dem ‚wütenden Ich'?"

St.: „Ich glaube, es ist das ‚willige Ich'. Machen Sie weiter. Was kommt als nächstes?"

S.: „Vielleicht täte es Ihnen gut, wenn Sie sich ein wenig Zeit nähmen, um die verschiedenen Gemütszustände wie Vertrauen, Angst, Enttäuschung und Zweifel zu überprüfen. Ergründen Sie, was ihr wahres Wesen ist und wer diese Zustände erlebt. Oder gibt es einen Ort, an dem das ganze Spektrum der Gefühle – Enttäuschung, Zweifel, Glückseligkeit – einfach nur fließt? Untersuchen Sie es, stellen Sie sich die Frage: ‚Wer ist willig? Wer ist enttäuscht?' Stoßen Sie bis zum grenzenlosen Sein jenseits des Geistes vor. Hinter all den anderen Stimmen – was sagt die Stimme der Wahrheit?"

St.: „Ich spüre schon, wie mir der Kopf raucht, damit ich diese Frage beantworten kann. Beinahe habe ich das Gefühl, ich hätte Fieber. Aber ich kenne keinen anderen Ort in mir, den ich befragen könnte."

S.: „Vielleicht versuchen Sie, alles mit Hilfe Ihres Verstandes zu begreifen. Hören Sie statt dessen einfach auf Ihr Herz, auf Ihre Intuition. Versuchen Sie nicht, es zu fangen, lassen Sie es einfach nur auf sich wirken. Wenn ich Sie frage, wer Sie sind, und Sie entgegnen: ‚Ich weiß nicht', dann sagen Sie das, weil Sie enttäuscht und verwirrt sind. Aber in Wahrheit wohnt diesem ‚Ich weiß nicht' ein herrlicher Friede inne. Der Grund dafür, daß diese Frage Angst und Anspannung hervorruft, liegt darin, daß Sie vergeblich um eine Antwort ringen, wodurch ‚ein schutzbedürftiges Ich' entsteht. Vergessen Sie Ihr ‚Wissen' darum, wer Sie sind oder zu sein meinen, denn dieses ‚Ich' scheint zu leiden. Paradoxerweise bemüht sich der Geist verzweifelt, das Leiden, seine Angst vor dem Tod, festzuhalten. Ich schlage Ihnen vor, daß Sie anfangen zu überprüfen, wer all das erlebt. Das können Sie tun, indem Sie sich immer wieder fragen: ‚Wer bin ich?' Kämpfen Sie nicht gegen diese Erfahrung an, entdecken Sie sie. Wehren Sie sich nicht gegen Ihren Verstand. ‚Wem widerfährt dies?' – ‚Weiß nicht.' Das ‚Nicht-Wissen' regt sich, aber ihm wird Widerstand entgegengebracht, und es verwandelt sich in Verwirrung, wenn man eine Antwort erzwingen will. Sie müssen nicht antworten. Wenn Sie das ‚Nicht-Wissen' zulassen, gräbt es der Freiheit eine Gasse. Sie werden für die Wahrheit empfänglich. Ihr Verstand weiß nur, was ihm gelehrt wurde. Er hat nie gelernt, was er wirklich ist.

Wenn Sie diese Bedeutung des Seins ergründen, auf die Sie sich beziehen, wenn Sie von ‚Ich bin' sprechen, hat dieses ganz bestimmte Sein die vollkommene Gegenwärtigkeit, einen Anfang und ein Ende, oder ist es nichts als ‚Sein'?

Das ‚Ich' ist Ausdruck des Verstandes: Die verschiedenen Gedanken, das Selbstbild, die Ideale von sich selbst, die Selbstrelativierungen, das Selbstmitleid und die Angst errichten eine Mauer, um dem Leben den Zutritt zu verwehren, und sie geben Ihnen das Gefühl, Ihrer schlimmen Lage ausgeliefert zu sein. Wer ist ausgeliefert? Oder sind all diese Ideale und Bilder von sich selbst immer schon eine Falle gewesen, die erst jetzt sichtbar wird, da es keine Taten mehr gibt, mit denen sie getarnt werden kann? Das Selbstbild gleicht einem mit winzigen Löchern versehenen Ballon, den man immer wieder aufs neue aufblasen muß, damit er nicht schlaff und bemitleidenswert wird. Vielleicht ist es nicht einmal die Krankheit, die Sie leiden läßt; vielleicht ist der Krebs nur ein Zeichen für Ihr Verhaftetsein an alte Gewohnheiten, auf dieser Welt zu sein. Möglicherweise leiden Sie, weil Ihr Selbstbild nun nicht länger ewig austauschbar und erneuerbar ist."

St.: „Wenn ich mich jetzt frage: ‚Wer hört all diesem zu?' dann hat mein Geist ein Dutzend Antworten zu bieten. Aber helfen kann keine. Wenn ich mich frage: ‚Wessen Gedanken sind das jetzt?' kommen nur noch mehr Gedanken. Stephen, wessen Gedanken sind das?"

S.: „Wissen Sie, Stan, das Wichtigste ist nicht, eine Antwort zu finden, sondern immer wieder zu fragen, so daß die Fragen Sie weiter und weiter über den Leidenden hinaus tragen, über das ‚Ich' hinaus, das dem ‚sicheren Grund' nachjagt, weil es etwas zu beschützen hat, endlich über den Geist hinaus. Der Krebs zieht dem ‚Ich' den Boden unter den Füßen weg, weil er seine Fassade, seine Maske vernichtet. Wie sieht der Ausdruck dahinter aus, wenn Sie sich die Maske vom Gesicht reißen? Es erinnert ein wenig an die klassische Zen-Frage: ‚Was war dein Gesicht, bevor du geboren wurdest?' Hinter der Maske Ihres Tuns, Ihres Namens, Ihres Körpers, Ihrer Verpflichtungen befindet sich der Raum, wo alles zusammenfließt, um reines Gewahrsein zu werden. Sind Sie davon verschieden? Wer sind Sie? Wer denkt?"

St.: „Tja, wenn ich nachdenke, wenn es wirklich still in mir ist und ich mich genau dabei beobachte, wie Sie es neulich vorschlugen – die Gedanken, ich meine, ich sehe, zumindest manchmal kann ich sehen, daß die Gedanken einfach nur frei im Raum schweben. Wenn ich in meinem Sessel sitze, zum Fenster hinausblicke und mir dabei zusehe, wie ich zum Fenster hinausblicke, fällt mir etwas Seltsames auf: daß es die Augen sind, die schauen, und daß das ‚Ich', mit dem ich zu sehen meine, in Wirklichkeit erst nachher hinzukommt. Das ist wieder einer dieser Gedanken, und manchmal ist er ganz schön unheimlich, denn eigentlich bin ich dann gar nicht da. Es ist geradezu so, als sei dieses ‚Ich' eher fürs Denken zuständig. Beinahe kommt es mir so vor, als käme ‚Ich' erst ganz zum Schluß."

S.: „Ja, wo befindet sich dieses ‚Ich'? Ist es nur ein Gedanke danach? Folgt uns dieses ‚Ich' etwa nur wie ein ausgesetzter, um ein Zuhause bettelnder Hund? Und wir werfen dieser Idee, die immerzu gefüttert werden will, die um Anerkennung winselt, die versorgt werden will, ein paar Bissen zu? Gehen Sie behutsam mit dieser verlorenen Kreatur um, seien Sie gut zu ihr. Werden Sie Freunde, kommen Sie sich nahe, aber erkennen Sie, daß Sie nicht mit ihr identisch sind. Denn sie ist nur eine weitere Stimme in dem Korridor, ein weiteres Knurren hinter verschlossenen Türen, ein verzagtes Wimmern im Schatten. Beobachten Sie die Angst: Dort, in der dunklen Ecke, hat sie sich verkrochen, mit zusammengekniffenem Schwanz, unsicher, ob sie angreifen oder wegrennen soll."

Stan und ich unterhielten uns eine Zeitlang über eine Technik, die der bemerkenswerte indische Lehrer Ramana Maharischi als „Vichara Atman" bezeichnet: Man erforscht seine Geschichte, indem man sich immer wieder selbst befragt: „Wer bin ich?" so daß man ständig die Beziehung zum eigenen Selbst hinterfragt, das von Ängsten und Zweifeln umzingelt ist, indem man sich die großen Fragen stellt: „Wer ist es, der am Leben ist? Wer leidet? Wer versteht? Wer forscht?" Bis alles wiederkommt, und man sich außerhalb des Geistes wiederfindet, wo man tiefere und tiefere Seinsschichten erfährt. Bis daß es niemanden mehr gibt, der unabhängig vom Leben oder vom Tod existiert, und das bloße Sein sich von Moment zu Moment entfaltet. Es ist die Erfahrung der Unsterblichkeit, die Ergründung des Seins, die Erleuchtung unseres wahren Wesens, die über unsere Identifizierung mit unserem Körper oder unserem Geist hinausgehen.

S.: „Wie ein Lehrer es einmal ausdrückte: ‚Wenn wir alles loslassen, bleibt nichts als die Wahrheit.' Es erfordert Mut und Beharrlichkeit, jeden Halt loszulassen, der Ihr Leid erzeugt – herauszufinden, wer all das durchlebt. Von Zeit zu Zeit mag es schwierig sein, dann wieder so klar wie der lichte Tag, aber immer wird Sie das leidenschaftliche Aufnehmen der Gefühle in ein offenes Herz, das Erbarmen mit einem Selbst, das bereit ist, keinen Halt zu suchen, das bereit ist, nicht mehr zu leiden, weitertragen. Diese Bedeutung des Seins zu erfassen, den Leidenden ziehen zu lassen, erfordert ebensoviel Mut, wie der Krankheit in Ihrem Körper entgegenzutreten, Auge in Auge mit dem Krebs, mit diesem Prozeß des körperlichen Verfalls, zu leben."

Fünf Tage später rief Stan ganz aufgeregt wieder an: „Wahnsinn! Das ist mehr als verrückt. Es war eine dieser Nächte. Ich konnte kaum atmen, und ich mußte andauernd husten, so daß ich große Angst bekam, aber ich erinnerte mich an das, was wir gesagt hatten, und ich fragte mich: ‚Wer hustet da gerade?' Mein Geist wollte so viel sagen, aber als ich mich ganz auf meine Empfindungen beim Husten konzentrierte, Ihrem Vorschlag folgte, merkte ich, daß das Husten sich nur im Körper vollzieht, und seltsamerweise vollzieht sich der Körper nur im Geiste. Ich hatte beinahe das Gefühl, als schaute ich einem anderen beim Husten zu. Ich habe wirklich gehustet, ich habe es gespürt, sogar die Angst war wieder da, aber ich habe nicht gelitten. Es schien kein ‚Ich' zu geben, das sich fürchten mußte. Es war das seltsamste Erlebnis, das ich jemals hatte. Das Husten ist hier, der Schleim ist hier, aber dort war keine Panik. Nur das ständige Summen in meinem Kopf: ‚Wer hustet?' Und die einzige Antwort, die zurückkam, lautete: ‚Husten hustet.' Ich weiß nicht, was passiert, aber ich hoffe, es hört nicht auf. Nun lautet meine Frage: ‚Wen versetzt das in Erregung?' "

S.: „Wen versetzt das in Erregung?"

St.: „Ich weiß nicht, aber die Erregung ist da. Ich ahne, daß ich ganz nah an etwas dran bin, das mir wirklich helfen könnte. Ich hatte gedacht, nichts und niemand sei für mich da. Nun frage ich mich: ‚Wer braucht Hilfe?' Es ist so seltsam."

S.: „Es sieht so aus, als sei diese Technik genau die richtige für Sie. Sie haben erkannt, daß alles bezwingbar ist, selbst Schmerz und Angst. Es ist zwar nicht immer leicht, denn die Geistesinhalte sind sehr verführerisch. Sie sagen immer wieder: ‚Ich bin, was du bist. Ich bin der Schmerz. Ich bin die Verwirrung. Ich bin das wahre Denken. Alles andere ist nur ein Traum.' Aber auch das andere besteht aus zusätzlichen Seifenblasen, zusätzlichen Tausendstelsekunden Gedanken, die sich im weiten Raum ständig verändern. In dem Raum des reinen Gewahrseins. Erinnern Sie sich an das letzte Mal, als wir miteinander sprachen? Ich fragte, wer Sie seien, und Sie antworteten, sie seien ein Vater, ein Installateur, ein Brötchenverdiener, ein sexuelles Wesen; aber mit jeder Rolle, die Sie hinzufügten, schienen die Frustration und das vereinzelte, leidende ‚Ich' zu wachsen.

Vielleicht verstehen Sie jetzt ein Bißchen besser, daß immer ein Gefühl der Verbitterung, ein Gefühl der Unvollkommenheit mitschwingt, wenn Sie sagen: ‚Ich bin dieses oder jenes', weil die ganze Wahrheit aus unbestimmten Gründen nicht in einem einzigen Atemzug benannt werden kann. Es gibt kein ‚Ich bin dies' von allzu langer Dauer. In einem Augenblick sind wir ein enttäuschtes ‚Ich bin', im nächsten ein schmerzerfülltes ‚Ich bin', aber wenn wir dem ‚Ich' ‚dieses' und ‚jenes' anhängen, ist das nur ein anderer Name für unser Leid."

Wir sprachen darüber, daß eine Auflistung von ‚diesem' und ‚jenem' unserer Angst vor dem Tod, unserer Entfremdung von unserem wahren Wesen entspräche. Sie wäre mit unserem Verhaftetsein an Oberflächlichkeiten, mit unserer ständigen Erfindung des Universums nach unseren eigenen Vorstellungen und unserem Abbild identisch. Wieder erkannten wir, daß wir uns immer irgendwie selbst betrügen, wenn wir behaupten: „Ich bin dies oder das". Daß wir aus irgendwelchen Gründen nie alles von dem, was wir sind, ausdrücken können. „Es wird Zeit, daß Sie sich von dem Betrüger in Ihnen und von dem Versteckspiel und den Posen des Geistes lösen. Vielleicht wird es sogar Zeit, Ihre beschränkte Vorstellung von sich selbst sterben und das unermeßliche ‚Nicht-Wissen', aus dem Ihr wahres Wesen erwachsen wird, leben zu lassen."

Zusammen untersuchten wir seine neue Erfahrung, nicht mehr „der Hustende" zu sein, sondern einfach nur zu sein – ohne jedes ‚dieses' oder ‚jenes' –, und er erkannte, daß es keinen endlos langen Flur von verschiedenen ‚Ichs' gab, sondern nur ein ständiges Ineinanderfließen in der unendlichen Weite des Seins. Nichts als der Gedankenfluß seines wahren Wesens. Wir erforschten, wie das von ihm Erfahrene sich einfach im Zustand des „Nicht-Wissens" treiben ließ, ohne nach irgendeinem der Gegenstände zu greifen, ohne zurückzuweichen, in der grenzenlosen Erleuchtung des Seins, des sterbenden ‚Ichs', des geborenen ‚Ichs'.

St.: „In diesen letzten Tagen habe ich einige der interessantesten Momente in meinem Leben erlebt, und dennoch kann ich merkwürdigerweise nicht wirklich sagen, daß ‚ich' sie erlebt hätte. Sie geschahen, ohne besonders eindringlich zu sein, oder eigentlich waren sie doch sehr beeindruckend, aber sie geschahen fast nebenbei. Was ist der nächste Schritt?"

S.: „Wenn Sie sagen: ‚Ich bin so erregt', auf wen bezieht sich dieses ‚Ich' dann? Das ist die ganze Übung. Wenn Sie ‚Ich bin so erregt' sagen, bedeutet das, daß Sie Erregung fühlen, daß Erregung erlebt wird. Es bedeutet, daß es Geisteszustände gibt, die ganz allein entstehen und sich von selbst auflösen. Schließen Sie die Augen, und wir reden weiter. Lassen Sie dieses Gefühl ‚Ich spüre Erregung' auf sich wirken. Dort ist ein Gefühl, und dort ist die Spur von einem ‚Ich'. Worauf bezieht sich diese Spur von einem ‚Ich'? Eine Gegenwärtigkeit ist dort, eine Ahnung des unverfälschten ‚Ich bin', welches sich vom ‚Ich' zum ‚Bin' wandelt, wenn man es weiter zurückverfolgt.

Lassen Sie Ihren Gedanken freien Lauf, und versuchen Sie, sich darauf zu konzentrieren, wie sich jeder einzelne Gedanke spontan bildet, um dann zu vergehen, so zerbrechlich, so unbeständig. Dann werden Sie die Weite, in der sie geschehen, spüren. Das Sein erfahren, Ihr persönliches Wesen, die unendliche Weite, die sich dem Leben auftut. Ich glaube, auf eine eigenartige Weise haben Sie Ihr ganzes Leben lang aufgrund der Annahme gehandelt, daß Sie nicht sind, was Sie mit eigenen Augen sehen können. Richtig? Sie wissen, daß Sie kein Baum sind, weil Sie es sehen können. Er ist scheinbar entweder außerhalb Ihrer selbst oder von Ihnen verschieden. Die Logik, die Ihnen sagt, daß Sie kein Stein sind, besteht darin, daß Sie ihn berühren, sehen, mit Füßen treten können. Ihr Gefühl schreibt Ihnen vor, daß alles Sichtbare nicht mit Ihnen identisch ist. Warum denken Sie dann immer noch, daß Sie Ihre Gedanken sind, nachdem Sie sie ein ganzes Leben lang gesehen haben?

Sehen Sie in Ihre Gedanken hinein, wie Sie einen Baum anschauen würden. Untersuchen Sie ihre Äste und Blätter, ihre Krone und ihr Wurzelwerk. Sehen Sie, wie sie wachsen und sich von ganz allein verändern. Halten Sie das, was sieht, nicht für das, was gesehen wird. Halten Sie sich und Ihre eigentliche Natur nicht für die rastlosen Seifenblasen des Geistes.

Wer also ist dieses ‚Du'? Ist es nur das Beobachtungsobjekt? Wer ist der Beobachter? Oder vollzieht sich das Beobachten ganz von selbst in vollem Gewahrsein?"

St.: „Nun ja, alle meine Gedanken und Gefühle scheinen einfach nur zu kommen und zu gehen, aber ich kann nicht bestimmen, ‚wer' ihr Aufflackern beobachtet. Es gehört nicht zu den Dingen, die ich ‚sehen' kann – es geschieht dort, wo das Sehen herkommt. Es ist ungefähr so wie die Tatsache, daß ich meine eigenen Augen nicht sehen kann, weil ich die ganze Zeit durch sie hindurchschaue."

S.: „Worte wirken an diesem Punkt nicht mehr. Nur das Forschen, das bis hinter den Geist vordringt, hinter die Quelle der Sprache, kann sich unmittelbar selbst erfahren. Hinter der Sprache oder irgendeinem Bedürfnis nach Begriffen liegt der unsterbliche Friede Ihres wahren Seins. Dinge geschehen, aber Sie sind diese Dinge nicht."

St.: „Diesmal verstehe ich! Ja genau, ja, ich weiß schon: ‚Wer versteht?' Genau!"

S.: „Der Geist wurde gedrillt, sich auf alle Dinge als der Wissende, der um das Gewußte weiß, zu beziehen. Aber wie ist es in Wirklichkeit? Erleben Sie als der Wissende oder als das Gewußte? Oder ist es nur das Wissen selbst, das Sie erleben? Einen fortschreitenden, in sich geschlossenen Prozeß?

Stan, Sie sind kein Nomen. Sie sind ein Verb. Ein sich stetig verändernder Prozeß, der sich auf ewig in jedem offenen Moment neu entfaltet. Der Wissende und das Gewußte zerplatzen im Geiste wie Seifenblasen. Sie sind nichts als weitere Ideen, alter Geist, die im ewig Neuen des wirklichen Gewahrseins treiben. Lassen Sie den Wissenden und das Gewußte um des Wissens willen sterben. Sorgen Sie dafür, daß sich der ‚Jemand' in der tieferliegenden Wirklichkeit auflöst. Achten Sie darauf, daß das Erfahrene auf dem Monitor des Bewußtseins erscheint, und bleiben Sie wachsam. – Wer bin ich? Wem widerfährt das?"

Wir redeten noch eine halbe Stunde so weiter. Stan erzählte mir, wie er die Selbstbeobachtung erlebte und wie schwer es ihm fiel, all das loszulassen, was er einmal zu sein gelernt hatte. Darauf antwortete ich: „Merken Sie, was der Geist tut? Es ist, als präsentierte er seine Hitparade. So wird der Geist seine ‚Melodien aus guter alter Zeit' wieder und wieder anpreisen: alle Ihre Daseinsformen, alle Ihre Taten, mit denen Sie sich identifizierten, mit denen Sie das ‚Ich bin' belasteten, werden sich wieder und wieder zu behaupten suchen. Wir suchen das Leben an sich, und diese Suche geht selbst über den Tod hinaus. Sie dringt zum Herzen aller Dinge vor. Ihr Geist wird gewisse Themen aufgreifen, die man ihm eingeprägt hat, um sie zu verkörpern. Sie sind allzu stark daran gewöhnt, ‚Ich bin der Körper', ‚Ich bin meine Taten' zu denken, aber Sie sind nicht anhand Ihrer Taten meßbar. Sie sind die Essenz der Wahrheit. Nicht als Idee, sondern als direkt erfahrbare Essenz des Seins. Wir denken immer, unser Geist sei unser ganzes Wesen, aber in Wirklichkeit sind wir der Raum, in dem sich der Geist und seine Inhalte vollziehen. Den Raum kümmert es im Grunde nicht, was die Inhalte bedeuten, aber wir verlieren diesen Raum immer wieder, indem wir denken: ‚Ich bin die Inhalte.' Auch all die anderen Lieder dieser Hitparade drängen darauf, anerkannt zu werden, so daß man schließlich einlenkt: ‚Na gut, dann bin ich das eben auch zusätzlich.' Und auch das wirkt nur wie ein Teil der Wahrheit. Wenn Sie aber einfach sagen: ‚Ich bin', einfach ‚Ich bin', dann scheint die ganze Wahrheit erreichbar zu sein. Da ist keine Frage, die beantwortet werden muß, und auch keine Antwort, die in Frage gestellt werden muß; da ist nur die Ganzheit, die erfahren werden will.

Sie können einfach in dem ‚Ich bin' ruhen, und Ihr Geist wird still sein, und Ihre Augen werden sich schließen, und nichts als die Gegenwärtigkeit des Seins wird dort sein, und auf einmalige Weise wird diese Gegenwärtigkeit des Seins nicht von der Zeit beherrscht, denn sie hat etwas Zeitloses, einen Hauch von Unsterblichkeit. ‚Ich bin das' wird nicht immer gelten. ‚Ich bin jenes' wird sich ändern. Alles, alle geistigen Inhalte, alle Inhalte der Welt sind in Bewegung, ständig im Entstehen begriffen, existieren für einen Augenblick, lösen sich auf. Im ‚Ich bin' jedoch liegt reines Sein. Fragen Sie sich wieder und wieder: Was meint dieses ‚Ich bin'? Was bedeutet dieses Gefühl der Gegenwärtigkeit? Erforschen Sie das ‚Ich bin', und Sie werden die Wand zum Bewußtsein durchstoßen. Sie werden sehen, wie das Gewahrsein Sinneseindruck um Sinneseindruck verarbeitet, einen Augenblick des Sehens, einen Augenblick des Hörens, einen Augenblick des Fühlens, einen Augenblick des Denkens, in immerwährendem Wandel. Ein ewiger Fluß des Wandels, sich von Moment zu Moment neu entfaltend in weitem, grenzenlosen Gewahrsein. Alles geschieht in dem Gefühl der Gegenwärtigkeit. Sammeln Sie sich in der Gegenwart, im Sein. Schauen Sie, ob dort irgend jemand zuückgeblieben ist, der einen Grund hat, sich zu fürchten. Mit den Worten eines Meisters: ‚Wenn dort drinnen jemand leiden will, dann werden sie leiden'."

Während der nächsten Monate, als Stan erleben mußte, wie sein Körper immer schwächer wurde und er mehr und mehr Tage im Bett verbringen mußte, setzten wir unsere Erforschungen fort. Gewiß war diese Technik für ihn angemessen. Eines Tages sagte er folgendes: „Wissen Sie was? Je öfter ich mich frage: ‚Wer bin ich?' desto lebendiger fühle ich mich. Desto leichter wird es, genau dort gegenwärtig zu sein, wo ich mich auch wirklich befinde, auch wenn es mir gerade ziemlich dreckig geht. Desto weniger kämpfe ich gegen das Leben an. In vielerlei Hinsicht ist das hier das Faszinierendste, was ich jemals getan habe. Ich wünschte, ich hätte mich früher damit befaßt, aber ich bin dankbar, daß ich mich früh genug damit beschäftigt habe. Ich bin zwar noch lange nicht der Befreiung nahe, oder so was Ähnliches, aber mein Leben hat mich noch nie so interessiert wie jetzt. Noch nie habe ich so sehr darauf geachtet, was um mich herum und in mir drinnen vorgeht. Es mag blöd klingen, aber tatsächlich war ich noch nie so hier wie heute. Ein Wunder! Es ist wirklich unglaublich, daß ich mich nicht mehr mit meinem Leid identifiziere, daß ich einfach sein kann. Manches von dem, was Sie meinen, verstehe ich nun, wenn Sie sagen, ich müsse nicht irgend etwas oder irgend jemand sein, um ein wertvoller Mensch zu sein. Sein an sich ist erfüllend. Vielleicht löst sich mein Körper auf, aber ich selbst bin nie vollständiger gewesen."

Ungefähr fünf Monate, nachdem wir uns zum erstenmal getroffen hatten, rief Stan an, um uns die Diagnose seines Arztes mitzuteilen: „Wir können nichts mehr für Sie tun."

„Gestern habe ich mein Todesurteil erhalten. Keine Begnadigung. Keine Berufung. Und obwohl ich Angst habe, ist es okay. Es ist ein merkwürdiges Gefühl, aber mein Gespür sagt mir, daß etwas diese Reise fortsetzen wird, was auch immer ich wirklich bin, und obwohl mein Körper sterben wird. Bis es nur noch es selbst ist. Aber das ist nur die eine Seite. Ich kann mich nicht immer so gut mit dem Sterben abfinden. Von Zeit zu Zeit triefe ich vor lauter Selbstmitleid, und wenn ich mich dann frage: ‚Wer bemitleidet?' ist der Geist so voller Zweifel, daß er einfach nicht fragen will. Er nennt mich einen Mistkerl, der ihm nicht vertraut und ihn von sich weist."

S.: „Nun, wenn der Geist voller Selbstmitleid ist, ist das sehr verführerisch. Wahrscheinlich sind die Zweifel unser größtes Hindernis auf dem Weg zu tieferer Erkenntnis, weil sie uns sagen: ‚Dort gibt es nichts, was sich ergründen ließe, bemühe dich nicht, all das ist Lug und Trug, wie konntest du so närrisch sein?' Wenn es einem aber gelingt, genauer hinzusehen, driften da alte Gedanken. Der Geist neigt dazu, viel Zeit damit zu verbringen, selbstmitleidig über sich selbst nachzudenken, anstatt weiterzukommen. Alles, was Sie jetzt erleben, ist Geist. Wie wäre es, wenn der Geist nach dem Tod genausoviel wie jetzt hervorbringt? Was für eine wunderbare Gelegenheit wäre es dann, sich schon jetzt dem Selbstmitleid und den Zweifeln zu öffnen, anstatt von ihnen überwältigt zu werden.

Wer zweifelt? Indem Sie sagen: ‚Es gefällt mir nicht' oder ‚Ich muß da irgendwie rauskommen', auf was bezieht sich jenes ‚Ich'? Wer ist es in diesem Augenblick? Oder noch besser, wer ist es bis jetzt gewesen? Lassen Sie den Geist hinter sich. Sie suchen nach Antwort in Ihren Gedanken, als wären Sie ein Betrunkener im Schatten der Laterne auf der Suche nach seinem Schlüsselbund, den er an der Ecke einer düsteren Gasse verloren hat – aber das Licht in der Gasse ist zu schwach, um etwas erkennen zu können, so daß er im Schein der Laterne stehenbleibt, weil das Sehen dort leichter ist; die Schlüssel aber wird er so nie finden. Der denkende Geist gleicht dem. Er sucht die Wahrheit in sich selbst, obwohl er sie in ihrer Gesamtheit nicht enthält.

Seien Sie jetzt äußerst großmütig mit dem Geist. Der geringste Zwang wird Ihr Herz verschließen und Verwirrung hervorrufen. Vertrauen Sie der Größe des ‚Nicht-Wissens' in der Selbsterkundung. Wer bemitleidet sich? Wenn der Geist ‚Ich' sagt, was hat dieses ‚Ich' dann für eine Bedeutung? Ist das ‚Ich' in diesem Moment dasselbe ‚Ich', das sich Stunden vorher bemitleidet hat? Oder ist es das Bewußtsein an sich? Dort ist Verwirrung, weil der Geist es als Verwirrung empfindet, aber Sie sind mehr als der Geist.

Indem Sie den Geist mehr und mehr ergründen, anstatt ihr ganzes Selbst auf ihn zu gründen, werden Sie die Variationen von ‚diesem' und ‚jenem', die das ‚Ich bin' des wahren Seins häufig verdunkeln, als das Kommen und Gehen in dem Gastspiel erkennen. Das Gewahrsein ist Schöpfer des Bewußt-Seins – so wie ein Lichtstrahl die Projektion von Bildern auf eine Filmleinwand ermöglicht. Es ist unveränderlich, obwohl die Objekte auf dem Monitor des Bewußt-Seins sich ständig verwandeln. Berühren Sie das Ewige jetzt.

Sie wissen, daß Ihr Geist dem eben Gesagten aufmerksam zuhört, daß er es analysiert, aber jenseits des Geistes ist dennoch eine unendliche Stille, dort ist das bloße Sein. Alles, was Sie ‚Ich' nennen – all das ‚dies' und ‚jenes' –, wandelt eigentlich auf dem Monitor des Bewußt-Seins. Konzentrieren Sie sich auf diesen Monitor, und all die Objekte geraten einfach in Bewegung, ständig im Werden und in der Auflösung begriffen, und nur die befreiende

Weite des reinen Gewahrseins, nur das Licht, das sie sichtbar macht, wird erfahren. Selbstmitleid löst sich auf, wenn man sich von dem Gedanken eines eigenständigen Selbst, das zu bemitleiden ist, löst. Wenn Ihr Vertrauen in den Prozeß des Loslassens um des ‚Nicht-Wissens' willen immer weiter wüchse, dann scheint es mir, als würde das Selbstmitleid Sie nicht mehr so stark wie jetzt beherrschen. Hören Sie der Hitparade unbefangen zu, ohne sich für Lieblingslieder zu entscheiden. Bemerken Sie all die geistigen Projektionen, die zahllosen ‚Ichs' in dem Korridor, und bewegen Sie sich auf das Licht zu, das Sie alles erkennen läßt. Halten Sie das Gesehene nicht für den Sehenden. Halten Sie das Gewußte nicht für den Wissenden. Einfach sehen, einfach wissen. Erlauben Sie sich, im Sein zu ruhen. Erlauben Sie sich, das Leben so zu empfangen, wie es sich im unsterblichen Wesen Ihres wahren Seins entfaltet."

Zwei Tage später rief Stan zurück, um mir etwas mitzuteilen: „Wie wundervoll es ist, die Zweifel sich in der unendlichen Weite auflösen zu sehen. Zu erkennen, daß ich selbst das nicht bin. Kein Wunder, daß der Geist so voller Selbstmitleid ist; er hüpft in so viele Richtungen auf einmal; er hat gelernt, total verwirrt zu sein. Es gibt keinen Ort, den ich erobern kann, keinen Ort, an dem ich Zuflucht finden kann, denn dieser Augenblick ist genug – er ist doch alles, was ist und was jemals sein wird."

S.: „Und alles dort wird ewig sein. Nur dieses schimmernde Jetzt, der Fluß allen Lebens in jedem Moment, in dem der Tod nicht existiert. Wo es nichts als Sein gibt, nur den gegenwärtigen Moment auf der Reise durch die Gegenwärtigkeit des Seins …"

Während des folgenden Monats, als Stan immer schwächer wurde und es ihm von Mal zu Mal schwerer fiel, zu sprechen, rief uns seine Frau Clarice alle paar Tage an, um uns auf dem laufenden zu halten und uns alle seine Fragen weiterzugeben. Sie teilte uns mit, was er uns sagen wollte: „Ich weiß nicht, wer es ist, der jetzt stirbt, aber wer auch immer er ist – er quillt vor Liebe über."

Es war offenkundig, daß er seiner Familie in den vergangenen Monaten viel nähergekommen war, und nun blieb nur sehr wenig zwischen ihnen ungesagt; nun schienen eine sanfte Berührung mit der Hand oder klare Blicke die geeignete Sprache zu sein. Clarice sagte: „Als Stan seine Diagnose erhielt, war er zuerst so niedergeschlagen, in sich zurückgezogen und verbittert, daß es den Anschein machte, dies würde für uns alle ein einziger Horror werden. Aber so ist es nicht gekommen. Er war immer so mit seiner Firma beschäftigt. Er hatte kaum Zeit für seine Familie. Aber nun haben sich seine Prioritäten so sehr geändert. Die Kinder fühlen sich so von ihm beachtet und umsorgt, daß sie häufig erwähnen, wie schön es sei, in sein Zimmer zu gehen, auch wenn sie sagen, es ‚riecht komisch'. Ich habe das Gefühl, daß wir gemeinsam etwas geschaffen haben, und es ist, wie er sagt: ‚Ich kann mir nichts vorstellen, das dieses Haus mit soviel Liebe und soviel Gefühl erfüllt hätte. Es ist ein Wunder.'" Sie sprach weiter: „Manchmal weiß ich nicht, was ich fühlen soll. Anfangs war es so schwer für Stan, aber jetzt hat man den Eindruck, als habe er diese Aufgabe schon sein ganzes Leben lang verrichtet. Vielleicht stimmt es. Vielleicht haben wir beide das getan. Wir waren uns schon lange nicht mehr so nahe. Ich werde ihn schrecklich vermissen."

Es war wohl eine Woche danach, als sie uns anrief, um uns aus dem Brief eines Freundes und Kollegen von Stan vorzulesen, der in den vergangenen drei Jahren zwei seiner Kinder verloren hatte. Sie zitierte: „Schon öffnete sich die Grube, in die ich fiel, und ich fiel schnell. Wir begruben Michael, und jemand schlug vor, wir sollten uns an Stephen und seine Frau Ondrea wenden. Sie klopften sofort bei uns an, und zu behaupten, sie hätten uns geholfen, wäre eine Untertreibung. ‚Wer stirbt?' fragte Stephen uns immer wieder. Ondrea umarmte uns, drückte uns an sich, fing alle unsere Tränen auf. Stephen ließ es nicht zu, daß wir schwiegen. ‚Wer stirbt?' Endlich löste sich etwas in uns, und wir erlebten das Gefühl, das so grenzenlos ist wie der Ozean, bzw. den Zustand, den die Frage ‚Wer stirbt?' herbeiführt."

Sie sagte: „Wenn ich das vor einem Jahr gelesen hätte, wäre mir unbegreiflich gewesen, wovon sie eigentlich sprechen, aber nun scheine ich zu wissen, was Gnade bedeuten kann. Und ich glaube, daß dieses ‚grenzenlose Gefühl', von dem unser Freund in seinem Brief sprach, in den letzten Wochen für Stan etwas Normales war. Ein Teil von mir möchte Ihnen unendlichen Dank sagen, weil Sie dies mit ihm geteilt haben, aber da ist auch ein anderer Teil, der weiß, wie hart er daran arbeiten mußte, den Schmerz zu bewältigen, so daß ich ihm statt dessen danke, und ich danke dem Universum für unsere Fähigkeit, unsere Angst und unsere Zweifel zu überwinden."

Wenige Tage später rief Clarice an, um mir zu sagen, daß Stan am Abend vorher bei Sonnenuntergang gestorben sei, während seine Kinder um ihn herum an seinem Bett saßen, und seine Frau sanft seine Stirn streichelte. In den letzten Tagen hatte Stan große Probleme mit dem Sprechen, so daß er am Nachmittag seines Todes um Stifte und um einen Malblock, den er vor fünf Jahren gekauft hatte, bat. In den nächsten zwei Stunden, während er hier etwas wegwischte, dort etwas hinzufügte, vollendete er ein Bild seiner Familie: vier glückliche Menschen vor ihrem Haus, umgeben von Blumen und Bäumen, Haustieren und anderen vertrauten Gegenständen. Alle vier fassen sich an den Händen und schauen zur Sonne hinauf. Am unteren Rand des Bildes hatte er mit festen Strichen ein Zitat von Crazy Horse, dem indianischen Schamanen, hinzugefügt, das ihm in seinen letzten Monaten besonders lieb geworden war. Es lautete: „Heute ist ein guter Tag, um zu sterben, denn mein ganzes Leben ist bei mir."

Nach Hause kommen, um zu sterben

Robert

Robert rief uns spätabends an: „Meine Frau liegt im Sterben. Ich habe sie heute aus dem Krankenhaus nach Hause geholt, und jemand hat mir empfohlen, mich an Sie zu wenden."

Roberts Frau Kathleen wurde seit einiger Zeit wegen Magenkrebs behandelt, und in den letzten Monaten waren die Metastasen in ihre Leber, ihre Lunge und ihr Gehirn gewandert. Robert erzählte mir davon: „Seit vier Tagen etwa kann sie nicht mehr so gut sprechen. Sie zu verstehen, ist sehr mühsam. Aber sie verliert die Kontrolle auf eine sehr würdevolle Weise, und ich bin stolz auf sie." Ich deutete an, daß sie vielleicht nicht „die Kontrolle verliert", sondern „sie freiwillig aufgibt" – daß die Selbstbeherrschung, die „Würde", vielleicht ein Zeichen dafür sei, daß ihre Aufgaben auf Erden vollendet seien. Er erzählte mir, es sei ihr Wille gewesen, das Krankenbett zu verlassen und die körperliche Anstrengung auf sich zu nehmen, um nach Hause kommen zu können." Ich fragte ihn: „Wie fühlen Sie sich jetzt? Ich meine, wenn Kathleen tatsächlich sterben würde, während wir beide uns hier am Telefon unterhalten, wie könnten Sie dann bei ihr sein?" Robert antwortete: „Es war ihre Wahl, zu Hause zu sterben, und ich werde Sie auf dem ganzen Weg begleiten. Aber ich könnte ein wenig Beistand gebrauchen, denn ich will, daß es ihr gut dabei geht. Ich möchte, daß alles richtig ist."

S.: „Damit alles richtig sein kann, müssen Sie die Stelle finden, wo nicht alles richtig ist. Wenn Sie daran denken, daß sie stirbt, können Sie dann die Stelle in Ihrer Brust fühlen, wo es wehtut? Können Sie den Ort des Verlorenseins in Ihrem Inneren finden, an dem Sie sich ihrem Sterben verweigern?"

R.: „Da ist eine Seite an mir, die mich beschwört, sie am Leben zu erhalten, und zu dieser Seite habe ich ein sehr inniges Verhältnis. Und dann ist da eine andere Seite, die zu mir sagt, sie wolle bei ihr sein, wenn sie stirbt, und auch das ist so okay. Sie hat mich immer geführt. Sie ist eine überaus starke Frau. Ihr größtes Problem im Moment ist das Atmen. Die Tumore machen es ihr schwer, Luft zu bekommen. Sie keucht viel, und während der letzten Tage im Krankenhaus kämpfte sie bei jedem Atemzug. Selbst die Erweiterung der Bronchien half nicht lange. Während der vergangenen vierundzwanzig Stunden hatte sie Herzrhythmusstörungen, und ich denke, daß sie bald sterben wird, und vor allem möchte ich auf jede denkbare Art und Weise für sie dasein – so gut ich kann."

S.: „Die Angst, zu ersticken, ist so ursprünglich wie alle anderen Ängste, die wir haben. Das vergebliche Atemholen, nicht mehr tief durchatmen zu können, erschreckt uns oft. Es gibt einen alten Widerstand in uns, sich dieser Art der Angst, der Erstickungsangst, zu stellen, und er legt sich wie eine Schlinge um uns, so daß die Angst immer stärker wird – Alarmglocken schrillen, das Lebenslicht flakkert –, und man verkrampft sich, fühlt sich noch viel unbehaglicher. Sie können ihr dabei helfen, weich zu werden. Man kann gar nicht genug betonen, wie wichtig es ist, weich zu sein, wenn man sich das Loslassen und das Aufgehen von Angst und Spannung in etwas Größerem erleichtern will. Bei einer Frau, die ein Kind zur Welt bringen wird, ist es ganz ähnlich. Kathleen ist dabei, sich selbst zur Welt zu bringen. Manchmal wirkt es von außen, etwa für Menschen, die bei einer Geburt dabei waren, so, als sei der Schmerz die alles beherrschende Empfindung; fragt man aber die Betroffenen selbst nach ihren Empfindungen, dann ist da wohl Unbehagen, doch es ist viel mehr als das. Auch ein ungläubiges Staunen über den Prozeß, ein starker Wille und eine gewaltige Kraft, auszuhalten – und auf den allerschmerzhaftesten Ruck folgen die unbändigste Freude und das Gefühl der Erlösung, ein Gefühl der Vollkommenheit. Nehmen Sie ihr ihre Gefühle nicht ab. Wenn Sie wissen wollen, was sie wirklich fühlt, dann fragen Sie sie selbst."

Robert sagte, daß es wohl genau so sei, und auch sie habe gesagt, ihre Schmerzen seien gar nicht schlimm, es seien seine Projektionen, die ihr mehr Schmerz unterstellten, als sie wirklich fühle. Und daß sie erkannt habe, daß es auch ihm guttäte, „weich zu sein".

R.: „Seit ich sie nach Hause geholt habe, schläft sie wieder gut. Atmen ist immer noch sehr anstrengend, aber es scheint, als sei sie dabei viel entspannter."

Er fügte hinzu, daß sie mit viel weniger Medikamenten auskäme, seit sie zu Hause sei. Sie hatte ihn gebeten, den Prozeß nicht mehr zu steuern, sondern ihn sich nach seinen eigenen Gesetzen entwickeln zu lassen und keine Lungenpunktion mehr vorzunehmen.

R.: „Das ist der Part, der mir schwerfällt, besonders weil ich gelernter Atemtherapeut bin. Sie vor mir zu sehen, wie sie versucht, trotz der Flüssigkeit, von der sich immer mehr ansammelt, Luft zu bekommen, dabei weiß ich, daß ich sie nicht absaugen werde, daß ich mich zu keinen heldenhaften Maßnahmen werde hinreißen lassen, weil das unsere Abmachung ist."

Ich erwähnte, daß der Augenblick, den er und Kathleen gerade teilten, der innigste ihres ganzen Lebens sein könnte. Darauf erwiderte er: „Wir waren uns heute unbeschreiblich nah, und ich hätte es nicht anders gewollt, auch wenn ich jetzt sehr müde bin. Ich habe nicht viel geschlafen, aber der heutige Tag war wie ein Wendepunkt für mich. Während der letzten Tage bin ich ohnmächtig vor Trauer gewesen, aber nun ist mir etwas sehr Schönes widerfahren, und ich fühle mich geistig einfach hellwach und überglücklich, weil wir nach Hause gekommen sind. Ich hatte gedacht, sie würde es nicht mehr schaffen. Sie schleppte sich unter solchen Anstrengungen in das Taxi, daß ich fürchtete, es wäre zuviel für sie. Aber ich weiß, daß sich Kathleen vollkommen bewußt ist, was hier passiert, und jetzt bin ich so erleichtert, daß ich tun kann, was sie sich gewünscht hat."

Robert erzählte mir, daß es manchmal beinahe so wirke, als ob sie in einen leichten komaartigen Schlaf gefallen sei. Und so schlug ich ihm vor, trotzdem mit ihr zu sprechen, ob sie nun antwortete oder nicht, die Verbindung zu ihr nicht abzubrechen, ohne sie allerdings zu bedrängen, sondern so, daß es ihr gefiele. Ich erklärte ihm, wie hilfreich das für ihn und für sie sein könne. Wenn sie nicht reagieren würde, sollte er nicht allzu vernünftig mit ihr sein, aber auch nicht meinen, sie „sei nicht mehr bei sich", wo sie doch wirklich „gerade erst zu sich kommt".

R.: „Heute nacht haben wir uns ausgiebig gedrückt und umarmt, und es war wirklich wunderschön. Und ich werde nicht aufhören, Wege zu finden, auch noch mit ihr zu sprechen."

Ich schlug Robert vor, ihr aus ihren Lieblingsbüchern vorzulesen, von seiner Liebe zu ihr zu reden und davon, daß er bereit sei, sie ihren eigenen Tod sterben zu lassen.

R.: „Ich lese ohnehin gern vor; das ist also hervorragend. Sie hat immer sehr im Einklang mit der Natur gelebt. Sie ist religiös, aber anders als die meisten Menschen. Eigentlich ist sie eher spirituell als religiös veranlagt. Sie liebt schöne Verse. Sie hat auch schon oft selbst geschrieben, so daß das vielleicht ein Weg wäre, an sie heranzukommen, unter der Voraussetzung, daß ich etwas Schönes finde."

Als ich ihm Thoreau vorschlug, antwortete er, das sei „geradezu ideal für sie". Der Enthusiasmus in seiner Antwort ließ mich aufhorchen: „Aber die Sache hat einen Haken. Es findet sich dort eine Verbundenheit und Hingabe an die äußerliche Schönheit dieser Welt, und ich würde dieses Gefühl nicht noch verstärken, wo sie diese Welt doch gerade verläßt. Je ‚leichter' das ist, was Sie ihr vorlesen, desto besser. Nur damit kein allzu starkes Verhaftetsein in ihr an Raum gewinnt, jetzt, wo sie in einem ziemlich ausgeglichenen Zustand zu sein scheint."

R.: „Ja, in gewissen Dingen könnte es nicht besser laufen."

S.: „Ich schlage vor, daß das, was Sie lesen, ein Lebewohl an diese wunderbare Welt sein sollte. Sie macht den Eindruck, als habe sie keine Probleme damit, das hinter sich zu lassen, was sie hinter sich lassen muß. Vertrauen Sie dem Prozeß mit der für Sie größtmöglichen intuitiven Verbundenheit mit ihr. Lassen Sie es von Herzen kommen.

Und sollte sie wieder in diesen komaartigen Raum geraten, dann bleiben Sie einfach bei ihr. Geben Sie ihr den Mut, zu sehen, daß sie mehr als ihr Körper ist. Selbst die Tatsache, daß sie Sie im Koma hören kann, bedeutet, daß sie mehr ist, als sie jemals zu denken wagte. Es zeigt, daß ihr wahres Selbst aus mehr als dieser sterbenden Hülle oder den Phantasien des Geistes gemacht ist."

Robert sagte, er hätte gern mehr mit ihr geredet, wenn sie so dalag wie in Koma, aber er habe seiner Intuition mißtraut.

S.: „Es ist eine unglaubliche Gnade für sie, zu Hause zu sein. Besser hätten Sie ihr nicht helfen können."

R.: „Das macht mich so glücklich. Ich weine, und ich lache. Ich habe ein sehr gutes Gefühl dabei. Heute war der Tag einer ganz besonderen Geburt; ich habe etwas Ähnliches noch nie erlebt."

S.: „Gut. Und jetzt tut sie das letzte, was ihr noch zu tun bleibt. Ich habe das Gefühl, für Sie beide wird diese Erfahrung einzigartig sein. Und im Grunde haben Sie jetzt nichts anderes zu tun, als offen und weich zu sein, um einfach davon erfaßt zu werden. Möchten Sie noch etwas fragen?"

R.: „Nun ja, es ist schon eigenartig, ihr keine Medikamente mehr zu geben. Etwas in mir, wahrscheinlich meine alte Therapeuten-Manier, hat das Bedürfnis, sie ‚zu behandeln'."

S.: „Lassen Sie sich auch darin von ihr führen. Und Sie könnten ihr vorschlagen, darauf zu achten, welche Schmerzmittel sie braucht, so daß sie es selbst beurteilen kann. Sie wird vielleicht merken, daß sie weniger benötigt, als sie jetzt nimmt, oder auch mehr – wie auch immer. Aber zu diesem Zeitpunkt ist es wichtig, daß sie auf nichts als ihre eigene Intuition angewiesen ist. Die Zeit ist gekommen, wo Sie einander so viel wie möglich vertrauen müssen."

R.: „Ich muß noch etwas anderes sagen: Ich möchte, daß sie etwas ißt."

S.: „Aber sie hat wahrscheinlich keinen Appetit."

R.: „Ja, und das geht nun schon eine Weile so."

S.: „Ich habe Menschen gekannt, die wochenlang nichts aßen, nur Flüssigkeit zu sich nahmen. Ihr Drang, ihr zu essen zu geben, deutet auf vielerlei Dinge hin. Vielleicht müssen Sie sich erst wirklich, auf einer noch tieferen Ebene, von ihr lösen. Warten Sie nicht, bis sie gestorben ist, bis Sie sie gehen lassen. Tun Sie es jetzt. Es ist schwer. Von dem Maß, in dem Sie es schaffen, sich dem Prozeß zu öffnen und ihn auf ihre Art geschehen zu lassen, wird die Tiefe Ihrer gemeinsamen Erfahrung abhängen. Was ihr widerfährt, werden Sie so intensiv mit ihr teilen können wie in der Vergangenheit, womöglich intensiver. Sie müssen Ihr erlauben, das zu tun, was sie für nötig hält."

R.: „Sie gab mir heute abend einige Hinweise. Nur ein Murmeln: ‚Nicht nötig.'"

S.: „Es ist alles okay für sie. Jetzt muß sie nur noch diesen Prozeß mit sich geschehen lassen, was Stunden oder Tage dauern kann; es gibt keinen Weg, das zu wissen. Bieten Sie ihr etwas zu trinken an, natürlich, aber wenn sie weder essen noch behandelt werden will, lassen Sie sie. Achten Sie darauf, wenn Sie gegen ihren Willen Ihrem eigenen Bedürfnis, für sie zu sorgen, gehorchen, weil das eine Möglichkeit ist, sie festzuhalten zu einer Zeit, wo es für Sie beide so sehr darauf ankommt, loszulassen, um mit dem nächsten Augenblick zu verschmelzen."

Robert fügte hinzu, er verstehe nur schwerlich, warum von Zeit zu Zeit eine Art Unruhe Kathleen ergreife, auch wenn ihr Geist mit sich im reinen zu sein schien und sie bereit sei, „sich selbst neu zu erschaffen". Ich erzählte ihm, daß wir viele Menschen gekannt hatten, die für den Prozeß des Sterbens überaus offen zu sein schienen, „dennoch wirkten sie manchmal irgendwie rastlos, denn der Körper hört nicht auf, sich besitzen zu wollen", auf einer Ebene, die weit über das normale Verhaftetsein hinausgeht – vielleicht hat der Geist mit dieser Art des Festhaltens nicht einmal etwas zu tun. An einem gewissen Punkt scheint es so zu sein, daß das körperliche Unbehagen ein geringes Maß an Unruhe im Geist hervorbringt. Auf einer noch tieferliegenden Ebene ist das vielleicht eine der Überlebensstrategien, gegen die Körper und Geist keinen großen Widerstand leisten. Diese scheinbare innere Unruhe wird manchmal als Verwirrung oder Zweifel an diesem Prozeß mißverstanden, obwohl sie eigentlich durch die Existenz in einem Körper bedingt ist. Ich habe sogar Menschen, die mit ihrem Sterben relativ gelassen umgingen, sagen hören: „Es ist, als ob sich der Körper zum Abschied noch einmal umarmt." Und ich sagte ihm, daß es nichts gäbe, worüber er nicht sprechen dürfe, wenn es sein Wunsch sei. Robert erklärte mir daraufhin, ein großes Problem bestünde darin, daß Kathleens Mutter sie unbedingt besuchen möchte. Kathleen aber hatte ihm zu verstehen gegeben, das eigentlich nicht zu wollen. Ihre Beziehung war immer problematisch gewesen. Kathleen war es angenehmer, nur Robert bei ihrem Sterben dabeizuhaben. Trotz allem beharrte ihre Mutter darauf, dazusein, ob Kathleen nun wolle oder nicht.

R.: „Ich denke, es ist am besten, wenn ich alle Leute, die sie nicht sehen will, von ihrem Zimmer fernhalte. Ich habe ihrer Mutter in einem nahegelegenen Hotel ein Zimmer reserviert; und so könnte es gehen. Ich habe ihr deutlich zu verstehen gegeben, was Kathleen sich wünscht. Es ist mir schwergefallen, das zu tun, weil ich ihre Mutter mag, aber ich mußte so hart sein, denn natürlich verhält sie sich wie eine Mutter: Sie will reinkommen, um ihre Tochter ein letztes Mal zu sehen, und Kathleen will das nicht. Sie sagt, sie hätten in den vergangenen Monaten genug Zeit gehabt, sich auszuprechen, weitere Worte wären zuviel. Sie sagt, es würde alles zerstören, wenn ich es zuließe. Meine Lage ist also ziemlich vertrackt."

S.: „Wie wäre es, wenn sie am Telefon miteinander sprechen würden?"

R.: „Kathleen wäre dazu nicht in der Lage."

S.: „Vielleicht wäre das nicht einmal schlimm. Vielleicht ist das der Zeitpunkt für ihre Mutter, Unvollendetes abzuschließen, wohingegen es für Kathleen nichts mehr zu sagen gibt. Fragen Sie Kathleen, was sie von einem Anruf ihrer Mutter hält, bei dem sie selbst nichts sagen müßte und der Hörer ihr ans Ohr gelegt würde. Für ihre Mutter wäre es eine Gelegenheit, Ungesagtes zu sagen. Wenn es Kathleen leichten Herzens tun kann und sich wohl dabei fühlt, wäre es eine gute Möglichkeit. Sie müßte keine Reaktion zeigen, aber ihre Mutter könnte einige der Dinge sagen, die sie sagen möchte. Vielleicht bekäme Kathleen auf diese Weise eine Fülle liebender Wärme, ohne sich selbst in dieser wertvollsten aller Zeiten verleugnen zu müssen."

R.: „Das ist eine gute Idee; wir könnten es versuchen."

S.: „Aber vergessen Sie nicht, daß Kathleen über diese Sache ganz allein entscheiden darf. Will sie mir ihrer Mutter sprechen – gut so. Wenn sie es nicht will – auch gut. Kein Urteilen, kein Verurteilen. Vielleicht ist ihrer Mutter schon geholfen, wenn man sie dazu ermutigt, sich in einem kleinen Brief an Kathleen alles von der Seele zu schreiben. Kathleen könnte den Brief öffnen, wann immer sie wollte."

R.: „Hm ... Sie hatten die vielen Monate des Ringens mit der Krankheit, um auszusprechen, was gesagt werden sollte. Vielleicht braucht ihre Mutter die Möglichkeit, ihr Lebewohl zu sagen."

S.: „Vertrauen Sie einfach Kathleens Gefühlen, und alles wird gut, und Sie werden es gemeinsam tun, was auch immer es sein wird. Kathleens Art, es zu erleben, ist richtig, und sie weiß, was sie verstört, was sie jetzt ganz allein bewältigen muß. Dem Wesen nach ist dies nur einer der vielen Augenblicke in ihrem Leben, wo sie Vertrauen haben und sich auf die Größe ihres klaren Geistes und ihres offenen Herzens verlassen muß. Tatsächlich schließt sie jetzt nicht nur mit Ihnen und ihrer Mutter ab; es ist auch eine Zeit, mit sich selbst ins reine zu kommen. Ich weiß nicht genau, wie ihre psychische Verfassung ist, aber ich denke, das Beste, was sie für sich tun kann, hat sie bereits getan: sich selbst mit liebender Wärme zu umgeben, mit den Menschen, die sie am meisten liebt, insbesondere mit Ihnen. Und Sie können sie sanft bestärken, die Art der liebenden Wärme und des Verzeihens zu üben, die ihr am meisten hilft, wenn sie Abschied von sich nehmen muß. Wenn es irgendeinen Ort in ihr gibt, an dem das Verhaftetsein an diese Welt noch beherrschend ist, sprechen Sie ihr gut zu, diesen Ort weit zu öffnen. Das hat nichts damit zu tun, eine neurotische ‚Suchaktion' zu beginnen, denn jeder Zwang würde das Unbehagen nur verstärken. Je mehr sie sich jetzt ihrem Herzen ergeben lernt, zu sich selbst ‚Ich liebe dich' sagen möchte, ja sogar mit ihrem eigenen Namen ‚Kathleen, ich liebe dich!', desto mehr wird sie eins mit dem Prozeß werden, die Vergangenheit hinter sich lassen und alte Blokkaden, die den geraden Weg verstellen, niederreißen – das ist vorteilhafter für alles, was folgen wird. Und wenn ich schon davon spreche, sich selbst gegenüber Nachsicht walten zu lassen, was ist mit Ihnen, Robert? Wie steht es um Ihren Schlaf?"

R.: „Ich bin müde, aber schlafen will ich nicht."

S.: „Werden Sie heute nacht an ihrem Bett sitzen?"

R.: „Ja. Ich glaube sogar, daß ich mich heute zu ihr legen werde. Während der ganzen Zeit im Krankenhaus, und das war eine ziemlich lange Zeit, habe ich mich schrecklich danach gesehnt, in einem Bett mit ihr zu schlafen, so daß es wirklich schön war, sie wieder zu Hause zu haben. Ihre Blutwerte verbesserten sich, und es tat wirklich gut, als sie aus der Quarantäne entlassen wurde, und wir uns wieder berühren und umarmen konnten."

S.: „Jetzt ist es an der Zeit, nie mehr unter Quarantäne zu sein, die Quarantäne, in einem Körper geboren zu sein, eingeschlossen. Zu Hause zu sein ist das Schönste, was ihr zu diesem Zeitpunkt passieren konnte."

R.: „Ich wußte, es würde gut sein, und ich hatte das Glück, mich von ihr führen lassen zu können und gleichzeitig einen eigenen Lernprozeß zu erleben, der mich herausfinden ließ, daß nun ich selbst in dieser Sache die Initiative ergreifen, es in die Hand nehmen und diese Leistung anerkennen mußte; und ich genieße es."

S.: „Ja, Sie haben etwas für sie getan, was niemand sonst auf dieser Welt für sie hätte tun können, und sie hätten es nicht besser machen können. Schlafen Sie gut, mein Freund."

Am nächsten Tag rief Robert mich frühmorgens an, um mir mitzuteilen, daß Kathleen um 4.15 Uhr gestorben sei, während er an ihrer Seite lag – mit einem sanften Atemzug ihres Körpers, auf den kein weiterer folgte. „Sie hatte einen wirklich schönen Tod. Sie entschied, daß die Zeit loszulassen gekommen sei, und so entfernte sie sich Schritt für Schritt von dieser Welt. Sie starb vollkommen ruhig, friedlich und gelöst, und ich bin immer noch zutiefst berührt. Es war unbeschreiblich. An einem Punkt, ungefähr anderthalb Stunden vor ihrem Tod, schaute sie zu mir hoch und sagte mir auf Wiedersehen; dann fing sie an, kaum hörbar rückwärts zu zählen, von zehn an. Und bei Null angekommen, hörte ich etwas wie ein Kichern, und sie sagte: ‚Oh', und fing erneut an zu zählen. Als ich sie fragte, ob sie glaube, sie müsse nun sterben, sagte sie ‚ja' – auf eine sehr sanfte Weise. Es war fast so, als hätte ich sie gefragt, ob sie Lust habe, ins Kino oder irgendwohin zu gehen. Einfach nur dieses über alle Maßen weiche Ja, und ich legte die Platte mit unserer Lieblingskantate auf, und plötzlich atmete sie völlig ruhig, ohne jedes Ringen, so klar wie ein Glöckchen, nur unendlich viel zarter, und das letzte Mal, daß ich sie, an ihre Kissen gelehnt, sitzen ließ, spürte ich, daß ihr Körper mindestens doppelt so schwer wie vorher geworden war. Und da wußte ich, daß sie schon dabei war, uns zu verlassen, und ich zitierte Hamlet für sie – ihre Lieblingsstelle: ‚Schlaf gut, süßeste Prinzessin, meine Engelschöre sollen um dich sein, dich in den Schlaf zu singen.' Und sie war ganz still, und dann schien sie sich aufzulösen."

Seine Freude und sein Gefühl für die Ganzheit, sagte er, wären größer als jemals zuvor in seinem Leben. Es war die perfekte Erfüllung ihrer langen Beziehung.

Auch wenn es manchen so erscheinen mag, als sei die Freude Roberts angesichts des Todes seiner Frau irgendwie „unangemessen", ist es ganz normal, daß wir als Ehefrauen oder Ehemänner solche Gefühle haben, nachdem wir unseren Partner über all die fortwährenden Schwierigkeiten einer langen Krankheit hinweg umsorgt haben: große Erleichterung zu spüren, weil ein geliebter Mensch von seinen Schmerzen erlöst wurde. Aber manchen scheint es noch mehr als das zu bedeuten. Sie machen die Erfahrung der Transzendenz, auch wenn ihnen die Worte fehlen, es auszudrücken. Sie bekommen einen Schimmer des Mysteriums mit, weshalb sie sich noch Wochen später in einem aufgewühlten, nahezu ekstatischen Zustand befinden. Wenn dieses Hochgefühl schwächer wird, schreit in ihnen der Verlust des geliebten Partners auf, und die Arbeit des Sichöffnens für die Trauer beginnt. Anscheinend ist die Trauer jenen, die soviele Monate oder gar Jahre lang in harter Arbeit dem geliebten Menschen beistanden und sein Sterben auf Ebenen teilten, die sich der Beschreibung verschließen, schneller zugänglich, vielleicht sogar „leichter", wenn ich dieses Wort inmitten solchen Schmerzes gebrauchen darf. Vielleicht liegt das daran, daß der Geist die tiefe Verbundenheit der Herzen niemals ganz verdunkeln kann. Für diese Menschen sinkt die Trauer rechtzeitiger in das Herz, wo der Verstorbene in seiner ganzen Verbundenheit und Liebe erfahren wird. Die Freude ist die Freude der Vollendung. Ihre Trauer ist der Verlust und das Sichöffnen für das, was kommt.

Licht in drei Gesichtern

Ein Tag im Krankenhaus

Von Zeit zu Zeit lädt uns ein Krankenhaus zu einem Besuch ein. Einmal waren wir in einem Krankenhaus an der Westküste. Wir hatten bereits mit einigen Patienten gearbeitet, die dort medizinisch betreut wurden, und kannten daher schon etliche Mitglieder des Personals. Man fragte uns, ob wir nicht ein Seminar für Krankenhauspersonal abhalten wollten. Was zunächst als fünf wöchentliche Gesprächstermine geplant war, wurde zu einem zehnwöchigen Treffen von etwa 140 Leuten jeden Dienstag und Donnerstag. Krankenschwestern, Ärzte und medizinisch-technische Assistenten nahmen ebenso teil wie die Angestellten diverser medizinischer Institutionen aus der Umgegend. Während dieser Monate wurde das Krankenhaus unseren Arbeitstechniken gegenüber immer aufgeschlossener, und wir konnten immer mehr hinter die Kulissen blicken. Wir wurden schließlich sogar zu den Spezialkursen zur Pflege bestimmter Patienten eingeladen und konnten einige der Leute, mit denen wir arbeiteten, zu Autopsien mitnehmen. Wir haben die Erfahrung gemacht, daß das oft zu einem tiefen Nachdenken über den Tod und die Bedeutungslosigkeit des Körpers beiträgt: Viele Menschen finden auf diese Weise leichter Zugang zu ihrer Angst vor dem Tod und dazu, wie sehr sie sich mit ihrem Körper identifizieren. Einmal sagte uns jemand: „Das bringt wirklich viel, denn wenn man so neben einem ‚leeren' Körper steht, wird einem klar, daß dasjenige, was diesem Körper fehlt, dasselbe ist, das ihn von außen betrachtet: das Bewußtsein. Wir sind unser Bewußtsein, und wenn das Bewußtsein uns verläßt, bleibt nur noch leblose Materie zurück, der Körper, der sich langsam in seine Bestandteile auflöst."

Ondrea und ich erhielten spezielle Schildchen, die uns gegenüber den Patienten, die wir besuchten, auswiesen.

Mehrmals pro Woche fuhren wir also zum Krankenhaus, steckten uns unsere Schildchen an und gingen zunächst zu Arnold, dem

Krankenhausgeistlichen, der für die mehr als 300 Patienten zuständig war und uns sagte, welche Patienten seit unserem letzten Besuch neu eingeliefert worden waren und bei wem er unseren Besuch für hilfreich hielt. Die meisten dieser Patienten lagen im Sterben oder litten unter starken Schmerzen – sie würden mit Hilfe der Techniken zur Bewältigung der Schmerzen, die wir im Laufe der Jahre entwickelt hatten, vielleicht etwas Entspannung und Erleichterung erfahren.

Eines Tages schlug Arnold mir vor, daß ich „drei wahrhafte Schönheiten" besuchen sollte, falls ich genügend Zeit hätte. Der erste von ihnen war Miguel, ein spanischstämmiger Amerikaner, der an Leberzirrhose litt und dessen Tod bald zu erwarten war. „Er ist in einer sehr schlechten Verfassung, es geht ihm wirklich mies."

Die zweite war Madeline, eine siebenundsechzigjährige Frau. Sie hatte Lupus und würde ebenfalls bald sterben. Vor zwanzig Jahren hatte sie zum Reinigungspersonal des Krankenhauses gehört. Den größten Teil ihres Lebens hatte sie allein in einem Wohnwagen am Stadtrand verbracht. Die Tatsache, daß das Pflegepersonal ihre Qualen nicht lindern konnte, hatte dazu geführt, daß Madeline ganz allein und ohne Besucher blieb. Die Krankenschwestern auf ihrer Station, die sich „unfähig zu helfen" fühlten, hatten nur selten Zeit, sich an Madelines Bett zu setzen und sich mit ihrer qualvollen körperlichen Verfassung auseinanderzusetzen. Es gab auf dieser Station zuviel Arbeit und zuwenig Personal, und es gab außer Madeline noch andere Patienten, die zusätzliche Zuwendung benötigt hätten. Die Stille in Madelines Zimmer wurde nur unterbrochen vom gelegentlichen Besuch eines ehrenamtlichen Hospizbetreuers.

Die dritte Patientin war Mary, eine Krankenschwester, die früher im Krankenhaus gearbeitet hatte und an Brustkrebs litt, der bereits Metastasen gebildet hatte. „Sie scheint sehr durcheinander zu sein und stellt immer wieder die gleichen Fragen, obwohl sie die Antworten schon kennt, weil sie früher selbst Krebspatienten betreut hat."

Während ich mit dem Aufzug in den zweiten Stock fuhr, hatte ich das Gefühl, daß es ein anstrengender Tag werden würde.

Als ich Miguels Zimmer betrat, hatten sich gerade vier Mitglieder seiner Familie um sein Bett versammelt. Am Fußende des Bettes saß seine vierundsiebzigjährige Mutter, das Gesicht in den Händen vergraben. Rechts von Miguel stand Maria, seine Frau, die durch die sehr belastende, emotional stark aufgeladene Atmosphäre in dem Zimmer regelrecht abgezehrt wirkte. Auf der anderen Seite des Bettes standen zwei Cousins von Miguel, beide in den Dreißigern, wie Miguel selbst – alte Trinkkumpane, die jetzt miterlebten, wie krank Miguel aufgrund der enormen Mengen von Alkohol, die er konsumiert hatte, geworden war. Miguels Leber war durch die Zirrhose so stark geschwollen, daß er aussah, als sei er im sechsten Monat schwanger. Seine Leber war kaum noch funktionstüchtig. Miguels Augen waren quittengelb. Seine goldbraune Haut war inzwischen eher graubraun; sein Gesicht zeigte die Spuren eines langen, qualvollen Lebens und eines langsamen Sterbens. Ich erklärte Maria, daß der Krankenhauspfarrer vorgeschlagen hatte, daß ich nach Miguel sehen sollte. Sie war zunächst enttäuscht darüber, daß ich kein Priester war. Dann nickte sie traurig und sagte: „Uns ist alles recht, wenn es nur ein Bißchen hilft." Sie wandte sich an Miguels Mutter und seine Cousins und erklärte auf spanisch, daß ich gekommen sei, um Miguels Schmerzen zu vertreiben. In diesem Moment wurde mir klar, daß die Mittel, die ich anwenden wollte, hier fehl am Platz waren. Wir konnten uns nur unter Schwierigkeiten verständigen, und es war völlig zwecklos, eine der Meditationen auszuprobieren, die schon so vielen Menschen geholfen hatten. Ich mußte jede Aussicht auf ein „Handeln" fallenlassen; alles, was ich tun konnte, war, einfach bei ihm zu sein.

Miguels Muttersprache war Spanisch, und obwohl ich ein paar Jahre in Mexiko gelebt hatte, waren meine Spanischkenntnisse eher dürftig. Miguel hatte sich aufgrund der Schmerzen und der Angst vollständig in das zurückgezogen, was ihm vertraut war. Er sprach überhaupt kein Englisch. Alles, was ich sagte, war nutzlos. Ich konnte die Techniken, die zur Linderung von Schmerzen zur Verfügung stehen, nicht vermitteln. Ich bemühte mich, ganz langsam und in sehr einfachen Worten, aus der größtmöglichen Einfachheit des Herzens zu sprechen. In dem Pidgin-Spanisch, das mir zur Verfügung stand, sagte ich zu ihm: „In Ihrem Herzen ist ein Schmerz. Es ist der Schmerz Ihres vergangenen Lebens. Lassen Sie das vergangene Leben los. Öffnen Sie sich einem neuen Leben. Vergegenwärtigen Sie sich das heiligste Herz (dabei zeigte ich auf ein Jesus-Bild, das an der Wand hing). Glauben Sie, und gehen Sie ihm entgegen." Ich schien nur wenig für Miguel tun zu können, aber ich fühlte eine sehr starke Verbindung zwischen mir und ihm.

Obwohl ich nur so wenig durch Worte vermitteln konnte, blieb ich noch, weil meine Anwesenheit seinen Angehörigen die Gelegenheit gab, sich kurz auszuruhen. Ich stellte mich an Miguels Bett und legte meine Hand auf seinen Kopf. Ohne etwas zu sagen, strich ich ihm behutsam über Stirn und Augenbrauen. Dann setzte ich mich neben das Bett, und indem ich ihn sachte berührte, sprach ich innerlich mit ihm über die Notwendigkeit, sein Leiden so behutsam wie nur möglich loszulassen. „Miguel, dieses Leben voller Schmerzen geht jetzt seinem Ende zu. Alles, worunter Sie gelitten haben, alles, was sie ohne Alkohol nicht ertragen konnten, wird bald zu Ende sein. Ihre Angst und das Festhalten am Leben umgibt ihr Herz wie ein Stacheldrahtzaun – lassen Sie zu, daß sich das Herz verändert, daß Ihr Widerstand schmilzt. Lassen Sie es zu den Dornen um das heiligste Herz Jesu werden. Er hat uns gelehrt, daß er mit uns leidet. Sie haben Ihr Lebenswerk getan. Versuchen Sie, Ihren erschöpften, geschädigten Körper so behutsam wie möglich loszulassen. Lassen Sie das Leiden los, das Sie Ihr ganzes Leben lang begleitet hat." Miguels Mutter, die vergessen hatte, daß ich kein Priester war, bat mich in spanisch, für die Seele ihres Sohnes zu beten. Die nächste Viertelstunde lang war es ganz ruhig im Zimmer, während ich innerlich weiter zu Miguel über Jesus sprach. Seine Angehörigen hatten sich in einer Ecke des Zimmers versammelt und flüsterten miteinander. Ich spürte, daß ich kaum mehr tun konnte, als ihm meine Liebe zu vermitteln. Es schien angemessen zu sein, einfach nur da zu sein. Der größte Wunsch seiner Angehörigen war, daß ich den Tod vertreiben könnte, aber alles, was ich Miguel in meinem Pidgin-Spanisch sagen konnte, war, sich so weit wie möglich zu entspannen und sich dem Prozeß anzuvertrauen. Zu denen, die um sein Bett standen, sagte ich: „Lassen Sie ihn Ihre Liebe und Zuneigung spüren, und beten Sie um sein Wohlergehen." Die Cousins ließen hilflos ihre muskulösen, tätowierten Arme hängen. Sie waren Kämpfer und Trinker. Sie wußten nicht mehr weiter. Der Tod war stärker als sie.

In der Dreiviertelstunde, die wir miteinander verbrachten, sprachen Miguel und ich kaum ein Dutzend Worte miteinander. Als die Atmosphäre im Raum etwas entspannter zu sein schien und ich das Gefühl hatte, vielleicht doch etwas mehr tun zu können, als ich ursprünglich gedacht hatte, entschied ich mich, zunächst einen der anderen Patienten zu besuchen und später nochmals wiederzukommen. Als ich das Zimmer verlassen hatte, blieb ich für ein paar Augenblicke im Flur stehen, um meine Gedanken zu sammeln und mich auf den nächsten Besuch vorzubereiten. Plötzlich kam Maria aus Miguels Zimmer und bat mich, wieder zurückzukommen: „Miguel sagt, er möchte, daß Sie da sind." Ich ging ins Zimmer zurück und setzte mich wieder an Miguels Bett. Wieder strich ich ihm sachte über die Stirn und sprach lautlos mit ihm. Von Zeit zu Zeit bat ich: „Entspannen Sie sich" oder „Haben Sie Vertrauen und nähern Sie sich Gott".

Nachdem etwa eine weitere Dreiviertelstunde mit dieser Art stiller Meditation vergangen war und ich gerade den Raum verlassen wollte, bedankten sich Miguels Angehörige bei mir und fragten, ob es noch etwas gäbe, das ich tun könnte. Ich fragte Maria, wie Miguel zu seiner katholischen Erziehung stünde, und sie antwortete: „Miguel hat es sehr schwer gehabt im Leben, aber er ist ein guter Katholik. Er liebt Jesus. Manchmal, wenn er nachts nach Hause kam und so betrunken war, daß er kaum gehen konnte und über die Stühle fiel, hat er sich aufs Bett fallen lassen und gesagt: ‚Bete für mich, Maria. Ich bin zu betrunken dazu. Hilf mir.'" Ich schlug ihr vor, um Gnade für Miguel zu beten und darum, daß ihm ein leichter Übergang „ins Reich Gottes" gewährt werde. In diesem Moment richtete Miguel sich unter Schmerzen auf und sagte, daß er großen Durst habe. Ich ging zum Schwesternzimmer und bat darum, daß man ihm etwas zu trinken brächte, und gerade als ich in Miguels Zimmer zurückkam, brachte ihm eine Schwester ein Glas Orangensaft. Mit einiger Unterstützung schaffte Miguel es, das Glas bis an seine Lippen zu heben und ein Bißchen an dem Saft zu nippen. Seine Zunge war jedoch so trocken und rissig, daß er unwillkürlich aufstöhnte, als der Saft sie berührte. Die Krankenschwester machte ein dummes Gesicht und verließ das Zimmer. Ihr war klargeworden, daß es ein Fehler gewesen war, einem Patienten, dessen Zunge so wund war, ausgerechnet ein so säurehaltiges Getränk wie Orangensaft zu bringen. Nachdem ich Miguel ein Glas Wasser besorgt hatte, mit dem er seinen Mund ausspülen konnte, und seine Familie wieder beruhigt hatte, die sich darüber aufregte, „daß sie sich hier einen feuchten Kehricht um ihn scheren, weil er nur ein Trinker ist, der stirbt, und noch dazu ein spanischer Trinker", verließ ich den Raum wieder. Während ich noch im Flur stand, um ein bißchen durchzuatmen, bevor ich den nächsten Patienten besuchte, erschien noch einmal Maria und verlangte, daß ich zurückkommen sollte, weil Miguel gesagt habe: „Frag ihn, ob er noch mal an mein Bett kommt. Frag ihn, ob er in meiner Nähe bleiben kann." Ich ging ins Zimmer zurück. Offensichtlich hatte Miguel etwas von dem, was ich ihm zu vermitteln versucht hatte, gespürt, obwohl kaum etwas gesagt worden war, und das trotz seiner Schmerzen und seiner Verwirrung. Während ich ihm erneut über die Stirn strich, lag er ganz ruhig da. Seine Mutter saß in einer Ecke und schluchzte; seine Cousins liefen im Zimmer auf und ab. Seine Frau – blaß und erschöpft – stand auf der anderen Seite des Bettes und hielt seine Hand. Wieder sprach ich ohne Worte mit Miguel. Ich ermutigte ihn, auf seinen Glauben an Jesus zu vertrauen: „Ihr schmerzvolles Leben ist jetzt vorbei, lieber Freund. Alles, was Sie noch tun müssen, ist, das heiligste Herz Jesu zu erreichen." Plötzlich richtete er sich steil auf und sagte: *„La luz! La Luz!"* („Das Licht! Das Licht!") Ich stützte seinen Rücken mit einer Hand und sagte: *„Esta la luz de sagrada corrazon de Jesus."* („Das ist das Licht des heiligsten Herzens Jesu.") Als er dies hörte, legte Miguel sich mit einem tiefen Seufzer wieder zurück. Sein gesamter Körper schien sich zu entspannen, und er murmelte etwas in spanisch, das ich nicht verstehen konnte. Bald darauf schlief er friedlich, und ich gab seiner Frau unsere private Telefonnummer, damit sie uns anrufen konnte, falls sich Miguels Zustand im Laufe der Nacht verschlechtern sollte. Ich bot ihr an, am nächsten Tag wiederzukommen.

Als ich aufstand und zur Tür ging, fragte Miguels Frau: „Was war das für ein Licht, das er gesehen hat?" Ich antwortete: „Es ist das Licht seiner wahren Natur, das Licht Christi in seinem Herzen und auch das Licht seines nahen Todes. Es ist ein Zeichen des Friedens und der Ganzheit, die ihn erwarten." Sie nickte traurig und wendete sich den anderen Familienmitgliedern zu, um ihnen zu übersetzen, was ich gesagt hatte. Als ich schließlich das Zimmer verließ, hatten sogar die Cousins, die sich bis dahin sehr zusammengenommen hatten, zu weinen begonnen – wie alle Menschen, die jemanden verlieren, den sie lieben.

Fünf Minuten später ging ich den Flur entlang und betrat Madelines Zimmer. Madeline hatte einen großen Teil ihres Lebens allein verbracht, und nun, als sie im Sterben lag, war sie wiederum allein. Ihre Kinder, die einige Kilometer entfernt wohnten, besuchten sie nicht. Als ihre Krankheit immer akuter wurde, immer schwieriger zu handhaben war und immer mehr Krankenschwestern und Ärzte den Eindruck bekamen, ihr nicht mehr helfen zu können, hatten nur noch wenige von ihnen sich in nennenswerter Weise Zeit für sie genommen. Sie starb ganz allein und unter beträchtlichen Schmerzen. Über ihren Beinen befand sich eine Art Stahlkäfig, denn selbst das Gewicht der Bettdecke hätte ihr weitere Schmerzen bereitet. Als ich den Raum betrat, mich ihrem Bett näherte und dabei überlegte, daß ich einige Schmerz-Meditationen mit ihr durchführen wollte, drehte Madeline langsam den Kopf, um mich anzusehen. Als unsere Blicke sich trafen, wußte ich intuitiv, daß Madeline es schaffen könnte, in sich selbst einen Ort des Friedens zu entdecken. Die blaugrüne Farbe ihrer Augen erinnerte an gesplittertes Eis. Ihre kristalline Färbung verriet, daß sie Zeiten des intensiven Schmerzes durchlitten hatte. Aber es war auch eine große Ruhe in ihnen, die jenseits des Schmerzes, der Einsamkeit und der Angst zu liegen schien. Ich konnte nur noch sagen: „Hallo, ich heiße Stephen. Vielleicht kann ich Ihnen irgendwie helfen“, bevor sich unsere Blicke, wie magnetisch angezogen, trafen. Es brauchte nichts weiter gesagt zu werden. Die Art, in der wir einander ansahen, machte deutlich, daß unsere gemeinsame Arbeit darin bestehen würde, alles loszulassen, was dem Schmerz oder der Freude, der Angst oder der Gnade auszuweichen versuchte. Ich spürte, daß Madeline in diesem Augenblick zu irgendeiner tieferliegenden Schicht in sich selbst vordringen konnte und sagte: „Stoßen Sie den Schmerz nicht weg. Nicht einmal Ihre Krankheit. Lassen Sie sie einfach zu. Versuchen Sie nicht, den Schmerz oder die Angst zu verändern. Können Sie spüren, daß irgendwo jenseits des Schmerzes, jenseits der Angst und der Einsamkeit ein Ort des Friedens liegt, ein Ort, an dem alles, was gerade passiert, in Ordnung ist? Fühlen Sie das? Spüren sie die Weite, die hinter dieser Verwirrung und der schmerzhaften Not und hinter dem möglichen Sterben liegt? Sehen Sie sie? Können Sie sich auf diesen Ort des Friedens einlassen, ohne den Schmerz oder die Angst beiseite zu stoßen? Können Sie das, was geschieht, zulassen, jenseits aller Vernunft und all dessen, was wir gelernt haben? Spüren Sie, daß irgendwo hinter all dem einfach nur weiter Friede herrscht?"

Aus ihrer Kehle kam ein Laut der Zustimmung, eine Art Grunzen, während sie und ich ganz ohne Worte immer mehr vom Dasein des jeweils anderen erfaßten. Wir trafen einander jenseits der Vorstellungen, die wir von uns selbst hatten. Es war ein ganz besonderer Augenblick, in dem wir die Liebe verspüren konnten, die alle Lebewesen miteinander verbindet. Die ganze Welt schien in diesem Augenblick aus Liebe zu bestehen. Fast eine Stunde lang hielten wir uns bei den Händen und sahen uns unverwandt an, mit einem Blick voller Liebe und Achtsamkeit füreinander. Ohne miteinander zu sprechen, teilten wir diese Zeit miteinander. Langsam verschwanden die scharfen Linien des Schmerzes und des Widerstandes gegen ihn aus Madelines Gesicht. Es wurde weicher und runder; das Eis in ihren Augen schien zu schmelzen. Die harte Linie ihres Kinns, die zusammengebissenen Zähne lockerten sich, und sie lächelte: „Ja, es ist in Ordnung. Irgendwie ist alles in Ordnung."

Während wir uns unserer Gegenwart in einem Krankenhauszimmer wieder bewußt wurden, fragte ich Madeline: „Wie ist es jetzt?" Sie sagte: „Ganz anders."

S.: „Wie sind Ihre Schmerzen?"

M.: „Sie sind immer noch da, aber anders als vorher."

S.: „Wie ist es, zu sterben?"

M.: „Wenn Sterben der Friede ist, den wir gerade miteinander geteilt haben, dann bin ich bereit dazu."

S.: „Für Sie gibt es so viel mehr als nur diesen Lupus. Sogar mehr als die Einsamkeit. Sie müssen nur darauf vertrauen."

M.: „Ich weiß. Ich fühle mich jetzt soviel besser. Ich glaube, es wäre mir sogar recht, wenn ich jetzt gleich sterben würde. Ich fühle mich nicht mehr so einsam. Irgendwie fühle ich mich beschützt."

S.: „Sie sollten wissen, daß Sie jederzeit Zugang zu diesem Ort des Friedens in Ihnen selbst haben, der jenseits Ihrer Krankheit und Ihrer Verwirrung liegt. Es ist einfach der Friede des Daseins, ein Gefühl der Ganzheit, das durch nichts beeinträchtigt oder zerstört werden kann. An diesem Ort sind wir alle beieinander. Wenn ich Ihnen irgendwie helfen kann, lassen Sie es mich wissen."

Wir unterhielten uns noch etwa zehn Minuten lang über ihren Sohn in Kalifornien. Sie bat mich, ihn anzurufen, und erzählte mir, wie sehr sie einige der Krankenschwestern mochte, die auf ihre Schmerzen so verwirrt und verängstigt reagierten. Die Gefühle, die sie für diese Schwestern, für ihre Kinder und für sich selbst empfand, schienen den Raum zu erhellen. Ich fühlte, wie die große Liebe, die sie empfand, auf mich überging, während sie ihren Schmerz losließ und sich selbst als jemanden erfuhr, der viel mehr war als nur ein Körper.

Als ich das Zimmer verließ und ihr versprach, am nächsten Tag wiederzukommen, lächelte sie mir zu und zwinkerte mit den Augen: „Ja. Es ist alles okay, und alles Liebe für Sie."

Madeline starb drei Tage später. Ihr Sohn saß an ihrem Bett, und drei der Krankenschwestern, die sie am meisten gemocht hatte, waren ebenfalls anwesend. Im Zimmer herrschte ein Friede wie noch nie zuvor in den zwei Monaten, die sie es bewohnt hatte. An dem Morgen, an dem sie starb, schaute sie mich an, als ich den Raum betrat, zwinkerte mir zu und sagte: „Ja. Es ist okay."

Aber der Reihe nach. Als ich Madelines Zimmer nach meinen ersten Besuch verließ, machte ich erst einmal Mittagspause, bevor ich Mary besuchte, die Krankenschwester, die wegen fortgeschrittenen Brustkrebses, der bereits Metastasen gebildet hatte, erneut zur Untersuchung und Behandlung ins Krankenhaus mußte. Mehrere ihrer inneren Organe waren bereits in Mitleidenschaft gezogen. Mary war sehr wütend. „Ich habe jahrelang in diesem Krankenhaus gearbeitet, und jetzt bin ich selber seit fast einem Jahr krank. Als ich zum erstenmal als Patientin hier war, schauten die Krankenschwestern immer mal wieder zu mir rein und fragten, wie es mir ginge, aber als die Krankheit schlimmer wurde und die Chemotherapie nicht viel zu nützen schien, haben sie aufgehört, nach mir zu sehen. Wenn sie an meinem Zimmer vorbeigingen und die Zimmertür offenstand, haben sie den Kopf zur anderen Seite gedreht. Ich will verdammt sein, wenn ich dahin noch mal zurückgehe."

Während ich ihren Ärger mit jedem Atemzug in mich aufnahm und ihn als Wärme und Liebe wieder ausatmete, saß ich bei ihr und hörte ihr zu. Sie erzählte mir, daß sie vor fünfzehn Jahren geschieden worden war und sich seitdem niemals mehr mit einem anderen Mann getroffen hatte. Sie sprach von ihrer neunzehnjährigen Tochter, die sich ungeduldig danach sehnte, endlich ein eigenes Leben zu beginnen. Wir unterhielten uns etwas über eine Stunde über ihre Situation und über Möglichkeiten, mit dem körperlichen Unwohlsein zu arbeiten, die bereits vielen Menschen geholfen hatten. Als ich eigentlich schon gehen wollte, und obwohl ich mir nicht sicher war, wie sehr sie sich darauf einlassen würde, fragte ich sie eher beiläufig, ob sie eine Anleitung zur Schmerzmeditation haben wolle. Sie wirkte zunächst unentschlossen, stimmte dann aber zu. Ich vermute, sie tat das weniger aus Vertrauen in das, was ich mit ihr vorhatte, sondern vielmehr, damit noch jemand bei ihr blieb.

Nachdem wir ein paar Minuten lang miteinander meditiert hatten und ich sie aufgefordert hatte, weich zu werden und sich um ihren Schmerz herum zu öffnen und ihn schweben zu lassen, ließ die Spannung in ihrem Körper merklich nach. Sie seufzte tief auf, kuschelte sich noch tiefer ins Bett und wirkte zum erstenmal relativ entspannt. Nachdem wir uns noch ein paar Minuten länger mit der Art ihres körperlichen Unwohlseins befaßt hatten, öffnete sie langsam die Augen. In ihnen blitzte etwas auf, das ich bis dahin noch nicht wahrgenommen hatte. Sie blickte auf und sagte mit einem schiefen Lachen: „O Gott, diese Wut ist zuviel für mich. Ich fühle mich jetzt besser, irgendwie leichter. Wissen Sie, als wir uns dem Schmerz angenähert haben, konnte ich diese Wut spüren. Mein Rücken und mein Brustkorb und meine Schultern sind ganz hart und verspannt."

S.: „Und wie fühlt sich Ihr Herz an?"

M.: „Es tut höllisch weh."

S.: „Diese ganze Trauer, die Sie verspüren, all die Wut und der Ärger liegen Ihnen tonnenschwer auf dem Herzen, oder?"

M.: „Ich habe solche Schmerzen im Brustkorb und ums Herz herum. Vielleicht ist es Trauer. Ich bin so verdammt wütend auf diesen Krebs. Aber diese letzten Monate haben mir eines klargemacht: Während all der Jahre, in denen ich Patienten, die an Krebs starben, von Mensch zu Mensch betreut habe, wollte ich nie wirklich bei diesen Menschen sein. Ich blieb distanziert und starr, und jetzt verstehe ich, daß ich noch soviel lernen muß und mir so wenig Zeit dazu bleibt." Sie begann heftig zu schluchzen.

Offensichtlich blieb Mary und mir noch einiges zu tun, und weil sie bald wieder nach Hause wollte, schlug ich ihr vor, daß wir uns in ein paar Tagen bei ihr zu Hause nochmals treffen könnten, um weiterzumachen, was auch immer dabei herauskommen sollte. Als ich das Zimmer verließ, lächelte sie und sagte: „Wer war noch mal dieser maskierte Mann?" (Es kam dann so, daß Mary die nächsten neun Monate lang bis zu ihrem Tod mit Ondrea und mir arbeitete. Ich werde ihre Geschichte im folgenden noch genauer erzählen.)

Ich verließ das Krankenhaus und fuhr zum Abendessen nach Hause. Wir hatten uns gerade an den Tisch gesetzt, als das Telefon klingelte. Es war die Oberschwester der Station, auf der Miguel lag. Miguels Frau hatte gefragt, ob ich so schnell wie möglich ins Krankenhaus kommen könnte, weil Miguels Tod unmittelbar bevorzustehen schien. Zwanzig Minuten später stand ich wieder neben seinem Bett und strich ihm mit einer Hand über die Stirn, während ich mit der anderen Hand seinen Brustkorb vorsichtig in der Gegend seines Herzens berührte. In meinem Pidgin-Spanisch forderte ich ihn auf, sich dem Licht anzuvertrauen, das er gesehen hatte. *„Esta la luz de sagrada corrazon de Jesus"*, wiederholte ich langsam. Miguels Frau und seine Mutter saßen weinend in einer Ecke des Zimmers und wurden von einem besonders mitfühlenden Pfleger getröstet. Von Zeit zu Zeit schien es, als ob Miguel darum kämpfen würde, am Leben zu bleiben. Er hielt den Atem an und keuchte. Sein Kampf bewirkte, daß seine Familie noch angespannter und ängstlicher wurde. Aber es schien alles „planmäßig" zu verlaufen. „Lassen Sie Jesus für Sie atmen. Lassen Sie jeden Atemzug in sein Herz gehen", wiederholte ich immer wieder, in einem Spanisch, an das ich mich selbst nicht mehr erinnern kann, und strich dabei fortwährend über seine Stirn. Langsam wurde er ruhiger und schließlich ganz still, als er seinen gequälten Körper verließ. Die Art und Weise, wie er das Leben losließ, erinnerte an ein kleines Kind, das nicht mehr länger mit seinem Luftballon spielen will und ihn losläßt, um zuzusehen, wie er langsam nach oben schwebt. Es war, als ob das Kind in ihm ihn bei der Hand genommen hätte, um ihn dem „guten Hirten" seiner wahren Natur zuzuführen.

Während er sich von seinem Leben des Schmerzes und der Flucht vor ihm, der Verwirrung und des Alkoholismus löste, machte ich damit weiter, ihn zu ermutigen: „Gehen Sie zu Gott. Trauen Sie seiner Gnade, die Sie erwartet." Ich erinnerte ihn an das Licht. „Es ist das Licht Ihres Herzens, Ihrer heiligen Seele." Als ich nochmals über Miguels Stirn strich, nachdem er seinen letzten Atemzug getan hatte, wiederholte ich in spanisch: „Werden Sie jetzt eins mit dem Herzen Jesu, lassen Sie los, gehen Sie ins Licht Ihrer wahren Natur ein.“

Ich blieb die nächsten zwei Stunden bei Maria, bis Miguels Körper ins Leichenhaus gebracht wurde. Sie erzählte mir, wie oft er sich in seinem Leben Frieden gewünscht hatte und dann zur Flasche gegriffen hatte, um den dauernden Schmerz, den er empfand, zu unterdrücken. „Er sagte immer, daß er Jesus kennen würde und seinen Schmerz verstünde. Aber er sagte, er habe Jesus niemals in die Augen sehen können, weil er immer so betrunken war, aber als er heute rief: *‚La luz! La luz!‘* hat er Gott vielleicht doch in die Augen sehen können. Ich glaube, er ist so gestorben, wie er sich immer zu leben gewünscht hat. Ich gehe jetzt nach Hause und sage den Kindern, daß ihr Vater gestorben ist und dabei vom Licht gesprochen hat.“

Es war ein interessanter Tag gewesen, und als ich spätabends nach Hause kam, dachte ich, daß es vielleicht gut wäre, wenn ich mir einige Notizen darüber machte. Denn dieser Tag hatte einmal mehr gezeigt, daß es nicht notwendig ist, Wochen und Monate mit Patienten zu verbringen, um ihnen helfen zu können. Man muß nur offen sein für den kostbaren Augenblick jenseits allen Wissens, im Herzen der Dinge.

Eine verwirrende Gnade

Mary

Mary war eine fünfzigjährige Krankenschwester, die vor anderthalb Jahren zugezogen war, um eine Stelle in dem Krankenhaus anzunehmen, in dem sie jetzt als Patientin lag. Vor einigen Monaten hatte eine Biopsie ergeben, daß sie Brustkrebs hatte. Während der letzten fünf Monate war sie immer wieder im Krankenhaus gewesen, um Chemotherapie und Bestrahlungen zu erhalten. Als wir uns dort zum erstenmal begegneten, hatte sie ziemliche Angst und fühlte sich alleingelassen. „Wenn sie (ihre früheren Kolleginnen) dachten, daß es mir wieder besser ginge, kamen sie mich alle besuchen. Aber je schlimmer der Krebs wird, desto mehr bin ich anscheinend für sie so eine Art Fehlschlag, denn jetzt bringen sie es nicht mehr fertig, mich anzusehen. Anscheinend mache ich ihnen irgendwie Angst."

S.: „Was meinen Sie – wovor haben sie Angst?"

M.: „Vielleicht befürchten sie, daß sie eines Tages dasselbe erleben wie ich. Ich bin Krankenschwester, genau wie sie, und ich habe auch mit Krebspatienten gearbeitet. Ich weiß, daß viele von ihnen sterben. Ich habe mich in solchen Fällen auch abgewendet. Aber jetzt bin ich ganz anders als damals. Jetzt, wo ich selber Krebs habe, ist mir klargeworden, wie sehr ich mich immer von solchen Patienten distanziert habe, wie ich sie irgendwie genauso weggeschoben habe, wie die Krankenschwestern mich jetzt wegschieben, indem sie so tun, als gäbe es mich gar nicht. Ich glaube, es gibt einiges, das ich hätte besser machen können."

Mary hegte einen großen Unwillen gegen das Leben. Seit sie vor fünfzehn Jahren von ihrem Mann geschieden worden war, hatte sie sich „nie mehr mit irgend jemandem verabredet. Es ist besser so". Während ihrer Krankenhausaufenthalte bekam sie unregelmäßig Besuch von ihrer Tochter, die das Zimmer ihrer Mutter immer nur sehr zögerlich betrat, weil sie sah, daß deren Zustand sich von Mal zu Mal verschlechterte. Mit zitternder Stimme sagte Mary: „Ich will hier einfach nur raus – aber ich kann nirgendwo hin. Es gibt keine Möglichkeit für mich, nach Hause zurückzugehen. Meine Tochter wohnt nicht mehr bei mir und muß sich um ihre eigenen Angelegenheiten kümmern. Niemand kann sich um mich kümmern."

Wir boten ihr an, ein Team von Leuten zusammenzustellen, die ihr helfen würden, wenn es notwendig wäre. Bei der nächsten unserer wöchentlichen Unterrichtsstunden im Krankenhaus schilderten wir Marys Situation. Wir fragten, wer bereit wäre, sich auf freiwilliger Basis um sie zu kümmern, wenn sie zuhause wäre. Es meldeten sich ungefähr ein Dutzend Leute. Als wir Mary davon erzählten, schüttelte sie ungläubig den Kopf und sagte: „Ein Dutzend Leute!?" Am nächsten Tag wurde das Team um Angehörige eines Pflegedienstes und um freiwillige Hospizpfleger ergänzt.

Es dauerte ein paar Tage, um alles zu organisieren: Einkaufen, Waschen, Kochen, Saubermachen, Medikamente verabreichen, Arztbesuche einplanen. Als alles geregelt war, kam Mary aus dem Krankenhaus nach Hause. Ihre Nachbarn und ihr neues Pflegeteam bereiteten ihr einen warmen Empfang. Als sie ihr Wohnzimmer betrat, drehte sie sich dankbar und mit einem Gefühl, das alles nicht verdient zu haben, zu uns um und sagte: „Warum sind diese Leute alle so nett zu mir? Womit habe ich das verdient?"

Obwohl wir täglich mit ihr telefonierten, kamen wir außerdem zweimal pro Woche für ein paar Stunden zu ihr nach Hause. Wenn nötig, blieben wir auch über Nacht. Sie bat uns oft, ihr aus der Bibel vorzulesen: „Früher, als ich noch in Iowa lebte, war es mit meinem Christentum nicht so weit her. Vielleicht hätte ich mehr beten sollen. Aber vielleicht passiert ja doch noch ein Wunder. Oder? Vielleicht werde ich ja doch noch gesund."

Wir unterhielten uns für eine Weile darüber, was es bedeutete, „ein Wunder" zu erleben. Ich fragte sie: „Selbst wenn es Ihnen körperlich nicht besser geht – könnte es nicht sein, daß Sie trotzdem schon ein Wunder erlebt haben? Sie sagten, Sie seien so anders gewesen, bevor Sie die Diagnose erhalten hätten. Sie hatten damals Angst vor allem, sogar vor dem Leben. Sie haben nie darüber nachgedacht, daß Sie auch ein Herz und einen Geist haben, wie Sie es jetzt so oft zu tun scheinen. Vielleicht haben Sie schon bekommen, worum Sie gebetet haben."

M.: „Vielleicht. Noch nie in meinem Leben hatte ich so viele

Freunde. Noch nie haben sich so viele Menschen um mich gekümmert. Ich habe auch noch nie so viel Freundlichkeit gespürt. Ich habe nie gewußt, wie wichtig es ist, einfach nur freundlich zu sein. Und ich habe mich noch nie so gut aufgehoben gefühlt."

Offensichtlich gab es wirklich ein Wunder in ihrem Leben. Es bestand darin, daß sich ihr Herz zu öffnen begann und ihr Geist dem Leben weniger ängstlich entgegensah, um mit einer größeren Bereitschaft das, was als nächstes passieren würde, einfach auf sich zukommen zu lassen. Ihr Leben war ein Kampf von Tag zu Tag gewesen, aber jetzt verflossen die Tage in einer Art kameradschaftlicher Freundschaft mit dem Leben.

Als sie wieder zwei Wochen zuhause war, bemerkte Mary, daß sich ihre rechte Hand fast taub anfühlte. Sie hatte auch Schwierigkeiten beim Sprechen. Sie war häufig müde, und es war ihr nicht möglich, für längere Zeit „voll da" zu sein. Ihr Gang wurde unsicher, und sie brauchte einen Stock. Im Krankenhaus wurde festgestellt, daß sich der Krebs ins Gehirn ausgebreitet hatte. Ihre Probleme beim Sprechen und beim Koordinieren ihrer Bewegungen wurden immer größer, und sie mußte wieder ins Krankenhaus. Dort wurde eine Kraniotomie im linken vorderen Schädelbereich vorgenommen und eine Drainage gelegt. Kurz danach bekam sie krampfartige Anfälle. Obwohl ihre Körpertemperatur zuweilen außergewöhnlich stark schwankte, sagte sie: „Wenn sie hier nichts für mich tun können, will ich wieder nach Hause. Ich brauche nicht hier zu sein. Ich möchte in meiner gewohnten Umgebung sein, zusammen mit meinen neuen Freunden."

Ihre Tochter besuchte sie nicht im Krankenhaus, und als Mary wieder nach Hause zurückkam, schien das Haus durchsucht worden zu sein. Offensichtlich war das eine Botschaft der Tochter, die die Nähe ihrer sterbenden Mutter immer weniger ertrug. Die Angst und Verwirrung der Tochter wurden immer offenkundiger. Sie äußerten sich abwechselnd als Verachtung für die „Schwäche" der Mutter und als Wut darüber, „immer noch unter ihrer Fuchtel zu sein". Mehrere Male stahl sie Geld und verschiedene Wertmarken aus Marys Brieftasche. Aus dem Haus verschwanden diverse Gegenstände.

Mitglieder des Pflegeteams versuchten einige Male, Marys Tochter dazu zu bewegen, „sich hinzusetzen, um sich in Ruhe ein bißchen zu unterhalten". Sie reagierte darauf jedoch immer äußerst feindselig, so daß sie es schließlich bleiben ließen. Als eine der Krankenschwestern sie bat, in der Apotheke ein Medikament für ihre Mutter zu besorgen, sagte sie: „Ich wünschte, meine Mutter würde das endlich alles hinter sich bringen und sterben", und stürmte aus dem Haus, ohne das Rezept mitzunehmen. Mary entschuldigte sich ständig für ihre Tochter. Sie tat das mit derselben ängstlichen Blindheit, mit der sie versucht hatte, ihre Krebserkrankung zu leugnen, als sie zum erstenmal damit konfrontiert worden war. Tatsächlich äußerte sie sich niemals dazu, daß plötzlich Geld, Essensmarken oder Einrichtungsgegenstände fehlten. Gelegentlich redete sie darüber, wie nahe sie und ihre Tochter sich seien und bezog sich dabei auf Gespräche mit ihrer Tochter, die schon Jahre zurücklagen, und auf eine Beziehung zu ihr, die schon lange zerbrochen war. Sie erwähnte nie, daß ihre neunzehnjährige Tochter einen fünfzigjährigen Freund hatte, der bei ihren Kurzbesuchen in einem silbernen Cadillac vor dem Haus auf sie wartete. Die Mutter sah auch über die teure Kleidung ihrer Tochter hinweg. Sie ging davon aus, daß sie bei McDonald's arbeitete.

Alles, was zwischen Mary und ihrer Tochter niemals verarbeitet worden war, führte uns unsere eigene Hilflosigkeit nachhaltig vor Augen. Alles, was wir tun konnten, war, verfügbar zu sein. Jeder von uns versuchte, weder die Tochter noch die Mutter, noch die Beziehung zwischen beiden in irgendeiner Weise zu verurteilen oder den Wunsch zu äußern, daß alles anders wäre.

Eines Tages brachten wir Mary ein großes Jesusbild mit, das sie über ihren Kamin hängen konnte, weil sie sich „etwas in dieser Art" gewünscht hatte, worauf sie „sich beziehen" könnte. Als wir sie drei Tage später anriefen, fiel uns auf, daß ihre Schwierigkeiten beim Sprechen verschwunden waren: „Letzte Nacht ist mir etwas sehr Bemerkenswertes passiert. Ich kam gerade aus dem Badezimmer zurück. Ich ging ganz langsam mit meinem Stock, und dann – ich weiß nicht wie und warum, ich habe so etwas noch nie gemacht – küßte ich das Jesusbild, und ganz plötzlich fühlte ich mich so wunderbar, daß ich bis zur Decke hätte springen können. Und heute fühlt sich alles so anders an. Ich habe mich noch nie so friedlich gefühlt. Äh – vielleicht bin ich ja verrückt geworden?"

Wir sagten ihr, daß wir auch nicht wüßten, was genau los sei, aber daß wir keine Bedenken hätten, wenn sie sich „noch mehr in dieser Art morgens zum Frühstück gönnen würde". Wir ermutigten sie, sich ihrer Erfahrung einfach anzuvertrauen und sie zuzulassen und die Gnade in jeder Form zu akzeptieren, in der sie sich zeigen würde.

Für die nächsten zweieinhalb Tage war sie frei von Symptomen. Ihre Sprechweise war normal. Alle Spuren einer Aphasie waren verschwunden. Auch beim Gehen benötigte sie keine Unterstützung mehr. Nach ein paar Tagen jedoch kam plötzlich die Müdigkeit wieder, und die Schwierigkeiten beim Formulieren klar verständlicher Sätze traten ebenfalls wieder auf. Obwohl die Gnade, die sie erfahren hatte, nicht mehr körperlich spürbar war, schien sie noch ein paar Tage lang glücklich zu sein. Jeden, der kam, begrüßte sie mit einem weiten, offenen Lächeln. „Ich weiß auch nicht, was letzte Woche passiert ist, aber *daß* etwas passiert ist, weiß ich ganz genau! Ich fühle mich so anders – mhm –, ich habe aus irgendwelchen Gründen nicht mehr solche Angst."

Im Laufe der darauffolgenden Woche hatte sie zwei Krampfanfälle, die sie sehr verängstigten. Ihre Unfähigkeit, ihren Körper zu kontrollieren, war noch nie so offenkundig geworden. Weil sie vor den Anfällen immer bestimmte Warnsignale verspürt hatte und weil sie, wie sie sagte, „damit allein fertigwerden" wollte, richteten wir in der Ecke eines Zimmers einen bequemen Platz ein, an dem sie sich hinlegen konnte, „falls gerade niemand dasein sollte". Außerdem gaben wir ihr einen Zungensuppressor, der bei einem Anfall verhindern sollte, daß sie sich die Zunge zerbiß oder daran erstickte. Wir verbrachten einen Nachmittag damit, unter großem Gelächter zu üben, wie man ihn richtig anwendete. Nachdem diese Vorbereitungen getroffen waren, fühlte sie sich sehr zufrieden und sagte, daß sie nun mit ihren Anfällen niemanden mehr zu „belästigen" bräuchte. Wir ermutigten sie, sich den Anfällen nicht entgegenzustellen.

S.: „Laß zu, daß sie sich wie eine Welle durch deinen Körper bewegen. Dein Widerstand würde sie nur schlimmer machen. Vielleicht gibt es auch noch eine andere Möglichkeit, mit den Anfällen zu arbeiten, eine Art Offenheit und Entspanntheit, die du deiner Angst und Anspannung entgegensetzen kannst, wenn du merkst, daß wieder ein Anfall kommt."

Parallel zu dieser Arbeit an den Anfällen verlief die Arbeit an ihrer Heilung oder ihrem Sterben – das Bemühen, sich zu öffnen und loszulassen, das sie scherzhaft als „große Weichheit" bezeichnete.

Obwohl sich dieser Ausdruck anhörte, als sei er einem Peanuts-Cartoon entnommen, schien er ihr zu ermöglichen, ihre Angst etwas mehr anzuerkennen.

Etwa eine Woche später bat Mary einen ihrer freiwilligen Helfer, uns anzurufen: „Äh – letzte Nacht ist wieder etwas Seltsames passiert. Ich wachte auf und dachte, daß ich wohl das Licht im Zimmer angelassen haben mußte, weil es um den Kamin herum so hell war. Und dann schaute ich nach oben und sah, daß das Licht aus dem Jesusbild kam. Hört sich das sehr verrückt an? Aber das Licht war so hell, daß ich die Titel der Bücher lesen konnte, die im Regal neben dem Kamin stehen. Es war kein anderes Licht im Zimmer, nur das Leuchten seines Gesichtes."

Aus welchem Grund und auf welcher Ebene auch immer, Mary hatte eine sehr starke Bindung zu Jesus. Wir schlugen ihr daher vor, daß sie das Jesusgebet der östlichen orthodoxen Kirche beten solle – „Herr Jesus Christus, erbarme dich meiner" –, das schon vielen Patienten geholfen hat. Es schien das beste für sie zu sein, daß sie das Gebet lautlos immer und immer wieder wiederholen würde: wenn etwas sie besonders anstrengte, wenn ein Anfall bevorstand oder wenn es besonders frustrierend sein würde, nicht ohne weiteres mit anderen kommunizieren zu können. Auch wenn sie mit dem Mund keine Worte mehr formen konnte, war es ihr doch möglich, sich innerlich dieses Gebet vorzusprechen, das sie an das Licht ihrer wahren Natur und an die Gnade und Vergebung, für die Jesus steht, erinnern würde. Nachdem wir mit ihr zusammen das Gebet einige Male laut gesprochen hatten, machten wir sie darauf aufmerksam, daß es ein besonderes Gebet ist: „Normalerweise bittet man in einem Gebet um irgend etwas, aber die tiefste Form des Gebetes besteht in der tiefsten Form des Zuhörens. Du bittest Jesus nicht um Gnade oder darum, daß er dich hört oder dich verändert, solange du auf ihn hörst und dich dabei der Gnade öffnest. Man kann dieses Gebet als Bitte darum verstehen, so sehen zu dürfen, wie Gott sieht, dasselbe Mitgefühl für alle Lebewesen zu empfinden, für das Jesus steht, und so Jesus in sich selbst zu verspüren."

M.: „Ich kann noch nicht einmal glauben, daß etwas in dieser Art passiert ist, aber ich weiß, daß es so ist. Dieses Licht im Zimmer war so hell. Es ist fast so wie mit dem Krebs: Da kann ich auch nicht glauben, daß mir das passiert ist, und doch ist es passiert."

Sie begann zu stammeln, wie immer, wenn sie versuchte, anderen diese unmöglich scheinende Gnade, die ihr zuteil geworden war, mitzuteilen, obwohl sie selbst nicht vollständig daran glauben konnte.

Im Verlauf der nächsten Wochen vergrößerte sich die Gruppe von Marys freiwilligen Helfern, und allmählich bildeten sich unter ihnen zwei Lager, die um Marys Aufmerksamkeit wetteiferten. Einige der Krankenschwestern und Helfer hegten die fundamentalistische Überzeugung, daß Mary wieder gesund werden könne, wenn sie nur „glaube". Auf der anderen Seite gab es zwei oder drei Leute, die an einigen unserer Seminare zu bewußtem Leben und bewußtem Sterben teilgenommen und bereits andere Patienten betreut hatten. Sie wollten, „daß Mary bewußt starb". Die zunehmende Konkurrenz zwischen diesen beiden Gruppierungen nahm zeitweilig geradezu bildhafte Züge an: Es war wie in der Zeichnung, wo auf einer Schulter ein Engel und auf der anderen ein Teufel sitzt, die widersprüchliche Anweisungen dazu erteilten, was sie jetzt tun *müsse*. Wir erlebten zum erstenmal, wie sehr unterschiedliche philosophische Auffassungen einen Patienten verwirren und sein Selbstvertrauen untergraben können. Jede der beiden Seiten beanspruchte für sich, um Marys „Seele" besorgt zu sein, und kompensierte damit das eigene Gefühl der Nutzlosigkeit. Diejenigen, die sagten: „Sie muß glauben", offenbarten damit einen Mangel an Glauben ihrerseits und benutzen in gewissem Sinne Mary dazu, sich mit ihrer eigenen unklaren Beziehung zu Gott auseinanderzusetzen. Auf der anderen Seite dieses Tauziehens standen diejenigen, die sagten, daß Mary „ins Licht hineinsterben" *müsse*. Auch ihnen mangelte es an Vertrauen in den natürlichen Ablauf des Prozesses der Loslösung und spirituellen Entwicklung. In ihrem Bemühen um Marys Aufmerksamkeit verteufelten sie ein „nicht bewußtes Sterben" und zitierten Passagen aus dem *Tibetischen Totenbuch* und anderen buddhistischen Texten, für die sie nur sehr dürftige Interpretationen liefern konnten. Sie „predigten sie zu Tode", wie ein Helfer, der an diesem Streit nicht beteiligt war, einmal anmerkte. Anstatt Mary zu ermutigen, sich dem Augenblick zu öffnen, füllten diese planlosen Vertreter eines bewußten Sterbens ihren Geist bis obenhin mit ihrer eigenen spirituellen Verwirrung, indem sie Gesetze dafür aufstellten, was sie zu tun und wie sie zu sterben habe. Weil sie niemals versucht hatten, Klarheit über ihre eigenen Motive zu gewinnen, konnten sie auch Mary nicht dazu anleiten, ihren Geist und ihr Herz zu erforschen, sondern erstickten den natürlichen Antrieb dazu in einer Flut von Regeln und Erwartungen, die Mary nur noch mehr verunsicherten und ihre Selbstzweifel vergrößerten. „Sie müssen sich entspannen. Sie müssen noch stärker versuchen, das Leben loszulassen. Wenn Sie nicht bewußt bleiben, wird es schrecklich für Sie werden." In wenig mitfühlender Weise bestanden diese Helfer darauf, daß Mary „richtig sterben" müsse.

Im Verlauf dieser Konfrontation wurde Mary für jede der beiden Seiten immer mehr zum Objekt, über das sie verfügten, anstatt eine Person zu sein, um die sie sich liebevoll kümmerten. Sie wurde beansprucht von Verfechtern einer balancierten Aura, von Anhängern der Bach-Blüten-Therapie, von charismatischen Heilern, traditionell ausgebildeten Pflegern, Geistlichen, Priestern und verwirrten „Wohltätern" jeglicher Provenienz. Jeder von ihnen hatte sein eigenes Anliegen und die dazugehörigen Methoden.

Wir sprachen mit jeder der konkurrierenden Gruppen einzeln, was jedoch nur wenig nützte. Jede Partei dachte von uns, daß wir auf der Seite „der anderen" seien. Einige Leute drohten damit, das Pflegeteam zu verlassen, so daß Mary nicht länger imstande wäre, zuhause zu bleiben. Unter anderen Umständen hätten wir es vielleicht mit Heilungsmeditationen versucht, aber so, wie die Dinge sich entwickelten, hielten wir es für besser, keiner der verschiedenen inhaltlichen Ausrichtungen in irgendeiner Weise neue Nahrung zu geben, weil damit die Situation für Mary noch verwirrender geworden wäre. Als das Durcheinander seinen Höhepunkt erreichte, beschlossen wir, einfach nur zu versuchen, Marys Vertrauen in sich selbst zu stärken und sie dabei zu unterstützen, ihrem eigenen Herzen zu folgen, so daß sie ihren eigenen Weg gehen könnte.

Unter dem Einfluß der dringenden Ermahnungen ihrer Helfer, daß es „falsch" sei, den Anweisungen der jeweils anderen Gruppe zu folgen, hatten einige der Überzeugungen, die ihr früheres Leben bestimmt hatten, wieder zunehmend Besitz von ihr ergriffen. Ihr Vertrauen in das Licht, das sie gesehen hatte, nahm stetig ab. Sobald sie sich über die verwirrende Vielfalt von Meinungen in ihrer Umgebung beklagte, versuchten wir sie zu ermutigen, ihrem Herzen zu vertrauen und daran zu glauben, daß das, was sie in anderen suchte, in ihr selbst liege.

Eines Abends, als sie von einer Sitzung mit mehreren charismatischen Heilern zurückkam, erzählte sie uns, daß diese beleidigt gewesen seien, weil sie nach anderthalbstündiger Sitzung auf die Nachfrage, ob sie irgend etwas verspüre, ehrlich geantwortet hatte: „Nichts Bestimmtes." Daraufhin konnte sie fühlen, wie sich die Heiler innerlich zurückzogen. Sie sagte: „Sie machen alle soviel Aufheben um den heiligen Geist. Sie sind so hektisch. Ich dachte, daß es vielleicht eine Weile dauert, aber sie benahmen sich, als ob sie alle ihre Bemühungen stoppen würden, wenn ich nicht sofort sagte, daß ich mich geheilt fühle." Als ich sie fragte, warum sie nicht das ganze Wochenende dort geblieben sei, wie sie es eigentlich vorhatte, sagte sie: „Sie wollten nicht, daß ich über Nacht blieb. Sie hatten Angst, daß ich sterben könnte." Wir lachten beide über die Angst, die diese Heiler ausstrahlten, anstatt eine offene, heilsame Atmosphäre zu verbreiten. Sie stotterte: „Hm – ich dachte, es läge an mir, daß sie mich nicht heilen konnten, aber das ist vielleicht gar nicht der einzige Grund, hm?"

Mary war von einem befreundeten Heiler begleitet worden, der der Meinung gewesen war, daß solch eine Sitzung „der einzige Ausweg" für sie sei. Sie erzählte, daß sie ihm auf dem Rückweg gesagt habe, sie habe Schmerzen in einem ihrer Beine. Er habe darauf sehr ärgerlich reagiert und gesagt: „Du darfst nicht sagen, daß dein Bein weh tut. Du mußt dich der Heilung anvertrauen. Wie kannst du Schmerzen haben, wo du doch jetzt auf dem Weg der Heilung bist? Du hast einfach nicht genug Vertrauen." Mary war durch all das sehr verwirrt, und es dauerte ein paar Minuten, sie davon zu überzeugen, daß sie nicht dafür verantwortlich war, daß die Verwirrung nach allen Seiten um sich griff. „Ich habe Schmerzen, und wenn ich sagen würde, ich hätte keine, dann wäre das nicht wahr. Soll ich denn lügen?"

Es war fast unglaublich, wie sie es schaffte, all die Verwirrung um sie herum loszulassen. Ein großer Teil unserer Arbeit bestand darin, die verschiedenen Symptome der Krankheit zu akzeptieren – das Stottern, die Schwierigkeiten beim Gehen – und ihrer Situation ein Bißchen von der Dramatik zu nehmen, die einige ihrer „Helfer" von Zeit zu Zeit herbeiredeten. Humor erwies sich als eines der wirkungsvollsten Mittel, um sie von ihrer Verwirrung zu befreien und ihr einen Einblick in die Unwägbarkeiten ihrer Situation zu ermöglichen.

Eines Tages, als ich gerade mit meinen Kindern zu einer Matinee unterwegs war, fuhr ich kurz bei Mary vorbei, um ihr ein Buch zu bringen, für das sie sich interessierte. Obwohl wir erst am Abend zuvor dagewesen waren, fragte sie, ob ich eine Weile bleiben könnte. Ich sagte ihr, daß die Kinder im Auto warteten und wir gerade zu einem Sonntagsausflug unterwegs seien. Sie zögerte zunächst und sagte dann: „Also, dann sag deinen R-r-r-indern doch, daß sie reinkommen sollen. Oh nein, nein. Ich meinte nicht ‚R-rinder', sondern ‚K-kinder'." Wir lachten so sehr, daß wir Tränen in den Augen hatten. Wie immer, wenn bei ihr die Wörter durcheinandergerieten, kamen wir an den Punkt, „wo es nichts mehr zu sagen gibt, weil alles, was zu sagen wäre, in unseren Augen liegt, wenn sie sich treffen". In solchen Momenten, in denen wir herzhaft miteinander lachten, war ihre Lage weniger bedrängend, und der Humor, der in ihrem Leben so oft gefehlt hatte, brachte uns einander näher.

Als offensichtlich wurde, daß Mary nicht mehr gesund werden würde, begannen diejenigen, die sich für „bewußt Sterbende" hielten, hinter den Kulissen ihre Reden und heiligen Bücher für den letzten Kampf um Marys Geist zu präparieren. Einer von ihnen, der sich besonders viel darauf einbildete, anderen Menschen beim bewußten Sterben helfen zu können, begann mit besonderem Eifer um ihre Seele zu kämpfen, indem er ihr Stellen aus Büchern vorlas, die er selbst kaum verstanden hatte. Immerhin rief er uns von Zeit zu Zeit an. Ich fragte bei diesen Gelegenheiten nach seinen Motivationen und erklärte ihm, daß es darum ginge, daß Mary das Leben liebevoll loslassen könnte, und nicht darum, an irgendeiner bestimmten Vorstellung vom Sterben festzuhalten. Am Tag nach unserem Gespräch setzte er sich an Marys Bett und referierte wie in Trance das, was ich ihm gesagt hatte, so, als seien es heilige Worte, die sie unbedingt befolgen müsse, um „ein guter, spiritueller Mensch" zu werden. Er machte aus dem „Loslassen" etwas, woran man sich von neuem festklammern konnte.

Marys Verwirrung kam vor allem daher, daß sie die „Sturheit" ausgerechnet derer, die ihr am nächsten standen – ihrer Tochter, ihres Bruders, ihrer Familie – nicht verstehen konnte. Es kam vor, daß sie zu ihrer Tochter sagte: „Es tut mir so leid, Liebling, daß alles so ist, wie es ist." Ihre Tochter reagierte darauf lediglich mit einem finsteren Blick und einem Schulterzucken und lief wütend aus dem Zimmer. Daß diejenigen, die sie liebte, kaum auf sie eingingen, schien Mary das Herz zu brechen. Gleichzeitig wurde ihr Geist gebrochen von der allzu intensiven Reaktion der diversen „Heiler", die ihr Bett umstanden und um ihre Aufmerksamkeit kämpften. Für sie war Mary nicht viel mehr als eine Jagdtrophäe.

Zeitweise schien sie zu erkennen, daß um sie eine Art „heiliger Krieg" ausgebrochen war, obwohl wir nie versuchten, die verschiedenen Parteien durch den Hinweis auf ihre Borniertheit zu „besiegen", sondern Mary stets dazu ermutigten, ihrem eigenen Herzen zu vertrauen und immer daran zu denken: „Du bist der Weg. Alle, denen wir begegnen, sind nur ein Spiegel unseres Geistes, für unsere Angst und unser Festhalten am Leben. Sie erinnern uns daran, daß wir loslassen und uns dem Herz aller Dinge anvertrauen sollten." Während der Fußmassagen, die ihr so guttaten, unterhielten wir uns mit ihr darüber, wie verschieden ihre „Helfer" waren: Einige von ihnen schienen in der Lage zu sein, eine Atmosphäre der Liebe und der inneren Energie zu erzeugen, während andere, die sich für Heiler oder Experten für bewußtes Sterben hielten, ihr diese Energie eher zu entziehen schienen. Es kam vor, daß ich mit ihrem Fuß in meiner Hand lachte und sagte: „Ich glaube, ich bin besser als sie alle, denn ich darf dir die Füße halten und komme so deiner Seele am nächsten."* Darauf antwortete sie: „Oh Stephen, manchmal bist du richtig k-k-k-k-kitschig."

Sechs Wochen vor ihrem Tod unterhielten wir uns beim Frühstück über die gemeinsame Arbeit der letzten neun Monate. Mary sagte: „Weißt du, irgendwie war es das alles wert. Daß ich meinen Job verloren habe, daß mir von der Chemotherapie die Haare ausgefallen sind, daß ich mich nicht mehr frei bewegen kann – es war es wirklich wert, weil ich selber Krankenschwester war und mir jetzt klargeworden ist, wie wenig offen ich für andere Menschen war und wie sehr ich es hätte sein müssen. Es ist, als ob ich jetzt endlich kapiert habe, was ich schon immer lernen mußte."

Es gab immer wieder Augenblicke, in denen sie alles zu verstehen schien. Aber weil sie sich immer noch nicht genügend mit ihrer Angst auseinandergesetzt hatte und weil Wut und Zweifel sie durch ihr ganzes Leben hindurch begleitet hatten, kam es immer

* Im Englischen klingt die Aussprache der Wörter „Soul" (Seele) und „sole" (Fußsohle) gleich (Anm. d. Ü.).

wieder vor, daß sie ihre Einsicht „verlor" und sich von neuem verkrampfte und verschloß, um die Verwirrung, die um sie herum und in ihr herrschte, nicht wahrnehmen zu müssen.

An dem Abend, an dem sie ihre letzte Sitzung mit den „Heilern" gehabt hatte, rief sie an und sagte unter Tränen, daß sie den Eindruck hätte, daß Jesus sie verlassen würde, weil sie nicht gesund werden könne. „Jedenfalls haben sie das zu mir gesagt, und vielleicht stimmt es ja." Sie sagte noch, daß sie gehofft hatte, von den Heilern getauft zu werden, daß diese das jedoch nicht für angemessen gehalten hätten. Sie fragte, was sie jetzt tun solle. Dieses Mal überließ sie sich nicht der Angst und dem Zweifel, wie sie es so oft getan hatte, sondern wir konnten eine entgegengesetzte Reaktion in Gang bringen, indem wir sie auf die Idee brachten, eine „Tauf- und Abschiedsparty" für diejenigen zu geben, die sich während der letzten sechs Monate liebevoll um sie gekümmert hatten. Sie war ganz aus dem Häuschen, und in der Woche vor der Party rief sie uns täglich an und fragte immer wieder, wann die Party stattfinden solle, weil sie den Termin wieder vergessen hatte.

Am Sonntagabend kamen zwanzig ihrer engsten Freunde und „Helfer" und setzten sich im Kreis um sie herum. Mary lag ganz ruhig in der Mitte des Kreises, und wir sangen miteinander „Amazing Grace" und andere Lieder. Die Helfer hielten sich bei den Händen und tanzten langsam im Kreis um sie herum, während sie ein „Abschiedslied" sangen. Jeder ging in die Mitte des Kreises, tauchte seinen Finger in eine Schale mit Weihwasser, das aus einem nahegelegenen Kloster besorgt worden war, und besprengte Mary damit. Auf diese Weise verabschiedete sich jeder von ihr, während sie das Jesusbild an ihre Brust gedrückt hielt. Für sie war es eine Möglichkeit spiritueller Heilung, ein Augenblick der Liebe und Ruhe. Für viele der Anwesenden ging der Friede, der den Raum erfüllte, weit über bloßes Verstehen hinaus. Andere jedoch konnten ihre Verwirrung darüber nicht unterdrücken, daß Mary „einfach aufgab und ‚Auf Wiedersehen' sagte, wo es doch immer noch die Möglichkeit gab, daß sie wieder gesund werden würde". Das, was noch jeden „heiligen Krieg" verursacht hat, war auch in diesem Augenblick da: Selbstgerechtigkeit.

Am Ende des Festes, als „Happy Birthday to You" gesungen wurde und jeder, der gehen wollte, zu ihr kam, um ihr einen Abschiedskuß zu geben und sie in den Arm zu nehmen, liefen Mary

Tränen über die Wangen. Manche ihrer Freunde umarmten sie liebevoll und fest, während andere ihrem Tod eher ängstlich und verkrampft begegneten. Es war klar, was sie von der ganzen Sache hielten. Ihr Mangel an Glauben und Vertrauen erinnerte an kleine Wellen auf der Oberfläche eines ansonsten ganz ruhig daliegenden Teiches.

Wir blieben noch ein Bißchen bei Mary, nachdem alle gegangen waren, um mit ihr zu singen und darüber zu lachen, wieviel Freude noch im Tod liegen konnte, wenn man ihm mit offenem Herzen begegnete.

Im Laufe einer Woche wurden Marys Anfälle so schlimm, daß sie wieder ins Krankenhaus wollte. Wir sprachen darüber, wie schwer es ihr fiel, die Anfälle einfach auf sich zukommen zu lassen, ganz abgesehen von dem Mangel an Selbstkontrolle, den sie bedeuteten. Mary sagte: „Ich habe immer ein Bild von Jesus in meiner Nähe, und während ich den Zungensuppressor zwischen meine Zähne schiebe und mich hinlege und merke, wie dieses komische Gefühl über mich kommt, schaue ich in seine Augen, und das hilft mir. Aber dann beiße ich doch wieder die Zähne zusammen. Ich kann mich einfach nicht fallenlassen, irgend etwas hält mich davon ab." Langsam wurde uns klar, daß Mary kein „geistiges Problem" hatte (wie sie es in ihrer typisch unschuldigen Weise genannt hätte), sondern einfach befürchtete, daß sie während der Anfälle ihren Harn nicht halten konnte. „Ich will nicht in die Hose machen." Dieses tiefsitzende Tabu beängstigte sie noch mehr als die Krämpfe oder die Befürchtung, daß es dummes Gerede geben könnte. Nachdem klar war, worum es wirklich ging, beschäftigten wir uns mit diesem Tabu, bis wir es schließlich in einem Lachanfall auflösen konnten und sie sagte: „N-n-n-naja, ich werde wohl herausfinden müssen, was stärker ist: Meine Liebe zu Jesus oder meine Angst, in die Hose zu machen."

Ein paar Tage später besuchten wir Mary im Krankenhaus. Als wir ihr Zimmer betraten, bemerkten wir, daß die Perücke, die sie immer trug, um ihren kahlen Kopf zu verbergen, verrutscht war. Beim Geräusch der Tür öffnete sie eines ihrer Augen und versuchte mit schwachem Griff die Perücke zu erreichen, die neben ihr auf dem Kissen lag, um sie sich wieder auf den Kopf zu setzen. Ich lachte und sagte: „Mary, wenn du glaubst, daß du nur aus deinem Haar bestehst, was tust du dann, wenn du deinen Körper verlierst?"

Woraufhin sie mit einem schüchternen, fast spröden Achselzucken signalisierte, daß sie das Schwächerwerden ihres Körpers und ihren nahen Tod anerkannte. Wir begannen ein langes Gespräch darüber, wie sie die Identifikation mit ihrem Körper aufgeben könnte, indem sie damit begänne, sich mehr auf die einzelnen Empfindungen zu konzentrieren und den Körper lediglich als eine Leihgabe anzusehen, die sie nicht länger behalten konnte. Ich ermutigte sie, noch weiter zu gehen und sich das Licht vorzustellen, das nachts plötzlich aus dem Jesusbild gedrungen war, das Licht ihrer wahren Natur. „Aber ich kann mich manchmal nicht einmal mehr an das Herzensgebet erinnern", sagte sie, „ich weiß nicht mehr, wie es geht, und dann sage ich einfach immer wieder ‚Jesus, Jesus, oh süßer Jesus'."

S.: „Das hört sich genau richtig an. Es geht nicht um die Worte, sondern um das, was du dabei empfindest. Es ist das Herz, das die alten Bindungen durchtrennt, die Angst überwindet und uns dem Mysterium und der Unverwundbarkeit des Einfach-da-Seins öffnet. Du hast Jesus in deinem Herzen – auf die Worte kommt es jetzt nicht mehr an. Jesus bewegt sich in deinem Herzen. Laß zu, daß er auch deinen Körper in Besitz nimmt. Gib deinen Körper in das Licht Jesu, von dem du weißt, daß es existiert, solange du dir selbst, deiner inneren Natur vertraust."

Während der nächsten drei Wochen, in denen sie dem Tod immer näher kam, besuchten wir sie fast täglich. Uns fiel auf, daß sie jeden Tag weniger Besuch bekam. Die Heiler ließen sie im Stich, „weil sie sich nicht richtig verhielt", und die Vertreter des bewußten Sterbens versuchten der Situation zu entkommen, indem sie sagten: „Sie will einfach nicht bewußt sterben – was soll ich also noch hier? Es ist ein schrecklicher Anblick. So hatte ich es mir nicht vorgestellt." Bald waren nur noch die paar Leute bei ihr, die die Dinge seit jeher so akzeptiert hatten, wie sie waren, und die sie um ihrer selbst willen geliebt hatten. Sie saßen an ihrem Bett, beteten oder meditierten oder lasen einfach nur, um dazusein, falls Mary sie brauchen sollte. Und obwohl es zeitweilig den Anschein hatte, als läge sie in einer Art leichtem Koma, während wir bei ihr saßen und lautlos mit unseren Herzen zu ihr sprachen, öffnete sie doch manchmal ihre Augen und wendete uns den Kopf zu, um zu sagen: „Wißt ihr, ich liebe euch." Dann schloß sie die Augen wieder und kehrte in ihr eigenes Reich zurück.

Während der letzten zehn Tage klagte sie bitterlich darüber, daß die Schwestern auf ihr Klingeln nicht mehr reagierten und ihr gesagt hatten, sie würde „langsam zu anstrengend". Tatsächlich hatten die Krankenschwestern sie gewissermaßen eingesperrt, „damit sie uns nicht ständig plagt". Wir brachten das in der großen Besprechungsrunde zur Sprache, und man sagte uns, daß man im Begriff sei, einen „Sieben-Punkte-Plan zur größeren Aufmerksamkeit der Schwestern" zu erstellen – ein Plan, der niemals ausgeführt wurde. Es gab einige halbherzige Versuche, das akute Problem mit Mary zu lösen, aber sie schienen in dem Maße abzunehmen, wie Marys Körper schwächer wurde.

Es hatte den Anschein, daß das Pflegepersonal Mary aufgegeben hatte. Als wir den Schwestern das sagten, reagierten sie ärgerlich, leugneten es und vermieden von da an den Blickkontakt zu uns. Nachdem wir noch bei drei oder vier anderen Patienten erlebt hatten, daß sie vom Personal aufgegeben wurden, beendeten wir unsere Zusammenarbeit mit diesem Krankenhaus. Ein anderes Krankenhaus hatte bereits angefragt, ob wir Seminare mit dem Personal durchführen wollten. Marys Beinmuskeln zogen sich zusammen und zwangen sie zu einer unbequemen, embryoähnlichen Lage, weil sie so selten bewegt oder massiert wurde. Sie begann sich wundzuliegen. Wir halfen ihr so gut wir konnten, massierten und wuschen sie, aber ein Besuch am Tag war nicht ausreichend. Weil keine Mundpflege vorgenommen wurde, wurde ihre Zunge rissig, und ihr Zahnfleisch begann zu bluten, was ihre Qual beträchtlich vergrößerte. Sie weigerte sich, nach Hause zu kommen, weil ihre Angst vor dem Tod und tief verwurzelte frühere Einstellungen sie glauben ließen, daß „das Krankenhaus der einzig sichere Ort" sei. Immer und immer wieder arbeiteten wir daran, sie einfach dazu zu ermutigen, sich zu entspannen und die Dinge auf sich zukommen zu lassen, während wir gleichzeitig zu erreichen versuchten, daß sie besser gepflegt wurde. Man begegnete uns jedoch nur mit beleidigtem Widerstand, der besagte: „Es ist schon in Ordnung so, sie stirbt ja sowieso."

Drei Tage vor ihrem Tod sah sie uns an und fragte: „Gibt es nicht irgend etwas, das getan werden kann? Eine Operation oder sonst irgend etwas?" Sie weinte. Die Leugnung des Todes, die so viele Menschen in ihrer Umgebung verstärkt hatten, hatte sich von neuem in dem Teil ihrer selbst eingenistet, der nur allzu bereit war, vor allem, was mit Leben und Sterben zu tun hatte, zu fliehen.

Obwohl wir dafür gesorgt hatten, daß man uns anrufen konnte, wenn ihr Tod unmittelbar bevorstünde, war es ein unbestimmtes Gefühl unsererseits, das uns dazu veranlaßte, eines Morgens im Krankenhaus anzurufen, um zu hören, daß sie „wohl gerade stirbt". Eine halbe Stunde später kamen wir im Krankenhaus an, vielleicht drei Minuten nach ihrem letzten Atemzug. Obwohl sich ihr Körper immer noch in der unbequemen, embryoähnlichen Haltung befand, die davon zeugte, daß sie unter Qualen gestorben sein mußte, war der Raum erfüllt von einem Gefühl außerordentlicher Weite. Es herrschte eine unleugbar friedliche Atmosphäre. Es fühlte sich an, als würde Mary über Felder des Lichts tanzen. Man konnte sie fast sagen hören: „Das ist einfach zu schön, um wahr zu sein." Wir ermutigten sie, sich dem Licht anzuvertrauen und sich auf ihre wahre Natur zuzubewegen, ihren Körper loszulassen und ihr schmerzvolles Leben einfach hinter sich zu lassen. Wir baten sie, ihre enge Beziehung zu Jesus nicht zu vergessen und jetzt mit ihm zu verschmelzen.

Weil Mary uns überlassen hatte, mit ihrem Leichnam zu verfahren, wie wir es für richtig hielten, riefen wir ein Bestattungsunternehmen an und baten es, einen Platz auf dem Friedhof vorzubereiten. Nachdem wir wieder nach Hause gefahren waren, riefen wir die Leute an, von denen sie gewünscht hatte, daß sie an ihrem Begräbnis teilnahmen, und sagten ihnen, daß es noch am selben Nachmittag stattfinden sollte. Alles Notwendige war bereits vor einigen Wochen in die Wege geleitet worden. Als wir jedoch drei Stunden später im Krankenhaus anriefen, um sicherzustellen, daß an alles gedacht worden war, sagte man uns, daß der Leichnam noch nicht in der Leichenhalle sei. Es blieb nur noch eine Stunde bis zum Begräbnis, und es schien, als ob sich Marys konfuse, zögerliche Lebensweise auch nach ihrem Tod noch fortsetzen sollte. Wir mußten lachen bei dem Gedanken daran, daß es manchmal zehn Minuten gedauert hatte, bis sie mit ihrem Stock vom Badezimmer zurück zum Bett gegangen war, und daß sie jetzt wahrscheinlich wieder ihre „Lahmheit" beklagte: „Mhm, v-v-v-verflixt noch mal, wenn ich nicht a-a-a-aufpasse, komme ich noch zu spät zu meiner eigenen Beerdigung."

Nach einigen weiteren Telefongesprächen schien es, daß sich das Krankenhaus und das Personal in der Leichenhalle nun gemeinsam darum bemühten, daß alles rechtzeitig fertigwerden würde, so daß wir mit unseren Begräbnisvorbereitungen weitermachen konnten.

Eine Stunde später bogen wir von der Autobahn zum Friedhof ab, wo wir erwarteten, Mary und ihre Freunde vorzufinden, aber wir sahen, daß der Leichenwagen in Wirklichkeit hinter uns hergefahren war. Wir lachten noch ein letztes Mal herzhaft miteinander: „Na, Mary?! Ist es wieder mal soweit?" Und fast konnten wie sie in ihrer langsamen, lachenden Art antworten hören: „Mhm – was soll die ganze Hektik?"

Die Begräbniszeremonie war sehr friedlich. Es nahmen viele von den Leuten daran teil, die sich schon auf ihrer Abschieds-Tauf-Party von ihr verabschiedet hatten. Nur die Heiler und diejenigen, die darauf bestanden hatten, daß Mary ihnen ihren eigenen Tod abnehmen sollte, waren nicht da. Marys Nachbarn und viele Leute, die an ihrem Unterstützungsteam beteiligt gewesen waren, waren ebenfalls gekommen. Sie weinten und sangen Lieder, die ihre Liebe für Mary ausdrücken sollten.

Ungefähr ein Jahr später kamen wir zufällig in die Gegend des Friedhofs und beschlossen, anzuhalten und nach Marys Grab zu sehen. Als wir uns den Bäumen näherten, unter denen sie begraben worden war, waren die Verwirrung und Hilflosigkeit, von denen ihr Leben gekennzeichnet war, immer noch deutlich zu erkennen: Ihr Grabstein stand mehrere Meter von ihrem Grab entfernt.

Ondrea kniete sich neben der unbezeichneten Grabstelle hin, legte ihre Wange an den Boden und sagte: „Ist schon in Ordnung, Mary: Es gibt einfach Tage, an denen alles schiefgeht."

Die intensive Arbeit des Heilens

Gerri

Zu Jahresbeginn schrieb Gerri uns einen Brief, in dem sie ihren Zustand umriß. Sie hatte sich gefragt, ob wir bereit seien, ihr „Resonanzboden für die Verwandlungen in mir" zu sein. Da sie in einer abgelegenen Gegend von Minnesota lebte, gab es wenige Menschen, an die sie sich hätte wenden können und die ihre schlimme Lage nachvollziehen konnten. Wenige Monate zuvor hatte man bei einem Kaiserschnitt ganz zufällig ein Krebsgeschwür entdeckt, während sie Zwillingen das Leben schenkte. Es war bereits ziemlich gewachsen, obwohl man vorher wenig davon gemerkt hatte. Anstatt sich über die zwei neugeborenen kleinen Mädchen freuen zu können, fand sie sich nun in der Verwirrung und den Qualen einer Krebserkrankung, und es war sehr wahrscheinlich, daß sie nicht lang genug lebte, um bei der Einschulung ihrer Kinder dabeizusein. Wir sprachen bei verschiedenen Gelegenheiten miteinander, und häufig wechselten wir lange Briefe voller Anteilnahme und innerer Einkehr. Das Folgende sind Auszüge aus den Briefen zweier Jahre.

In einem ihrer frühen Briefe schrieb sie: „Ich denke, auch Sie werden unseren gegenwärtigen Briefwechsel nicht bereuen. Es scheint, als sei es uns ein Bedürfnis, uns unserer Gefühle über das Sterben bewußt zu werden. Unsere Gesellschaft beurteilt den Tod nach den gleichen Wertmaßstäben wie das Leben. Die Leute denken meist unwahrscheinlich egozentrisch, und wenn wir versuchen, auf solche Weise mit ihm umzugehen, ist es kein Wunder, daß der Tod uns so erschüttert.

Die Krankheiten, die ich bekam, erteilten mir viele Lektionen. Kurz nach der Operation, bei der sie den Tumor fanden, befiel mich eine furchtbare Schwäche bis zu dem Punkt, an dem ich allein nicht mehr lebensfähig war. Ich konnte nicht mehr ohne Hilfe gehen, und selbständig zu essen, war ich kaum in der Lage. Also verbrachte ich den Sommer in einem Krankenhauszimmer. Schließlich gelang es mir, die Situation zu Hause in den Griff zu bekommen – mein Mann kümmerte sich um unsere dreijährige Tochter und unsere Zwillinge, die damals erst drei Monate alt waren. Wir kauften ein Krankenhausbett, und ich kam nach Hause. Meine Mutter reiste für einige Zeit aus Dallas an, um sich Zeit zu nehmen, mich bei der Bewegungstherapie und anderen Bedürfnissen zu unterstützen. Nur langsam wurde es besser. Winzige Fortschritte ließen meine Fähigkeiten von Tag zu Tag wachsen. Es war wohl zu dem Zeitpunkt, als ich anfing, das Bett aus eigener Kraft zu verlassen, als die Muskeln, die man zum Schlucken braucht, schwächer wurden, so daß ich nach drei Wochen für weitere Monate ins Krankenhaus zurückkehren mußte. Das ist der Tiefpunkt meiner Geschichte. Nachdem sie vergeblich versucht hatten, mich durch die Nase künstlich zu ernähren, probierten sie es mit einem Luftröhrenschnitt und einer Magensonde. Acht Wochen lang konnte ich weder sprechen noch etwas zu mir nehmen. Damals wußte ich nicht im geringsten, ob die Muskeln jemals wieder funktionsfähig würden, und ich fühlte mich ziemlich elend. Schließlich entschied ich, daß ich vergebens auf die Hilfe der Ärzte und der Medizin gehofft hatte, so daß ich von nun an meine ganze Kraft darauf verwenden wollte, selbst etwas für meine Genesung zu tun.

Heute habe ich meine ganze Stärke und meine alten Fähigkeiten praktisch wieder. Ich habe das Gefühl, aus meinen Erfahrungen viel gelernt zu haben. Ich scheine so etwas zu brauchen, denn anscheinend ist mein Leben dazu bestimmt, mich pausenlos auf die verschiedensten Arten zu prüfen. Was den Krebs betrifft, so macht er mich zu einem besseren Menschen, also ist er es wert. Irgendwie denke ich, habe ich ihn mir selbst ausgesucht, denn wir alle schaffen uns bis zu einem gewissen Grade unsere Wirklichkeit selbst. Er hat etwas Mystisches in mir hervorgebracht – ein Gefühl der Naturverbundenheit, der Nähe zur Umwelt. Ich meine, wir alle wissen zwar, daß die Umwelt kaputtgeht, aber wenn es geschieht und wir uns als ein Teil dieser Umwelt fühlen, dann fühlen wir uns direkt betroffen.

Unsere gemeinsame Arbeit hat mich weitergebracht, ich las das Buch, das Sie mir schickten, und praktizierte die Meditationen, die Sie mir für die Zeit empfahlen, die ich im Krankenhaus an mein Bett gebunden war. Es half mir, die Dinge nüchtern zu sehen. Denn es kann einen einfach alles verrückt machen oder eben nicht verrückt machen; es kommt auf den Blickwinkel an. Der Krebs ist eine furchteinflößende und ernste Sache für mich, sicherlich, aber er ist auch ein Anstoß, um zu lernen und zu wachsen. Ich bin jetzt eher fähig, meine Emotionen aus der Distanz zu betrachten und an mir vorbeiziehen zu lassen. Ich verfange mich nicht mehr so leicht in der Ebene des Physischen. Man könnte meinen, daß die Möglichkeit eines frühen Todes dazu führt, daß man sich stärker an die materielle Welt hängt. Vielleicht half mir aber die Trennung – von meinen gerade geborenen Babys, meinem Mann und meiner Tochter –, zu der man mich zwang, mich geistig an diese Idee zu gewöhnen. Ich weiß es nicht. Ich fühle mich von dieser Krankheit eher herausgefordert als bedroht. Ich spüre, daß ich sie bezwingen kann. Ich habe Grund genug, es zu schaffen, und von diesem Ziel werde ich mich nicht abbringen lassen. Unsere gemeinsame Neigung, entweder in die Vergangenheit oder in die Zukunft als in die bessere Zeit zu blicken, ist ebenfalls verschwunden. Meine Vergangenheit sagt mir nichts mehr, und die Zukunft kann genauso Schreckliches wie Gutes bringen – da halte ich mich gelassen an das Jetzt. Für mich ist das ein schönes Gefühl, denn früher neigte ich dazu, meine Vergangenheit oder die Zukunft als irgendwie besser als das, was ich gerade erlebte, zu empfinden. Zur Zeit genieße ich das Leben. Also hat die Krankheit ihre Vorteile, ob Sie es nun glauben oder nicht!"

In Briefen und Gesprächen analysierten Gerri und ich weiter, wie sich ihr Gefühl des Teilhabens „selbst an diesem Melodram" vertiefte. Ihre Bereitwilligkeit zu verstehen, jeden gegenwärtigen Moment, in den sie sich hineinkatapultiert fand, zu erforschen, gab unseren Gesprächen einen tieferen Sinn und ihr ein Gefühl, „einfach nur zu sein".

Einige Wochen später schrieb sie mir folgendes: „Während meiner Krankenhausaufenthalte fing ich an zu meditieren und zu lesen, und mein Eindruck war, daß ich alles ohne Unterschied als Erfahrung verbuchen sollte, anstatt mich an irgend etwas besonders zu hängen. Das ist für eine Mutter von drei Kindern eine schwere Sache! In unserer gemeinsamen Arbeit ist klargeworden, daß Nichtanhaften nicht bedeutet, anderen Menschen gegenüber keine Verantwortung oder Zuneigung zu zeigen. Ich ertappe mich jetzt dabei, wie ich mich in Dinge verfange – Wut oder bittere Enttäuschung oder sogar Liebe.

Ich merke, wie sehr ich in diesen besonderen ‚Tanz' hineingezogen bin, und ich frage mich, wie es mir gelingen wird, mich loszureißen – ich meine, es ist so schwer, loszulassen. Ich befasse mich nicht nur mit dieser Krankheit und all ihren Auswirkungen auf mein Leben – die verfrühte Menopause durch die Bestrahlungen etwa und das zwangsläufige emotionale und hormonelle Wechselbad –, sondern ich habe außerdem eine krebskranke Schwiegermutter, die gerade aus dem Krankenhaus entlassen wurde, eine Schwägerin, die nächste Woche mit einer Unterleibsgeschwulst eingeliefert wird, und ich muß mich um meine einzige Schwester kümmern, die geistig behindert ist. Und ich fange zu lachen an, während ich das alles zu Papier bringe! Mir wird die Last fast zu erdrükkend – vielleicht versuche ich gerade, mich ‚hinauszuquetschen'.

Ich mache mir wohl Gedanken, daß bei allem, was ich durchgestanden habe, anscheinend keine ‚Höhenerfahrungen' dabei gewesen sind – keine Christuserscheinungen, kein Verschmelzen mit dem Einen – ich will sagen, manchmal fühle ich mich an der Nase herumgeführt! (Ich muß noch mehr lachen.) Ich habe das mit meinem Mann Bob diskutiert, und er hat gelacht und zu mir gesagt: ‚Es ist ein allmähliches Erwachen, erinnerst du dich?' Ich bin vermutlich zu amerikanisiert – alles muß sofort passieren –, wobei mir fast food einfällt – es ist sofort fertig, aber schau dir die Qualität an.

Meine geistige Verfassung war in letzter Zeit turbulent; die Sache mit den Hormonen bringt mich manchmal grundlos an den Rand eines Wutausbruchs, und dann ist da der heiße Sommer, und nicht zuletzt ist meine Cousine, die seit meiner Rückkehr aus dem Krankenhaus letzten September bei uns wohnte, wieder zu Hause in Philadelphia. Das sind große Veränderungen."

Zuweilen gelang es Gerri, tiefere und tiefere Schichten ihres Selbst zu erfahren, dann aber schien es ihr fast unmöglich, zu meditieren; ihre Aufrichtigkeit jedoch wies sie immer auf einen „Weg mit dem Herzen". „Meine Versuche zu meditieren, sind ein Fiasko – noch immer leide ich manchmal an Schmerzen, die mich dabei stören, obwohl es schon viel besser geworden ist. Ich habe einen wüsten Geist – ich meine, er scheint wirklich außer Kontrolle zu geraten, von einem Gedanken zum nächsten zu flattern –, aber ganz selten bekomme ich einen Widerschein von dem mit, was sein Tun als ein Teil des gesamten Prozesses bedeutet, und das läßt mich ein Bißchen Hoffnung schöpfen.

Ich werde noch immer nervös, wenn es um wirkliche Spiritualität geht. Ich meine, ich wollte jahrelang nichts davon wissen, weil der Katholizismus – die ganze westliche Kultur – mich desillusioniert hat – die Linie ‚Weiß, männlich, auf das Podest'. Es schien weitaus vernünftiger, zum Atheisten oder zumindest zum Agnostiker zu werden. Aber dennoch spürte ich immer, daß es mehr als das geben müßte. Ich möchte wieder in Harmonie leben und loslassen können, denn das ist weit wirklicher und schöner als die anhaftenden Finger des Ego – aber es ist mühsam! Und ich bedanke mich für Ihre Hilfe."

Wir sprachen oft von „der Achterbahn im Geist" – von den Höhen und Tiefen bei den Anstrengungen, einen Geist zu öffnen, der sein Leben lang streng bewacht wurde, „der sich so selten erlaubte, sich von der Wahrheit berühren zu lassen". Ihre Ehrlichkeit beeindruckte mich immer wieder. Im Gegensatz zu anderen Menschen, die sich für „spirituell" halten, schien sie nicht so stark an der „Nicht-Anhaftung" festzuhalten. Immer war sie bereit, die Wahrheit anzuschauen, und sich mit den Dingen auseinanderzusetzen, die sie festhielt, anstatt die Dinge übermäßig zu betonen, die sie nicht festhielt.

Nachdem wir ein Jahr lang zusammengearbeitet hatten und sie ihre Praxis vertieft hatte, schrieb sie mir: „Momentan scheint mir der Pfad voller Hindernisse zu sein. Das heißt manchmal. Mein körperlicher Zustand bereitet mir immer noch Probleme, und wegen einer Rückenverletzung habe ich starke Schmerzen. Den Schmerz auszuhalten, belastet mich psychisch, um ihn zu ertragen, nehme ich Medikamente – und beides zusammen macht mich unruhig. Manchmal ertappe ich mich dabei, wie ich mich im Netz der Bitterkeit und der negativen Gefühle verstricke – Gefühle, die mir sagen, das Leben habe keine Bedeutung, und auch das Leiden sei vollkommen bedeutungslos. Aber wenn ich mich dabei erwische, gehe ich in den Garten hinaus, oder ich füttere die Ziegen, und dann fühle ich mich eins mit allem und weiß, daß das die Wirklichkeit ist. Wir alle sind Teil unserer materiellen und unserer spirituellen Welten, und wenn wir uns erlauben, uns tragen zu lassen, werden wir Frieden finden. Es ist einfach nur schwer, sich von allem Irdischen zu lösen. Die Meditationen sind sehr hilfreich, aber, ach, die Vergangenheit entwickelt eine mächtige Eigendynamik!

Oft fühle ich mich sehr einsam, als wäre ich die einzige auf der

Welt, die eine solche Reise zurücklegen muß. Auf den Onkologiestationen, auf denen ich lag, lernte ich andere Betroffene kennen. Es sind starke Menschen voller Hoffnung. Sofort ist da eine Gemeinschaft, was schön ist – fast so, als wäre man noch einmal Hippie in den Sechzigern –, vorbehaltloses Vertrauen. Wir erzählen uns unsere Geschichten wie die Tramps, die sich um ein Lagerfeuer herum versammeln. Ich bin gerade mit den drei Töchtern spazierengegangen. Der Frühling ist da, und heute ist es genau ein Jahr her, daß ich operiert wurde. Es ist die Zeit im Jahr, die ich am meisten genieße. Ich habe draußen im Gewächshaus gearbeitet, und alles sprießt. Letzte Woche habe ich Erbsen ausgesät. Es ist zwei Jahre her, daß ich zum letztenmal im Garten war. Es war ein herrliches Gefühl.

Meiner Schwiegermutter wurde vor kurzem die Diagnose ‚Gebärmutterkrebs' gestellt. Die ersten Bestrahlungen hat sie schon bekommen, und noch diesen Sommer wird sie operiert. Ich kann es kaum begreifen. Ich hatte das vage Gefühl, daß mein Krebs alle anderen verschonen würde, zumindest in meiner Familie. Habe ich nicht manchmal merkwürdige Vorstellungen?"

Indem Gerri sich mehr und mehr erlaubte, „zu sterben, um zu leben", war es das Verhältnis zu ihren Freunden, das von Zeit zu Zeit am meisten an ihr zu zerren und sie zu verwirren schien.

„Meine Beziehungen zu anderen Menschen sind intensiv, und ich möchte sie nicht freiwillig verlieren, aber jetzt muß ich loslassen. Das ist eine der Lektionen, die ich lerne. Alles ist vergänglich. Alles ist in ständiger Bewegung und ständigem Wandel begriffen. Die Philosophien des Ostens scheinen dieses Konzept besser fassen zu können. Die Weltanschauung von Bob, meinem Mann, ist mehr vom Osten geprägt als meine. Er sieht die Dinge in einem ganz anderen Licht als ich, und viele der geistigen Umwege findet er zum Lachen, was mich wiederum amüsiert und mich daran hindert, in all dem Elend zu versinken.

Was mit mir passiert, ist wohl so eine Art von Persönlichkeitsspaltung. Ein Teil von mir lehnt sich entspannt zurück und sagt sich: ‚Beruhige dich – was sein soll, soll sein. Entspanne dich und genieße es.' Der andere Teil ist der Wirrkopf in einer Seifenoper; er rennt durch die Gegend und versucht, normal zu sein, wobei er gelegentlich durchdreht. Irgendwo dazwischen, hoffentlich eher in der ersten Rolle, bin ich."

Zuweilen sprachen wir über das „Ich, das einsam ist", über das vereinzelte „Aufreißen der Wolken im Geist" und über die Möglichkeit, die Einsamkeit zu einem „Alleinsein in Gott", zu einer Einigkeit zu überschreiten.

„Trotz allem gibt es immer noch Momente, in denen ich mich ziemlich einsam fühle. Von meiner Schwägerin, die Krankenschwester ist, höre ich von anderen jungen Leuten mit dieser Krankheit, und ich möchte sofort zum Krankenhaus rennen, um mit ihnen zu reden. Dabei vergesse ich, daß man in den ersten Tage nach der Diagnose oft an der Welt verzweifelt und erst später seine Hand nach anderen Menschen ausstreckt. Aber ich versuche trotzdem, einen Weg zum Helfen zu finden, wenn ich auch im Moment nicht viel tun kann, da ich ziemlich beschäftigt bin. Ich verspüre den Wunsch, Menschen, deren Krebs gerade erst entdeckt wurde, beizustehen, denn auch ich bekam von so vielen wundervollen Personen Trost, und es hilft. Ich fürchte, manchmal suche ich noch zu sehr nach ‚den Gründen', was natürlich lächerlich ist, aber dennoch kann ich von Zeit zu Zeit nicht anders, als zu fragen: ‚Warum ich?', und zu versuchen, eine Antwort zu finden. Aber wie ich schon sagte, auch diese Zeiten gehen vorüber. Es ist so wunderbar, sogar für die ‚Finsternis' offen zu sein, ohne fliehen oder sich an einen anderen Ort versetzen zu wollen. Es ist nicht leicht, aber es lohnt sich!"

Es waren gerade erst achtzehn Monate gemeinsamer Arbeit vergangen, als Gerri mir schrieb: „Es geht mir körperlich und geistig sehr gut. Seit dem letzen Mal, als wir miteinander sprachen, ist viel passiert, was mir die Dinge erträglicher macht.

Besonders die Schmerz-Meditationen helfen mir sehr. Sie sind unglaublich – wenn es mir glückt, ganz ruhig zu werden und mich trotz der Schmerzen zu entspannen, weich zu werden, dann helfen sie über alle Maßen. Ich kann Ihnen freudig berichten, daß meine Rückenschmerzen sehr viel besser geworden sind und daß ich das Kodein beinahe ganz abgesetzt habe. Vor ein paar Tagen bin ich nach Atlanta geflogen, um meine Schwägerin zu besuchen, deren Gebärmutter wegen der Folgen einer Infektion entfernt werden mußte – als ob dieser ganze Zirkus nicht schon genügend Sondernummern hätte! Sie war ziemlich fassungslos, denn sie haben noch keine Kinder und so weiter. Es tat mir gut, bei ihr zu sein und mein Bestes zu tun, um ihr dabei zu helfen, diese erste harte Zeit zu überstehen. Ich habe gemeinsam mit ihr meditiert, weil ich wußte, daß es ihr helfen würde.

Seit meiner Rückkehr arbeiten Bob und ich intensiv an unseren Problemen. Wir haben in der letzten Zeit so viel zusammen durchlebt, und nun ist alles beinahe wieder beim alten, und wir müssen uns daran gewöhnen. Er behandelte mich bis vor kurzem weiter wie die Invalidin, die ich nicht mehr war, und meine Reaktionen darauf waren vollkommen daneben. Reif für die Seifenoper in einem Moment – ‚Das wirst du bereuen, wenn ich nicht mehr da bin!' –, total gleichgültig im nächsten. Ich erwartete von ihm, die Situation zu retten, als ob ich die einzige gewesen wäre, die gelitten hätte. Wir redeten wieder ernsthafter miteinander. So miteinander zu reden, war nicht leicht gewesen, solange meine Cousine bei uns wohnte; sie und ich sind recht gesprächig.

Indem ich mich dem Leben von neuem zuwende, fühle ich mich in manchen Dingen lebendiger als je zuvor. Und diese ‚Lebendigkeit' erweckt in mir den Wunsch, anderen Menschen zu helfen, die das gleiche wie ich durchmachen. Meine Schwägerin, die auf der Krebsstation eines Krankenhauses arbeitet, erzählte mir von einem einundzwanzigjährigen Mann, dessen akute Leukämie gerade erst entdeckt worden war. Ich rief ihn an, um ihn wissen zu lassen, daß er nicht allein sei. Ich glaube, das war eines meiner größten Probleme: das Gefühl, isoliert zu sein. Zu merken, daß man nicht der einzige Mensch ist, dem so etwas passiert, tröstet. Ich hoffe, er wird mich zurückrufen, um zu reden. Ich fühle mich besser, wenn ich anderen Menschen irgendwie helfen kann. Es gibt nicht sehr viele Möglichkeiten in dieser Gesellschaft, einander beizustehen – wir alle sind so verschlossen, bis das Unheil uns trifft; wie auch immer, vielleicht ruft er ja eines Tages bei Ihnen an.

Ich habe mich ziemlich intensiv mit Ihrem Buch *Wege durch den Tod* beschäftigt, und es hat mir geholfen. Oft meine ich, nichts wird besser, und dann ereignet sich etwas, mit dem ich lange nicht mehr konfrontiert wurde, und ich merke, wie mühelos ich mich darauf einstellen kann. Ohne die Verwirrung und die dunklen Schatten der Vergangenheit. Das Licht geht so allmählich aus, daß man es kaum bemerkt, und unversehens blitzt die Angst wieder auf – eine flüchtige, verschwommene Angst, eine Biopsie zum Beispiel – aber bei der letzten war ich ruhiger. Als im vergangenen Winter eine Leber-Biopsie gemacht wurde, nahm mich das wirklich mit, aber es stellte sich heraus, daß alles in Ordnung war, und da faßte ich den Entschluß, beim nächstenmal dem emotionalen und geistigen Theater zu entgehen. Als sie dann bevorstand, schien ich mir dies nicht einmal mehr fest vornehmen zu brauchen. Der Spielraum war einfach größer geworden. Denn Ereignisse wie diese gehören jetzt zu meinem Leben." Während Gerris Heilung weiterging, fühlte sie sich „anderen, die etwas Ähnliches wie ich in den vergangenen zwei Jahren durchgemacht haben, immer verbundener."

„Erraten Sie, was ich gemacht habe? Ich habe einen Artikel geschrieben. Ich hoffe, daß er veröffentlicht wird; das Geld könnte ich gebrauchen. Aber außerdem, und das ist wichtiger, scheint es mir eine schöne Möglichkeit zu sein, zu helfen. Ich wünsche mir von ganzem Herzen, daß ‚meine Geschichte' anderen Menschen nützen kann. Ich erinnere mich an einen Artikel, den ich einmal las. Er handelte von einer Frau, die nach einem Autounfall und einer Lähmung am ganzen Körper darum kämpfte, wieder zu Kräften zu kommen. Das gab mir Mut, nicht aufzugeben.

Mir fällt es schwerer, einen Brief zu beenden, als einen Artikel zu schreiben. Meine Babysitter sind zurück an die Uni gegangen, und ich stelle mich gerade geistig darauf ein, wieder Vollzeitmutter zu sein! Das ist das erste Mal seit meiner Krankheit, daß ich die drei Kinder ohne jede Hilfe habe, einmal abgesehen von meinem Mann.

Der Vollmond und die dunkle Jahreszeit machen mir zu schaffen. Ich bin nervös, ruhelos – dieser Heilungsprozeß setzt neue Energien in mir frei, die ich so in der Vergangenheit nicht kannte. Manchmal fühle ich mich von geisterhaften Don-Juan-Verführern umschlichen, die mir versteckte Botschaften zuflüstern: ‚Oh, ist es alles gar nicht wahr: Der Geist kommt als erster!' (Dann muß ich wieder lachen.) Die Höhen und Tiefen meiner Situation zehren an meinen Kräften. Sie sind so extrem, so dualistisch: Leben – Tod, schwarz – weiß. Es ist faszinierend, aber anstrengend. Es fällt mir wirklich schwer, mich zu stoppen. Ich scheine so viel Energie zu haben. Jeden Nachmittag versuche ich, eine Weile zu meditieren. Es sind bewegte Zeiten, da ich die Dinge für den kommenden Winter zu ordnen habe."

Indem sich die Heilung vertiefte, wurden die Eigenschaften sichtbarer, die nach Gerris Ansicht „in der Vergangenheit mein Leben blockierten". „Diese Heilung ist eine ungeheure Verantwortung. Ich habe das Leben auf einer anderen Ebene erneut betreten. Ich sehe und fühle so viel mehr als früher. Es ist nicht leichter. Aber das Gefühl, mit dem Leben verbunden zu sein, ist stärker als je zuvor, und es hält mich am Leben. Irgendwie ist diese Verbundenheit zur Zeit für mich das einzig wahre Lebenselexier.

An diesem Wochenende fliege ich nach Philadelphia. Dort heiratet meine Kusine. Meine vierjährige Tochter begleitet mich. Ich habe dort einen Onkel, der an Nierenentzündung leidet und dreimal pro Woche zur Dialyse muß. Es geht ihm seit zehn Jahren so, und er wird immer schwächer. Jeder behauptet, er wolle sterben. Ich kann mir nicht helfen, aber ich habe das Gefühl, seine Situation nachvollziehen zu können. Auch ich wollte nicht leben, als es mir ständig dreckig ging, und ich blieb nur am Leben, weil ich all diese Schläuche in meinem Hals und meinem Bauch hatte. Ich fühlte mich wirklich nicht danach, *das* als Leben zu akzeptieren. Und wenn ich nicht langsam, aber stetig Fortschritte gemacht hätte, wäre ich wahrscheinlich gestorben. Meine Kusine bat mich, zu probieren, ob ich ihn aufheitern könne ... Ich kann ihn nur zu gut verstehen. Warum weiter leiden? Ich denke zwar nicht, daß er aufhören wird, seine Medizin zu nehmen oder so etwas, aber ich denke, daß er sterben will, und ich will nicht versuchen, es ihm auszureden. Es beschäftigt mich sehr – wenn ich einen Rückfall erleiden sollte, was täte ich dann? Wann kommt der Punkt, an dem ich mich entscheide, genug zu haben?

Allein die Idee, diese Behandlungen noch einmal über mich ergehen lassen zu müssen, erfüllt mich manchmal mit Panik. Ich weiß nicht, ob ich es noch einmal schaffen würde. Am Anfang allerdings hätte ich es auch nie für möglich gehalten, überhaupt die ersten Behandlungen zu überstehen. Ich weiß, daß es albern ist, im voraus zu planen, aber es ist, wie gesagt, ein Thema, das mich beschäftigt. Ich fürchte, ich bin allzu wild entschlossen, gesund zu sein, aber mir ist bewußt, daß es schmerzt, sich auf irgend etwas zu versteifen; doch der bloße Gedanke daran, mich unwohl zu fühlen, ist meinem Geist noch immer ein Greuel. Nun, man kommt in dieser Sache nicht allzu weit, denn der Geist hat zu allem und jedem etwas zu sagen, so daß ich es einfach für eine Weile seinlasse."

Indem sich Gerris Gesundheitszustand weiter verbesserte, wurde auch ihre Freude größer. „Das Wetter war unglaublich. Der Herbst ist eine Jahreszeit, die man nur bestaunen kann. Dieses dumme Krankenhaus hatte keine Möglichkeiten, kranken Menschen die Gelegenheit zu bieten, draußen zu sein, und ich habe die frische Luft so sehr vermißt. Es wäre so wichtig für mich gewesen, ins Freie zu kommen. Denn es hilft einem, die Dinge in ihrer Verhältnismäßigkeit zu sehen, deine Bedeutungslosigkeit und deine Bedeutsamkeit zu spüren.

Ich hatte gerade einen Termin bei meinem Chirurgen, und er hat mich nicht wiedererkannt. Ich war einfach hingerissen. Seitdem ich keine Medikamente mehr nehme, schaue ich mich wieder an – ich bin nicht mehr die aufgeschwemmte rote Knolle von einst! Oft fühle ich mich wie ein zersprungener Spiegel, der wieder zusammengesetzt werden konnte. Die einzelnen Splitter kann man noch genau erkennen, und man weiß, daß ein Stoß genügte, um alles wieder zunichte zu machen. Meinem Geist geht es besonders häufig so, voller Angst und Zweifel ist er dann, und zuweilen fällt er auseinander, fängt an zu fließen und sammelt sich schließlich wieder. Ich versuche, bewußt zu leben, für die Botschaften, die einströmen, offen zu sein. Während meiner Krankheit fühlte ich mich immer in der Lage, die Wahrnehmungen, die uns umschwirren, festzuhalten. Sie schienen auf ‚ein größeres Ich' hinzuweisen – vielleicht war es das Verschmelzen mit dem Einen, das mir diese Verbundenheit ermöglichte. Manchmal kämpfe ich noch mit meiner Neigung zum Atheismus, aber der Geist ist offenkundig das, was er ist, und ich muß an nichts Bestimmtes glauben, um die zugrundeliegende Wahrheit zu erkennen. Jetzt, da ich sehe, wie ich in den östlichen Weisheiten und den Grundlagen des christlichen Glaubens aufging, erkenne ich, wie ungnädig ich zu mir selbst gewesen bin und daß meine Heilung noch längst nicht vollendet ist, die geistige vielleicht noch weniger als die körperliche.

Jetzt sind fast drei Jahre vergangen, und in mancher Hinsicht fühle ich mich besser als je zuvor in meinem Leben. Nicht daß die Angst oder auch nur ein Teil meiner Wut verschwunden wäre, aber mein Leben bietet mehr Freiräume. Ich war noch niemals so lebendig."

Nach wenigen Monaten hörten wir nur noch sehr selten von Gerri, und wir wußten, daß sei die Heilung auf vielen Stufen erfahren hatte. Daß sie auf eine Weise geheilt worden war, die so tiefgehend war, wie sie es nie geahnt hätte: indem sie sich in ihr Herz hineingelassen hatte. Der Krebs war „mir ein großer Lehrer", und es schien, als sei sie der Aufgabe gewachsen.

Erst gestern, als ich die Briefe nach mehreren Jahren zum zweitenmal las, kam mir in den Sinn, daß ich nicht wußte, wie es ihr jetzt ging, ob sie tot oder am Leben war. Aber eines wußte ich sicher: Die Aufgabe, die ihr gestellt worden war, hatte sie in Ehrlichkeit, mit großem Mut und offenem Herzen auf sich genommen, und auf vielerlei Weise war sie über den Tod hinaus geheilt worden, indem sie sich geöffnet hatte und eins mit dem Leben geworden war.

Auf das Herz der Dinge hören

Mit Koma-Patienten arbeiten

Bei einem Wochenendseminar zum Thema „Bewußtes Leben/Bewußtes Sterben" sprach uns Don an, der als Biochemiker an der Universität von Washington arbeitete. Er war uns schon durch seinen traurigen, verwirrten Gesichtsausdruck aufgefallen. Er kam zu uns und sagte: „Es mag sich vielleicht verrückt anhören, aber wenn Sie in der Mittagspause ein Bißchen Zeit haben, möchte ich Sie bitten, meine Frau zu besuchen. Sie liegt im Koma in einem Krankenhaus ganz in der Nähe." Auf dem Weg ins Krankenhaus erzählte uns Don, daß seine Frau Loretta vor einem Jahr auf dem Heimweg von einer Freundin einen Schlaganfall erlitten hatte. Seitdem lag sie im Koma und wurde von Ann gepflegt, einer privat angestellten Krankenschwester, die ebenfalls an dem Seminar teilnahm und uns ins Krankenhaus begleitete.

Don war auf uns zugekommen, weil wir am Vormittag über Koma-Patienten gesprochen hatten, mit denen wir in den vergangenen Jahren gearbeitet hatten. Wir hatten erklärt, daß das Koma „so ähnlich ist, wie im Zwischenstock eines Hauses zu leben: Man ist nicht im zweiten Stock, aber auch nicht mehr im ersten". Wir hatten auch gesagt, daß es nach unserer Erfahrung Möglichkeiten gebe, mit Koma-Patienten in einer besonderen Weise zu kommunizieren und ihnen liebevoll beizustehen. Don war sehr aufgeregt. Es war offensichtlich, daß er unsere Aussagen nicht mit seinem Glauben an die Wissenschaft vereinbaren konnte. Für seinen Geschmack war das alles ein Bißchen zu irrational, aber er war am Ende seiner Kräfte und wollte sich nicht damit abfinden, daß seine Frau „eine lebende Tote" sein sollte. „Vielleicht ist das alles einfach albern, vielleicht sollten wir sie nicht besuchen. Ich weiß sowieso nicht, was wir tun sollen, wenn wir bei ihr sind. Hoffentlich stehle ich Ihnen nicht zuviel von Ihrer Zeit."

Als wir Lorettas Krankenzimmer betraten, schlug uns eine Atmosphäre voller Wut entgegen. „Man mußte regelrecht durch diese

Wut hindurchwaten, je mehr man sich dem Bett näherte", kommentierte Ondrea es später. Wir haben immer wieder die Erfahrung gemacht, daß die Auffassung unzutreffend ist, ein Mensch, der im Koma liegt, sei von jedem Außenkontakt abgeschnitten. Ondrea und ich stellten uns je an eine Seite des Bettes. Ondrea legte ihre Hand auf Lorettas Herz, und wir begannen mit geschlossenen Augen zu meditieren, um unsere liebevolle Zuwendung auf sie zu übertragen. Wir sendeten ihr eine wortlose Botschaft: „Loretta, wo immer du sein magst – wenn du uns jetzt hörst, dann bist du offensichtlich nicht das, wofür du dich hältst. Du bist nicht einfach ein Körper, der daliegt wie ein Bündel alter Kleider. Unter diesen Umständen hier ist es ganz normal, daß du frustriert oder wütend bist. Sei freundlich zu dir selbst. Du brauchst dich nicht länger an diesen bleichen Körper zu klammern. Du kannst in deine wahre Natur eingehen. Was ist es, das dich festhält?" Obwohl wir keine Worte gebrauchten, fühlten wir, daß es irgendeine Art von Kommunikation gab. Loretta schien etwas zu antworten: „Ich kann nicht sterben. Ich habe es nicht verdient, zu Jesus zu kommen. Ich kann nicht in den Himmel kommen. Ich war nie eine gute Katholikin." Wir antworteten: „Du bist ganz rein. Deine wahre Natur ist das reine Licht. Laß dieses Gefühl der Wertlosigkeit und Angst los. Nur dieses Gefühl ist es, das dich daran hindert, in Jesus einzugehen. Laß seine Vergebung zu. Erfahre dich selbst so, wie Jesus dich erfährt: voller Gnade. Überlaß dich dem nächsten, vollkommenen Augenblick. Es gibt keinen Grund mehr, noch an irgend etwas festzuhalten. In dem Moment, wo du zur Liebe und zur Vergebung gelangst, kannst du alles, was dich jetzt noch beschäftigt, loslassen. Versuche, dich selbst so zu sehen, wie Gott dich sieht." Während wir auf diese Weise mit ihr meditierten, wurde ihr Atem etwas ruhiger. Es schien jedoch immer noch eine seelische Hemmung vorhanden zu sein, eine unter der scheinbar regungslosen Oberfläche verborgene Nervosität, eine anhaltende geistige Aufregung und Verwirrung, ein Gefühl von Wut und immenser Frustration. Noch nie hatten wir bei einem Koma-Patienten eine so große Wut verspürt. Wir hatten den Eindruck, daß es jenseits der Frustration darüber, sich nicht bewegen zu können, bei Loretta noch irgend etwas anderes, Tieferliegendes geben mußte.

Als wir eine Dreiviertelstunde später wieder zu unserem Seminar zurückfuhren, fragten wir Don und Ann, was das sei könnte:

„Können Sie sich irgendeinen Grund dafür denken, daß Ihre Frau so wütend und frustriert ist?“ Wir sagten den beiden, daß wir bei Loretta ein Gefühl der Wertlosigkeit und die Befürchtung, keine gute Katholikin gewesen zu sein, verspürt hatten. Don erblaßte: „Ich habe Ihnen nicht gesagt, daß sie katholisch ist. Woher wissen Sie das?“ Wir erklärten Don, daß bei der Arbeit mit Koma-Patienten die Intuition eine wichtige Rolle spielt, so daß auch Dinge zu erspüren sind, die über das rational Erfaßbare hinausgehen. Wir betonten, daß das nichts mit Magie zu tun hat und von jedem Menschen erfahren werden kann, der ruhig genug werden kann, um auch auf das achten zu können, das nicht sofort klar auf der Hand liegt. „Don, wir sollten uns nicht davon ablenken lassen, daß wir eben etwas Besonderes gemacht hätten. Lassen Sie uns nochmals auf die Frage zurückkommen, ob es irgend etwas geben könnte, das Loretta so sehr beschäftigt, daß sie für alles andere blockiert ist. Können Sie sich an irgend etwas erinnern, das sie dazu gebracht haben könnte, über ihren momentanen Zustand hinaus soviel Wut und Frustration zu empfinden?“ Als wir auf den Parkplatz einbogen, legte uns Don die Hände auf die Schultern und fragte: „Haben Sie noch einen Moment Zeit?“

Er schaute Ann kurz an, als müsse er sich bei ihr die Erlaubnis dafür holen, uns etwas Bestimmtes zu sagen. Dann wendete er sich wieder uns zu und sagte: „Tja, ich weiß nicht, wie ich das sagen soll, aber das Problem könnte folgendes sein: Ann hat mit Loretta in einer wunderbaren, liebevollen Art und Weise gearbeitet. Für die Kinder war sie fast wie eine zweite Mutter, so sehr hat sie sie unterstützt und ist auf jedes ihrer Bedürfnisse eingegangen. Und obwohl keiner von uns jemals daran gedacht hatte, sahen wir einander eines Tages plötzlich mit anderen Augen. Nach ungefähr neun Monaten haben Ann und ich uns ineinander verliebt. Wir wollten nicht, daß das passiert, aber in den letzten paar Monaten waren wir ein Liebespaar. Aber es kann doch nicht sein, daß Loretta das mitbekommen hat, oder? Das geht doch gar nicht, oder doch?“ Wir fragten Don und Ann, ob sie jemals von ihrer Liebe gesprochen oder sie sonst in irgendeiner Weise zum Ausdruck gebracht hätten, während sie in Lorettas unmittelbarer Nähe waren. Sie sahen sich ziemlich ratlos an, und dann sagte Ann: „Naja, wir lieben uns nun mal, und wenn niemand in der Nähe ist, zeigen wir uns das auch gegenseitig.“ Sie war wirklich sehr hübsch und hatte etwas Strahlendes, und offensichtlich war ihre liebevolle Zuwendung die Basis dieser Liebesbeziehung, die für die beiden zu einer neuen Kraft in ihrem Leben geworden war.

S.: „Es war aber eben doch noch jemand in Ihrer Nähe. Daß Loretta sich nicht bewegt, heißt noch lange nicht, daß sie nicht mehr gegenwärtig ist. Sie ist immer noch da, auch wenn sie Ihnen nicht sagen kann, was sie denkt oder fühlt. Vielleicht sollten Sie drei sich mal in Ruhe über alles unterhalten."

Wir sprachen mit Don und Ann darüber, daß sie Loretta in keiner Weise wehtun wollten und daß sie sich beide immer mehr in ein Gefühl der Schuld verstrickten. „Es würde vielleicht mehr bringen, wenn Sie beide einfach anerkennen würden, was Sie füreinander empfinden und daß Ihr ursprünglicher Wunsch war, Loretta zu helfen. Sie hatten also die besten Absichten. Jede nachträgliche Verurteilung entspringt aus einem gewohnheitsmäßigen Bedürfnis des Geistes nach Konflikten. Anstatt ständig um Ihre Schuldgefühle zu kreisen, wäre es wahrscheinlich besser, wenn Sie Ihre Gefühle genau erforschen würden und Ihrem verwirrten Geist mit mehr Verständnis und Nachsicht begegnen würden."

Wir schlugen vor, daß Don zuerst in Lorettas Zimmer gehen sollte. Er sollte seine rational- wissenschaftliche Grundhaltung beiseite lassen und einfach liebevoll, offen und ehrlich mit ihr über seine Beziehung zu Ann reden, von der Loretta wahrscheinlich schon wußte. Etwa ein oder zwei Tage danach sollten dann Don und Ann zusammen zu Loretta gehen und ausführlicher über alles sprechen, ohne dabei allzusehr ins Detail zu gehen, weil das wiederum ihre Schuldgefühle verstärken könnte. Sie sollten mit ihr über die unbeabsichtigten Gefühle sprechen, die sich zwischen ihnen entwickelt hatten, ohne Angst zu haben, aber voller Mitgefühl für Loretta und für sich selbst. Bei diesem zweiten Besuch würden sie vielleicht Antworten auf bislang unbeantwortete Fragen finden. Der letzte Teil unseres Vorschlags bestand darin, daß dann nochmals ein oder zwei Tage später Ann „von Frau zu Frau" mit Loretta sprechen könnte. In den letzten sechs Wochen war eine andere private Krankenschwester für Loretta engagiert worden, weil Anns und Dons Schuldgefühle zu groß geworden waren. Ann wollte „nicht mehr auf diese Art und Weise bei Loretta sein. Es ist, als ob die Beziehung zwischen Don und mir zwischen uns stünde. Wenn ich bei ihr bin, komme ich mir so unehrlich vor."

Während der letzten paar Stunden unseres Seminars sah ich ein paarmal zu Ann und Don hinüber, die direkt nebeneinander saßen und mit ihren Gedanken ganz woanders zu sein schienen. Ich hatte den Eindruck, daß sie das, was wir miteinander besprochen hatten, immer wieder durchspielten. Am Schluß des Seminars kamen sie zu uns und bedankten sich für die „Zeit und Energie", die wir ihnen gegeben hatten. Sie wirkten verwirrt, als sie mit gesenkten Köpfen nebeneinander hergingen, ohne viel miteinander zu reden.

Drei Tage später rief Don an: „Also, ich habe es so gemacht, wie Sie vorgeschlagen hatten, und mich zu Loretta gesetzt ... Es war unglaublich schwierig. Ich wußte nicht, was ich sagen sollte. Ich kam mir so blöd vor, aber mir fiel auch nichts ein, was ich sonst hätte tun können. Also habe ich nach ein paar Augenblicken zu Loretta gesagt: ‚Liebling, ich hoffe, du wirst mich nicht dafür hassen, aber in den Monaten, in denen wir dich miteinander gepflegt haben, haben Ann und ich uns ineinander verliebt.'" Er erzählte uns den weiteren Verlauf des zwanzigminütigen Gesprächs mit seiner Frau, in dem er „zu erklären versucht hatte, wie das passieren konnte und wie wir uns dabei fühlten, besonders wenn wir an sie dachten". Er wirkte sehr aufgeregt, sagte aber, daß er „sich besser fühle", seit er ehrlich mit ihr gesprochen habe. Es war offensichtlich, daß ihm seine rationale Grundeinstellung immer wieder in die Quere kam, daß aber gleichzeitig in seinem Herzen Raum für etwas Tieferes, Gefühlsmäßiges entstand.

Wiederum drei Tage später rief Ann an. Ihre sanfte Stimme klang verweint, und sie schien sehr aufgewühlt zu sein: „Es war scheußlich, aber gleichzeitig eine Erleichterung. Wir gingen zu ihr rein und redeten vielleicht zum erstenmal wirklich ehrlich miteinander, was unsere Beziehung betrifft. Wir versuchten, Loretta alles zu erklären, und zwar so, als würde sie dasitzen und auf jedes Wort hören – und auf irgendeine unheimliche Art war es auch so.

Wir sagten ihr, wie es passiert war und wie lange wir uns dagegen gewehrt hatten, wie wir einander nach Monaten der Verwirrung in die Arme gefallen waren und wie schlecht wir uns dabei fühlten. Wir erzählten ihr, wie sehr wir uns um die Kinder kümmerten, und daß wir beschlossen hatten, alles aufzuarbeiten, falls sie wieder aus dem Koma erwachen sollte. Wir sagten ihr, wie sehr wir sie lieb hätten und uns wünschten, daß es ihr gutginge, wo sie auch immer sein möge. Wir weinten und lachten und weinten wieder. Was für eine Erleichterung das war, alles endlich einmal zu sagen. Ich liebe Loretta, und es tut mir so weh, sie zu verletzen. Aber es tat so gut, ehrlich zu ihr zu sein.

Sogar jetzt noch tut mir der Brustkorb weh. Es tut weh, seit wir gestern miteinander gesprochen haben. Es war herzzerreißend. Es ist fast so wie das, was Sie über den Trauerprozeß gesagt haben. Ich glaube, ich trauere. Ich trauere, daß Loretta ihre Familie verloren hat, daß sie ihr Leben verloren hat, aber ich trauere auch, weil wir nicht ehrlich unserer Umwelt, ihrer Familie und ihr selbst gegenüber waren. Ich fühle mich jetzt besser."

Don kam ans Telefon: „Ich glaube, ich habe noch nie solche Angst gehabt wie in dem Moment, in dem wir ihr Zimmer betraten, um mit ihr zu sprechen. Aber ich liebe sie jetzt nicht weniger, als ich sie immer geliebt habe, und ich hoffe so sehr, daß das alles es für sie irgendwie leichter macht, wenn das möglich ist."

Als Ann uns zwei Tage später wieder anrief, um uns von dem Gespräch „von Frau zu Frau" zu erzählen, klang ihre Stimme schon wieder fester: „Fast möchte ich sagen, wir haben uns heute nachmittag eine Stunde lang unterhalten, aber sie hat ja kein Wort gesagt, obwohl ich irgendwie, vielleicht weil Sie es mir gesagt haben, darauf vertraut habe, daß sie mich hört, und tatsächlich kam es mir so vor, als könne ich einige ihrer Antworten spüren. Wir möchten Sie bitten, sie nochmals zu besuchen, wenn Sie Zeit dazu haben."

Zehn Tage nachdem wir Loretta zum erstenmal gesehen hatten, wurde sie in ein Pflegeheim verlegt, weil die Ärzte schon seit längerem keine „Verbesserung" ihres Zustandes mehr feststellen konnten und daher kein Grund mehr sahen, sie noch länger im Krankenhaus zu behalten, wo man ohnehin nichts mehr für sie tun konnte. Als wir Loretta in ihrem neuen Zimmer im Pflegeheim besuchten, spürten wir sofort, um wieviel sanfter die Atmosphäre um sie herum geworden war. Wir stellten uns wieder an beide Seiten des Bettes und meditierten, und wir beide konnten fühlen, daß sie etwas losgelassen hatte, das sie bisher zurückgehalten hatte. Es war immer noch eine gewisse Anspannung und Frustration zu verspüren, aber längst nicht so stark wie bei unserem ersten Besuch. Wir sprachen wieder wortlos mit ihr und berücksichtigten dabei die drei Gespräche, die Don und Ann mit ihr geführt hatten. Wir ermutigten sie nochmals, zu erkennen, daß sie nicht nur aus ihrem Körper bestünde und daß sie mit sich selber zu Ende kommen könnte, indem sie verzeihen und loslassen würde. Wir baten sie, sich mit Jesus verbunden zu sehen und ihren Weg als Christin zu Ende zu gehen. Nachdem wir auf diese Weise mit ihr meditiert hatten, sangen Ondrea und ich ihr ein sehr schönes Lied vor, das unser Freund Jai Gopal geschrieben hat: *„Lord, keep me shining for thee. In a world full of night make me pure, make me light. Lord, keep me shining for thee."* („Herr, mach, daß ich für dich leuchte. Laß mich rein werden und hell in einer Welt der Dunkelheit. Herr, mach, daß ich für dich leuchte.") Don und Ann sangen mit, und ihre Stimmen waren voller Liebe und Sorge um Lorettas Wohlergehen.

In den nächsten beiden Wochen redeten wir ungefähr fünfmal mit Don und Ann. Als sich ihre Verbindung zu Loretta vertieft hatte, nahmen sie sich einen Abend lang Zeit, „sich mit den Jungs zusammenzusetzen", mit Dons und Lorettas Söhnen, und ihnen vieles von dem zu sagen, was sie Loretta gesagt hatten. Der ältere der beiden Jungen war wütend und aufgeregt, der jüngere reagierte verletzt und verwirrt. Es würde nicht leicht für Don und Ann sein. Aber auf der Grundlage ihrer Ehrlichkeit würde eines Tages vielleicht eine tiefergehende Kommunikation möglich sein, ein allmähliches Verarbeiten dieser Ereignisse. Als die Kinder sie fragten, ob ihre Mutter sterben würde, antworteten sie ehrlich, daß sie es nicht wüßten. Auf die Frage „Könnte es nicht sein, daß Mama eines Tages wieder aufwacht?" antworteten sie ebenfalls, daß sie dazu nichts sagen könnten, daß jedoch die Ärzte meinten, daß sie jeden Tag sterben könne und ihr Zustand sich nicht verbessere. Sie fügten hinzu: „Wir stecken alle miteinander in dieser Situation. Wir müssen gut aufeinander aufpassen und immer ehrlich zueinander sein. Keiner von uns sollte den anderen angreifen oder zu sehr vor allem möglichen beschützen wollen." Durch diese Ehrlichkeit könnte der familiäre Zusammenhalt, der im letzten Jahr empfindlich gestört worden war, wiederhergestellt werden.

Als wir Loretta etwa einen Monat nach unserem ersten Besuch zum dritten Mal besuchten, war die Atmosphäre im Raum eher ruhig als aufgeregt. An die Stelle der Wut und des Gefühls der Wertlosigkeit, die wir bei unserem ersten Besuch verspürt hatten, schien Friede getreten zu sein. Wir standen jeder an einer Seite des Bettes und sprachen mit Loretta: „Du brauchst jetzt nichts mehr zu tun, außer in das Herz Jesu einzugehen. Es gibt keinen Grund, noch länger an diesem Körper festzuhalten. Vertraue dich dem Licht deiner eigenen wahren Natur an."

Als wir das Zimmer wieder verließen und der Oberschwester vorgestellt wurden, wurde uns klar, daß das Personal des Pflegeheims Dons und Anns Beziehung „hinter dem Rücken seiner Frau" moralisch verurteilte. Eine Schwester erzählte Don, daß sich in Lorettas Lunge ein Sekret bilde, das mit Antibiotika behandelt werden müsse, weil sonst das Risiko einer Lungenentzündung bestehe. Nachdem Don und Ann fast die ganze darauffolgende Nacht damit verbracht hatten, über die neue Lage nachzudenken, entschieden sie, daß keine Antibiotika eingesetzt werden sollten. Als sie dies der Schwester mitteilten, wurden sie mit einem finsteren Gesicht bedacht, und eine Welle von Verachtung und Mißbilligung schlug ihnen entgegen. Auf dem Parkplatz angelangt, schüttelte Don den Kopf und sagte: „Was sollen wir bloß tun? In gewisser Weise sind wir in dieser ganzen Situation noch einsamer als Loretta. Es gibt so viele Menschen, die denken, daß es falsch ist, was wir tun, und manchmal denke ich das auch. Ich bin so durcheinander: Einerseits möchte ich, daß Loretta frei und glücklich ist, andererseits möchte ich dasselbe für uns. Aber irgendwie scheint sie mir friedlicher zu sein als noch vor einem Monat. Ich weiß nicht genau, was los ist, aber irgendwie scheint alles richtig zu laufen."

Eine Woche später rief Don an und sagte: „Sie haben mir so lange zugesetzt, bis ich schließlich der Verabreichung von Antibiotika zugestimmt habe. Manche Leute sind sich so verdammt sicher, daß sie im Recht sind. Sie gaben ihr Antibiotika, und sofort schien sich der Zustand ihrer Lunge zu verbessern. Aber irgendwie schien noch etwas anderes im Gange zu sein. Es schien, als ob Loretta ‚mit allem fertig' sei, wie Sie sagen würden. Ich weiß auch nicht. Es klingt so seltsam, wenn ich mich das sagen höre. Ich kann meinem eigenen Gefühl nicht trauen. Wir finden es gut, daß es ihrer Lunge jetzt besser geht. Wir sind uns von Anfang an darin einig, daß wir ihr alles geben wollen, was sie braucht, aber jetzt ist es irgendwie anders. Naja, jedenfalls haben wir sie an Heiligabend alle zusammen besucht, um ihr Weihnachtslieder vorzusingen. Sie sollte wissen, daß sie zur Familie gehört. Aber Ann und ich konnten deutlich spüren, daß sich etwas verändert hat.

Nachdem wir ihr vorgesungen hatten, setzen wir uns ganz still um sie herum. Ich glaube, es war das erste Mal, daß wir alle fünf so richtig zusammen waren. Die Kinder kamen mir weniger verängstigt vor als bisher. Es war ein schöner Augenblick. Und drei Stunden später, nachdem wir gegangen waren, ist sie gestorben." Er weinte leise. „Sie hat wirklich losgelassen. Wir erzählten ihr, daß Sie gesagt hatten, Weihnachten sei eine Zeit des Neu-geboren-Werdens und sie solle zulassen, in Christus neu geboren zu werden. Normalerweise könnte ich so etwas noch nicht einmal aussprechen – es käme mir so unwirklich und komisch vor –, aber als wir es ihr sagten, waren es unsere Worte und doch wieder nicht. Es war mehr so, daß wir mit dem Herzen sprachen und dadurch irgend etwas vervollständigt wurde."

Ein halbes Jahr später heirateten Don und Ann – „nachdem wir den Kindern etwas mehr Zeit gegeben hatten, unsere Beziehung eher zu akzeptieren". Sie fügten hinzu: „Manchmal sehen wir uns an und lassen uns gegenseitig unsere Liebe spüren. Und gleichzeitig denken wir voller Liebe an Loretta und hoffen, daß es ihr gutgeht."

Ich betonte nochmals, daß an der Verständigung mit Menschen, die im Koma liegen, nichts Mystisches ist. Es scheint wirklich so zu sein, daß sie in einer Art Zwischenstock leben und alles, was passiert, aus einer neuen Perspektive sehen. Daher kann man sie ermutigen, sich nicht nur als ihren Körper zu sehen, und ihnen versichern, daß ihre wahre Natur davon nicht betroffen ist.

So lagen die Dinge auch bei einem Patienten, mit dem wir über sechs Monate hinweg gearbeitet hatten, in denen er wegen seiner Leberkrebs-Erkrankung behandelt wurde. Gegen Ende seines Lebens fiel Carl in eine Art Koma, aus dem er immer wieder erwachte. Eine Krankenschwester bezeichnete es als „leichtes Koma". In der Woche vor seinem Tod lag er ganz ruhig da und schien fast völlig leblos. Er beantwortete unsere Fragen nur ein- oder zweimal und auch dann nur mit wenigen Worten und sagte von sich aus gar nichts. Eines Abends saßen wir zu viert an Carls Bett. Wir meditierten und wünschten ihm auf seinem Weg alles Gute. Nach ungefähr vierzig Minuten gingen die drei anderen in die Küche. Ich blieb bei Carl, weil ich spürte, daß sich der Kontakt zu ihm vertiefte. Ich versuchte, meinen Geist so weit zu öffnen, daß er nur mehr ein leerer Raum sein würde. Alle Gedanken, die mir durch den Kopf gingen, versuchte ich einzeln wahrzunehmen als zerbrechliche Luftblasen, alle Gefühle, die ich empfand, als schwach schimmernde Wolken, die sich durch die Weite der wahren Natur bewegten. Nachdem mir das gelungen war, wendete ich mich wortlos an Carl: „Dieser Raum ist dir auch zugänglich, sobald du bereit bist, dich ihm zu öffnen. Es ist die Weite unserer eigentlichen Existenz. Dein Körper ist nur eine einzelne Idee, die sich in diesem Raum bewegt. Kein Gedanke und kein Angstgefühl hat irgend etwas mit dieser Weite zu tun, die wir eigentlich sind. Nur wenn du dich mit diesen vorübergehenden Dingen identifizierst, können sie deine Wahrnehmung dieses Raumes blockieren. Laß alles los. Öffne dich der leuchtenden Weite deiner Existenz." Ich meditierte noch etwa eine Stunde lang auf diese Weise und hielt keinen der Gedanken, die in mir aufstiegen, fest, so daß ich etwas von dem Frieden spüren konnte, der allem zugrunde liegt.

Obwohl sich in diese Meditation immer wieder der Verstand einmischte, dem das alles „reichlich aufgesetzt" und wenig effektiv vorkam, war auch das nur eine Luftblase, die durch die Weite flog, und nichts, das man festhalten oder verstärken mußte. Ich vertraute mich einfach dem offenen Raum des Geistes an, der von nichts weiß, an nichts festhält und allem Raum läßt. Ich erwartete von dieser Meditation nichts Bestimmtes. Sie sollte einfach ein Versuch sein, der Wahrheit näherzukommen – ein Augenblick des Bewußt-Seins und der Liebe inmitten der lebenserhaltenden Maschinen, deren Summen das Zimmer erfüllte.

Als die drei anderen Betreuer den Raum wieder betraten, merkten sie, daß mit Carl irgend etwas anders war als vorher. Er schien jetzt in einem tiefen Koma zu liegen und reagierte nicht mehr auf Ansprache. Während er sich vorher manchmal bei einem lauteren Geräusch bewegt hatte, lag er jetzt völlig regungslos da.

Am nächsten Morgen, als wir Carl wuschen, betrachtete ich seinen ausgemergelten Körper, der vielleicht die Hälfte seines ursprünglichen Gewichts verloren hatte, und sagte: „Carl, wie kannst du dich auch nur einen Augenblick länger an diesen Körper klammern? Wie kannst du auf die Idee kommen, daß du dieser Körper seist? Du bist das Licht. Gestatte dir selbst, in dein wahres Dasein einzugehen. Laß zu, daß dein Herz in die Unsterblickeit eingeht." In dem Moment, als ich aufhörte zu sprechen, lief eine Träne seine Wange hinunter; er atmete nochmals tief durch und ließ die Welt hinter sich. Ich hatte mich einmal mehr auf unerforschten Boden begeben, indem ich meiner Intuition vertraut hatte, die mir gesagt hatte, daß dies der richtige Augenblick sei.

Wir haben mit Koma-Patienten immer wieder derartiges erlebt. Auch in unseren Seminaren erfahren wir immer wieder neue Geschichten, wenn wir mit Krankenschwestern und Angehörigen der Patienten auf das Thema zu sprechen kommen. Viele von ihnen sagen, daß sie beim Kontakt mit Menschen, die im Koma lagen, „irgend etwas" verspürt haben. Eine Krankenschwester erzählte uns von einem achtjährigen Jungen, der „auf dem Operationstisch in ein tiefes Koma gefallen war und daraus nie mehr ganz erwachte". Er hatte sechs Monate im Koma gelegen, und es schien nicht möglich zu sein, seinen Zustand zu verbessern. Seine Eltern und die Ärzte hatten nach reiflicher Überlegung entschieden, die lebenserhaltenden Maschinen abzuschalten und ihm das Sterben zu ermöglichen. Aber er war nicht gestorben, sondern noch etwa einen Monat am Leben geblieben. In dieser Zeit nahm er so sehr ab, daß er schließlich noch etwa fünfundzwanzig Pfund wog. Sein Anblick war so schlimm, daß seine Eltern es kaum noch fertigbrachten, ihn zu besuchen. Sie kamen nur noch alle paar Tage, um nach ihm zu sehen, verbrachten jedoch nur kurze Zeit bei ihm. Niemand verstand, warum Mark nicht in der Lage war, zu sterben.

„Aber eines Tages", erzählte uns die Krankenschwester weiter, „verbrachte ich ein paar ganz besondere Augenblicke mit Mark. Ich massierte ihn, sprach mit ihm und ließ Musik laufen. Ich hatte das Gefühl, mit ihm in Kontakt zu stehen. Ich spürte, daß er sich zu viele Sorgen um das Wohlergehen seiner Eltern machte, um sterben zu können. Nach der Arbeit rief ich sie an und erzählte ihnen, wie es mir tagsüber ergangen war und daß ich gespürt hatte, daß Mark nicht loslassen konnte, weil er seinen Eltern nicht durch seinen Tod weh tun wollte." Sie berichtete den Eltern, daß manche Kinder ganz unbemerkt ein sehr starkes Verantwortungsgefühl für ihre Angehörigen und besonders für ihre Eltern entwickeln. Bis zu diesem Zeitpunkt hatten die Eltern Mark immer wieder versichert, daß es gut für ihn wäre, zu sterben, und daß ihm nichts passieren würde. Die Krankenschwester schlug ihnen vor, ihn zu besuchen und ihm zu sagen, daß es auch für *sie* in Ordnung wäre, wenn er sterben würde.

Sie erzählte weiter, daß sie später am Abend einen Telefonanruf von Marks Mutter erhalten habe. Sie habe geweint und gesagt: „Wir gingen in sein Zimmer rauf und spielten ihm seine Lieblingsmusik vor. Wir sagten ihm, daß es für ihn und für uns gut wäre, wenn er sterben würde. Die Krankenschwester legte seinen erbärmlich dünnen Körper in meine Arme, und ich schaukelte ihn und sagte ihm, daß ich ihn liebte und daß es in Ordnung wäre, zu sterben, und plötzlich war solch eine Ruhe im Zimmer, und Mark ließ los und starb in meinen Armen."

Viele Ärzte und Krankenschwestern haben berichtet, wie sie mit Koma-Patienten gearbeitet haben, indem sie mit ihnen sprachen, ihnen vorlasen oder Musik laufen ließen und sich ganz allgemein so verhielten, als ob diese Menschen alles mitbekämen. Einige von ihnen haben bemerkenswerte Dinge erlebt.

Auf einem unserer Seminare erzählte eine Frau, die schon seit langem an unserer Meditationsgruppe teilnahm, von ihrer achtjährigen Tochter. Vor vier Jahren war ihre Tochter an einer schweren Gehirnhautentzündung erkrankt, bei der die Ärzte keine Heilungschance mehr sahen. Es wurde allgemein angenommen, daß sie im Laufe einer Woche sterben würde. Aber die Woche verging, und sie verharrte in einem Koma. Die Ärzte gingen zu diesem Zeitpunkt davon aus, daß ihr Gehirn bereits schwerwiegend geschädigt war und daß sie nie mehr in der Lage sein würde, sich zu bewegen, zu laufen oder zu sprechen. Ihre Mutter jedoch spürte, daß es noch weitergehende Möglichkeiten gab, und entschied sich, soviel Zeit wie eben möglich am Bett ihrer Tochter zu verbringen und mit ihr zu sprechen: „Ich weiß, daß du mich hören kannst. Ich weiß, daß du da drin bist. Vertraue mir. Ich werde dir da durchhelfen." Und immer wieder während der langen Stunden, die sie ihrem Kind in die Augen sah, spürte sie, „daß sie für einem Moment lang auftauchte, daß sie einen Augenblick lang da war". In diesen Augenblicken sprach sie ihre Tochter an, sie „rief sie nach draußen" und forderte sie auf, „immer, wenn du auftauchst, nach draußen zu schauen und das Licht einzulassen".

Es half. Im Verlauf eines Monats war ihre Tochter „von Zeit zu Zeit da". Es gab Augenblicke, „in denen wir uns in die Augen sahen und uns verständigten". Innerhalb von sechs Monaten besserte sich der Zustand ihrer Tochter vollständig, und nach einem Jahr ging sie wieder zur Schule.

Einen Monat später saß das Mädchen mit den sanften Augen in

der ersten Reihe neben seiner Mutter. Sie war inzwischen zwölf Jahre alt, und von ihrem Gesicht ging ein Leuchten aus. Als ich sie nach dem Seminar fragte, ob sie alles verstanden habe, was im Laufe des Tages gesagt worden sei, antwortete sie in einer Art und Weise, die so ganz anders war als das, was man unter normalen Umständen hätte erwarten können: „Naja, ich habe nicht die ganze Zeit zugehört, aber hier fühlt sich alles so schön an. Ich habe noch nie so viele Erwachsene zusammen gesehen, die so friedlich waren, und ich würde immer wieder kommen, um das noch mal zu erleben." Eine Woche später schickte sie uns ein selbstgemaltes Bild, das einige Lilien zeigte. Darunter hatte sie geschrieben: „Danke, daß ich am Seminar teilnehmen durfte. Es war wirklich spannend."

Niemand kann deinen Tod für dich sterben

Maggie

Wer anderen hilft, die sich in schwierigen Situationen befinden, wird immer auch mit sich selbst konfrontiert. Zu Beginn des Prozesses, der dann in Gang kommt, kann es passieren, daß man von bestimmten Patienten stärker angezogen wird, als man selber zunächst wahrhaben will. Zu solchen Patienten stellt man nicht einfach eine Beziehung her, sondern man geht eine regelrechte Bindung ein. Man verliert den Überblick und ist nicht mehr in der Lage, die Beziehung zum Patienten als Teil einer vorübergehenden Situation anzusehen. Je mehr man gefangen ist, auf den eigenen Geist und Körper bezogen ist, desto höher ist das Risiko, sich in einem Melodrama zu verlieren, in dessen Verlauf man eher mit Angst und der eigenen Bedürftigkeit konfrontiert sein wird als mit der Offenheit des Mitfühlens. Alles, was passiert, nimmt man „persönlich", genauso wie man es vielleicht mit Gefühlen der Frustration oder der Wut, des Zweifels oder des Unbehagens tut. Man identifiziert sich mit der Situation, anstatt in ihr nur den Versuch des Geistes zu erkennen, uns an das Leben zu binden.

Aber in diesem Risiko des „Verhaftet-Seins" liegt auch der Wert dieser Arbeit, denn sie ist ein Spiegel für den Geist. Durch sie erkennt man, wie sehr man auf sich selbst konzentriert ist und die anderen vergißt und daß, ganz gleich wie viele Menschen in einem Raum sein mögen, jeder von ihnen unter Umständen doch mit sich selbst allein bleibt. Je mehr wir uns mit unserem Körper identifizieren (was jeder in einem gewissen Ausmaß tut) oder mit unserem Geist (was die meisten von uns am stärksten tun), desto eher können wir vergessen, daß der Patient, mit dem wir arbeiten, nicht nur ein Individuum ist, sondern auch Teil eines Prozesses.

Leider haben wir aus den ersten Jahren unserer Arbeit mit Schwerkranken keine Aufzeichnungen, so daß wir jetzt nicht mehr genau sagen können, wie es kam, daß wir uns mit einigen unserer Patienten so sehr identifizierten, daß wir schließlich an sie gebunden waren. Aber während ich das schreibe, fällt mir ein alte jüdische Frau ein: Sarah. Neben ihrem Bett auf der Krebsstation hatte sie immer eine Häkelarbeit liegen. Wochenlang wollte sie nicht mit uns über ihren Zustand sprechen. Wir besuchten sie jeden Tag für eine halbe Stunde. Dann saßen wir zusammen in der Sonne, die durch die Fenster schien, und redeten über nichts Besonderes. Die netten Gespräche waren wie das Geplauder mit meiner Mutter, an die sie mich überhaupt sehr erinnerte. Es war schön, den Tag auf der Krebsstation auf diese Art zu beginnen. Es schien, als ob Sarah und ich nur zusammen waren, um Freundlichkeiten auszutauschen. Es war nicht ihre Art, über ihre Krebserkrankung zu sprechen oder darüber, daß sie vielleicht sterben würde. Bis zu dem Tag, an dem ich mich für zwei Wochen von ihr verabschiedete, weil ich mich zum Meditieren zurückziehen wollte. Als ich im Begriff war zu gehen, fragte sie, wie es sei, wenn man meditierte, und wir hatten eine kurze und liebevolle Unterhaltung darüber, was es für das Herz bedeutet, unsere wahre Natur zu erkennen. Wir verabschiedeten uns anders als sonst, und obwohl meine Intuition mir sagte, daß dies das letzte Mal war, daß ich sie sah, wollte ich das nicht wahrhaben, weil ich sie liebte und in ihr gewissermaßen meine Mutter wiedererkannte. So habe ich die Gelegenheit verpaßt, einen Moment der Wahrheit mit ihr zu teilen. Es war der Moment, zu dem wir uns vorgearbeitet hatten, indem wir wochenlang im Sonnenlicht beieinandergesessen hatten. Vielleicht wäre mir in diesem Augenblick etwas von der Einsicht zuteil geworden, die ich bei anderen Patienten erlebt hatte, als sie begannen, vom Leben zum Tod überzugehen. So aber sagte ich nur: „Also, bis in zwei Wochen dann. Machen Sie's gut." Drei Tage später wurde mir klar, daß ich den Augenblick verpaßt hatte, den wir miteinander hätten teilen sollen. Ich mußte an die Sufi-Spruchweisheit denken: „Wenn man Worte des Geistes an jemanden richtet, der nicht danach gefragt hat, sind die Worte verschwendet; wenn aber jemand nach Worten des Geistes fragt und man gibt sie ihm nicht, so ist der Mensch verschwendet." Ich wußte schon eine Woche bevor ich zurückkam, daß sie gestorben war, und ich sendete ihr meine Liebe und die Bitte um Vergebung.

Solche Patienten, an die wir uns verlieren, indem wir sie zu Objekten unseres Geistes machen, anstatt uns ihnen mit dem Herzen zuzuwenden, zeigen uns, wie sehr wir selbst am Leben festhalten, unsere wahre Natur vergessen. Sie spiegeln wider, worin wir uns ans Leben klammern, das damit zum Kampf, zum Notfall wird, nicht zu etwas, woraus wir lernen können.

Ein Beispiel für dieses „Sich-an-den-Patienten-Verlieren“, für diese Identifikation mit seiner Isoliertheit anstelle des Aufgehens im Augenblick, der ihnen bestimmt ist, bot sich uns bei einer Therapeutin, mit der wir fast zwei Jahre lang gearbeitet hatten. Sie hatte sich auf die Arbeit mit Sterbenden spezialisiert und half schon seit einigen Jahren anderen Menschen dabei, einen „leichteren Tod“ zu sterben. Anderthalb Jahre lang hatte Maggie mit Darlene gearbeitet, einer Frau von Anfang Sechzig, die an Krebs im Endstadium litt. Darlenes außergewöhnliche Vitalität und ihr Interesse für meditative Praktiken hatten zur Folge, daß sich zwischen Maggie und ihr eine enge Beziehung entwickelt hatte. Maggie begann darum zu kämpfen, Darlene zu läutern. Das ging so weit, daß sie sogar auf uns zukam mit der Bitte, Darlene anzurufen: „Ich weiß genau, daß sie gerne mit euch sprechen würde.“ Man war schon mehrmals mit derartigen Bitten an uns herangetreten, und obwohl wir nur sehr selten jemanden anrufen, der uns nicht direkt um Hilfe gebeten hat, verließen wir uns in dieser Situation darauf, daß Maggie Darlene sehr gut kannte, und riefen an. In den meisten unserer Gespräche mit Darlene ging es jedoch nicht um ihre „spirituellen Bedürfnisse“, sondern um ihre Schwierigkeiten beim Umgang mit ihren neun Kindern. Weil sie zeitweilig so aktiv und widerstandsfähig war, hatten ihre Kinder Probleme damit, zu begreifen, daß sie bald an Leukämie sterben würde. Mehrmals hatte Darlene zu uns gesagt: „Weil ich manchmal abends tanzen gehe, weil ich mich während einer Remission fit genug dazu fühle, wollen die Kinder nicht einsehen, daß ich bei der Hausarbeit manchmal mehr Hilfe als sonst und überhaupt mehr von ihnen brauche, um unsere Beziehung zu ‚vervollständigen‘. Wenn ich mich dann wieder besser fühle, möchte ich wieder tanzen gehen und eine Menge Spaß haben, aber trotzdem bin ich oft sehr erschöpft und brauche Hilfe bei der ganzen Hausarbeit. Die meisten der Kinder sind ja jetzt schon groß. Und nur wenige von ihnen scheinen bereit zu sein, mir die Unterstützung zu geben, die ich brauche. Sie sind wütend, weil ich meine Affären habe, wenn ich tanzen gehe, wo ich doch eigentlich sterben sollte, und ich bin wütend auf sie, weil sie meinen Tod auf die leichte Schulter nehmen.“

Wir hatten den Eindruck, daß es für Darlene darauf ankam, sich dem Leben zu öffnen, indem sie ihre Verstimmungen losließ und ihrem Herzen erlaubte, zu heilen. Es war erforderlich, daß sie ihren Kindern mehr Vertrauen und Aufrichtigkeit entgegenbrachte und damit aufhörte, „nett zu sein, um mir ihre Liebe zu erkaufen". Sie antwortete uns: „Naja, ich will nicht, daß sie sauer auf mich sind, aber andererseits habe ich manchmal eine höllische Wut auf sie!" Wenn wir mit Maggie sprachen, schien es oft so, daß sie Darlenes Handlungen in einer sehr viel spirituelleren Weise interpretierte, als uns angemessen schien. Wie sehr Maggie an ihrer Patientin und Freundin Darlene hing, war daran zu erkennen, wie sie Darlenes Leben mißverstand. Es schien gewissermaßen so zu sein, daß Maggie hoffte, Darlene würde so sterben, wie sie es sich für sich selbst wünschte, anstatt Darlene ihren eigenen natürlichen Tod zuzugestehen.

Eines Tages rief Maggie an und erzählte, daß Darlene in der vorhergegangenen Nacht gestorben war. Sie weinte und schien sehr verwirrt und mitgenommen zu sein.

M.: „Ich kann es kaum fassen, daß sie wirklich tot ist, daß ich am Montag nicht wieder losgehen werde, um sie zu treffen. Ich habe so viele gute Erinnerungen an sie, auch wenn ich manches bereue. Warum habe ich dies und jenes nicht noch am letzten Tag zu ihr gesagt? Niemand dachte, daß sie so bald sterben würde. Sie wurde immer noch medizinisch behandelt. Ich habe jetzt gemischte Gefühle und sorge mich um ihre Kinder."

Wir sprachen darüber, daß Maggies Verwirrung nicht darauf zurückzuführen war, daß sie sich auf die Situation eingelassen hatte, sondern darauf, daß sie so sehr an Darlene gebunden gewesen war in dem Wunsch, „ihr zu helfen und sie zu beschützen". Das hatte sie vergessen lassen, daß Darlene sich auf ihrer ganz persönlichen spirituellen Reise befand, bei der es nicht auf ihren Körper, sondern auf ihren Geist ankam, der nach Vollständigkeit drängte. Man spürte deutlich Maggies Widerstand gegen das, was wir sagten, ihr Festhalten daran, daß Darlene „jemand ganz Besonderer" gewesen sei.

S.: „Ist nicht die Tatsache, daß du immer dachtest, sie sei jemand ganz Besonderer, deinem Versuch, ihr zu helfen, eher hinderlich gewesen? Hat das nicht vielleicht dazu geführt, daß ihre Angst vor dem Tod größer geworden ist in dem Bewußtsein darum, etwas ‚ganz Besonderes' zu verlieren?"

M.: „Nein, nein, das glaube ich nicht. Ich wollte einfach nur bei ihr sein, als sie starb, und niemand dachte, daß es so bald passieren würde."

S.: „Weißt du, jedem von uns, die wir mit Sterbenden arbeiten, passiert es mal, daß wir uns sehr stark mit jemandem identifizieren. Es muß ja nicht immer gleich so offensichtlich sein, daß uns jemand ‚an unsere Mutter erinnert'. Es reicht schon, das Gefühl zu haben, diesen Menschen zu *verlieren,* wenn er stirbt, und daß es nicht in Ordnung wäre, wenn er wegginge. In dem Moment bist du eine Sterbetherapeutin, die jemanden vom Sterben abzuhalten versucht, und die Verwirrung, die dadurch entsteht, untergräbt deine Beziehung zu dem Patienten und die Kommunikation mit ihm."

M.: „Ich glaube aber, daß es okay für mich ist, daß sie gestorben ist. Ich finde es nur so schlimm, daß ich nicht gespürt habe, daß ihr Tod so nahe war, so daß ich ihre Töchter hätte anrufen können, damit die Kinder hätten bei ihr sein können."

S.: „Für ihre Kinder gab es genug andere Gelegenheiten, mit ihr ins reine zu kommen. Ich glaube, das war für sie der springende Punkt. Für fast ein Jahr war die Kommunikation zwischen ihr und ihren Kindern so eingeschränkt, daß ich bezweifle, daß es viel gebracht hätte, sie in letzter Minute noch an ihr Sterbebett zu bringen. Vielleicht wollte sie allein sterben, ohne ihre Familie und ihre Berater, die vielleicht versucht hätten, sie zurückzuhalten. Es kommt häufig vor, daß sich Menschen, die monatelang von ihren Lieben umringt waren, zum Sterben einen Moment aussuchen, in dem sie allein mit sich selbst sind und das in Frieden loslassen können, woran sich alle anderen so sehr klammern. Sie wollen sich loslösen aus ihrer Eigenschaft als Mutter, Vater, Tochter, Patient, denen man helfen will. Es kann für solche Menschen sehr viel bedeuten, damit aufzuhören, irgend etwas für irgend jemanden zu sein, und statt dessen ihrer wahren, unsterblichen Natur etwas näher zu kommen."

M.: „Aber sie haben sich niemals ausgesprochen. Ich wollte, daß sie in der Lage wären, sich voneinander zu verabschieden, ohne daß die Ärgernisse eines ganzen Lebens dazwischen kommen."

S.: „Aber man stirbt so, wie man gelebt hat. Wenn man sich dreißig oder vierzig Jahre lang immer wieder gestritten hat, wie sollte das an einem einzigen Tag in Ordnung gebracht werden können? Es gab etwas in ihr, das sie den Kindern nicht mitteilen wollte. Sie hatte ihren Stolz, und ich glaube, sie hat gedacht, daß sie im Recht und etwas ‚Besonderes' war. Vielleicht wollte sie von ihren Kindern mehr respektiert werden, als sie es taten. Sie hat oft zu mir gesagt, daß sie ‚verdammt hart gearbeitet hätte, um diese Kinder großzuziehen', und daß sie trotzdem nicht so geworden wären, wie sie es sich gewünscht hat."

M.: „Weißt du, das stimmt vielleicht, denn vor einer Woche habe ich zu ihr gesagt: ‚Glaubst du, daß jetzt der richtige Augenblick wäre, um mit Stephen zu sprechen?' Und sie hat gesagt: ‚Nein, nicht solange ich mir selbst nicht ganz sicher bin' oder etwas in der Art. ‚Im Moment mache ich mir alle möglichen Sorgen, und es könnte sich so anhören, als würde ich mich selbst bemitleiden.'"

S.: „Ich glaube, du hast ihr alles gegeben, was sie brauchte, und dein Wunsch, daß wir mit ihr sprechen sollten, kam daher, daß du das Gefühl hattest, nicht genug für sie getan zu haben. Du wolltest, daß wir mit ihr sprechen, weil du dir gewünscht hast, sie wäre irgendwie spiritueller. Aber ich glaube nicht, daß sie das wollte. Ich hatte nie den Eindruck, daß sie zu einer spirituellen Ebene vordringen wollte. Sie war eine sehr nette Frau, die sich durchaus einige Gedanken zu ihrem Tod gemacht hatte, und deine Hilfe hat es ihr ermöglicht, ihr Nachdenken noch zu vertiefen und in sich selber eine Art von Liebe zu entdecken, die ihr ohne dich vielleicht verschlossen geblieben wäre. Ich konnte dir anmerken, wie sehr du sie bewundertest. Sie hat ja auch wirklich im Laufe ihres Lebens einiges geleistet, wenn man bedenkt, wo sie angefangen hat. Und vieles von dem, was sie tat, entsprang wie bei den meisten von uns aus einem Gefühl der Minderwertigkeit und dem Wunsch, besser zu sein, als man ist. Vielleicht wurden diese Gefühle noch dadurch intensiviert, daß du ihr den Eindruck vermittelt hast, sie sei etwas Besonderes. Ich meine das nicht als Anschuldigung oder Verurteilung. Es ist einfach so, daß wir von Patienten, auf die wir uns derart einlassen, eine Menge lernen können. Ich meine diese Art von Identifikation, die dazu führt, daß wir die Leute aus irgendeinem Grund brauchen. Mir ist das auch schon passiert, und genauso ging es allen, die mit Sterbenden arbeiten und die ich kenne. Ich glaube, man sollte das nicht als Versagen ansehen. Es bringt mehr, eine nützliche Erfahrung darin zu sehen, eine Lehre dafür, offen für alles zu bleiben und es beim nächsten Patienten noch besser zu machen, indem man ihn liebt, ohne ihn festzuhalten, ohne Gegenliebe zu erwarten oder zu denken, daß jemand es wert sein müsse, daß man ihn liebt."

M.: „Ich glaube, sie war tiefgründiger, als die meisten Leute dachten. Während sie im Krankenhaus war, hat sie an manchen Tagen mehrere Stunden lang meditiert. Ich habe noch nie mit jemandem wie ihr gearbeitet."

S.: „Genau. Und vielleicht hast du gedacht, sie sei endlich die ‚vollkommene Patientin', die bewußt sterben würde und dadurch widerlegen würde, daß Sterben Leiden heißt. Daß sie alles wettmachen würde, was du mit anderen Patienten erlebt hast, die sich nicht von der Idee trennen konnten, daß sie identisch mit ihrem Körper seien. Vermutlich haben ihr die Meditationen ihr sehr geholfen, aber ich zweifle sehr daran, daß sie genauso tief meditieren konnte, wie du es kannst, und daß ihre Einblicke so tief waren wie deine. Ich glaube, du hast ziemlich viel in sie hinein projiziert.

Wir wissen beide, daß es Leute gibt, die zwar meditieren, dabei aber trotzdem nicht zu ihrer eigentlichen Natur vorstoßen, weil sie zu sehr damit beschäftigt sind, zu meditieren. Ihr Selbst ist immer noch viel zu sehr an allem beteiligt. Sie beginnen, ihre Identität als Mutter oder Zimmermann oder Töpfer gegen eine Identität als ‚jemand, der meditiert' einzutauschen. Sie tauschen nur eins gegen das andere aus. In gewisser Hinsicht entwerfen sie nur neue Modelle von sich selbst, anstatt loszulassen und der Wahrheit zu erlauben, auf ihre eigene Art zum Vorschein zu kommen. Selbst wenn sie meditieren, greifen sie noch nach irgend etwas und versuchen, jemand oder etwas anderes zu werden, als sie im Moment sind. Sie gelangen niemals zu den Fragen ‚Wer ist es, der meditiert?', ‚Was ist das Denken?', ‚Was ist das Wünschen?', ‚Wer stirbt?'. Das ist nicht zu verurteilen. Aber eine bestimmte Vorstellung in uns zu haben, führt zu Verurteilungen und Erwartungen, also dazu, daß wir leiden. Unsere Ideale vertreiben die wirklichen Menschen aus unserem Herzen und machen sie zu etwas, das Ekken und Kanten und eine Identität hat. Das führt zu noch mehr Illusionen und dazu, daß man die Oberfläche nach etwas absucht, das sie nicht enthält. Und so leidet man immer mehr."

M.: „So langsam wird mir klar, daß es tatsächlich in mir irgend etwas gab, das sie unbedingt retten wollte. Das war wohl nicht allzu nützlich. Aber ich liebte sie einfach so sehr. Ich wollte soviel für sie erreichen. Wenn sie sich schlecht fühlte, hatte sie Hemmungen, dich anzurufen, und wenn sie sich gut fühlte, sagte sie: ‚Jetzt fühle ich mich ja gut, also brauche ich mir auch keine Sorgen zu machen.‘ Ich glaube, ab einem gewissen Punkt habe ich ihr einfach nicht mehr zugehört. Eigentlich hätte mir ihr Stolz mißfallen müssen, weil er nicht in mein Bild von ihr paßte. Also habe ich ihn gewissermaßen einfach geleugnet.“

S.: „Ich glaube, du hast auf ihren Schmerz mit Angst reagiert und sie bemitleidet, anstatt dich ihr wirklich mitfühlend zu öffnen und ihr zu erlauben, einfach sie selbst zu sein, ohne irgendeiner Vorstellung entsprechen zu müssen, die du vom richtigen Sterben hast.

Ich hatte immer das Gefühl, daß du von Darlene verlangt hast, daß sie deinen Tod für dich stirbt. Und das war nicht sehr nützlich, weil es sie dazu gebracht hat, Hilfe außerhalb ihrer selbst zu suchen, bei dir und bei mir. Natürlich stand ich ihr nicht nahe genug, um wissen zu können, was vor sich ging. Aber es scheint, daß sie sehr oft eine Antwort auf ihre Fragen außerhalb von sich selbst gesucht hat, und sobald sie sich ein Bißchen besser und nicht mehr so verwundbar fühlte, hat sie wieder aufgehört zu suchen. Vielleicht wart ihr beide, ohne es zu merken, darauf eingeschworen, ihr dazu zu verhelfen, daß sie sich ‚besser fühlte‘, anstatt sich dem Augenblick zu öffnen, wie er auch immer sein sollte.“

M.: „Ich glaube, meine Verwirrung kam – und kommt vielleicht immer noch – aus einer Art Minderwertigkeitsgefühl: ‚Kann ich ihr wirklich helfen?‘, ‚Was könnte ich noch tun, um ihr noch mehr zu helfen?‘ Und ich dachte wohl, daß du sie dazu bringen könntest, noch weiter vorzudringen und das Leben loszulassen.“

S.: „Dazu wollte sie aber niemals wirklich gebracht werden. Als du zum erstenmal anriefst und uns von Darlene erzähltest, da sagtest du, ‚du hättest da eine Frau, mit der du gerade arbeiten würdest‘, die eine der bemerkenswertesten Patientinnen zu sein schien, die es überhaupt geben konnte. Ich hörte dich gewissermaßen sagen: ‚Jetzt habe ich endlich jemanden, der wirklich bewußt stirbt‘. Aber bei unserem ersten Kontakt mit ihr hatte ich überhaupt nicht das Gefühl, daß es so war. Für dich war es jedoch schwierig, zu hören, was wir dir dazu sagten. Und ich hatte das Gefühl, daß ihr beide zusammen die Kunst des Sterbens lerntet.“

M.: „Ich glaube, das ist wahr. Nachdem ich sie zum erstenmal getroffen hatte, habe ich zu mir selbst gesagt: ‚Das gibt's ja nicht! Jemand, der auf Meditation anspricht.'"

S.: „Für sie gab es – wie für uns alle – Dinge, an die sie sich besonders geklammert hat. Das hat es für sie noch schwieriger gemacht. Es war nicht so, daß sie sich entschieden hätte, einfach zu meditieren und ‚den Kosmos zu erforschen'. Sie wollte noch ein Bißchen mehr auf der Erde leben und sich am Leben freuen, weil sie das Gefühl hatte, so viel von ihrem Leben geopfert zu haben, indem sie neun Kinder aufzog, die sie schließlich nicht mehr verstanden. Sie war unglaublich wütend auf sie. Ich weiß nicht, ob sie nach unseren Gesprächen überhaupt jemals die Techniken angewendet hat, die wir ihr angeboten haben. Ich glaube, daß sie immer nur mit jemandem reden wollte, der nett zu ihr war."

Wir sprachen darüber, daß man einen Menschen in dem Moment, wo man ihn anders haben möchte, als er ist – spiritueller oder was auch immer –, in gewissem Sinne von sich wegstößt. Daß man einen anderen Menschen nicht mehr akzeptieren und lieben kann, sobald man irgend etwas von ihm verlangt. Sobald man etwas Bestimmtes von seinen Kindern, seinen Eltern, seinen Patienten erwartet, entsteht eine Kluft zwischen einem selbst und ihnen. „Wenn du irgend etwas von irgend jemandem willst, kannst du ihn nicht mehr richtig lieben, weil du ihn ständig bewertest und findest, daß er noch besser sein könnte. Darlene wollte nicht spiritueller sein. Was sie brauchte, war einfach ein freundlicherer Umgang mit sich selbst. Und ich glaube, sie hat auf verschiedenen Ebenen genau das getan, was sie für ihre eigene Würde und Selbst-Akzeptanz brauchte."

M.: „Während du redest, fühle ich mich schuldig. Ich würde es mir zu einfach machen, wenn ich sagen würde, daß das alles neu für mich ist. Aber mir wird auch gerade klar, daß dieses Schuldgefühl bis zu einem gewissen Grad immer da ist und durch ihren Tod nur besonders deutlich erkennbar wird. Dieses Gefühl, nicht genügend für die Patienten dazusein, wo ich doch so viel Frieden wie nur möglich für sie will. Aber ich weiß es besser. Ich weiß, daß Frieden sich nicht erzwingen läßt. Und ich weiß auch, wie ich mich diesem Gefühl der Schuld und der Minderwertigkeit öffnen und es geistig und körperlich erforschen kann. Ich glaube, ich wußte im Grunde die ganze Zeit, daß sie nicht so war, wie ich es gern wollte, aber irgend etwas in mir wollte, daß es bei ihr optimal laufen sollte. Vielleicht als Ausgleich für all die anderen, die ich beim Sterben begleitet habe."

S.: „Aber bei den anderen lief es auch optimal. Sie starben auf ihre eigene Art und Weise. Sie brauchten nicht anders zu sein. Sie sind in Würde und mit Respekt für sich selbst gestorben. Wenn du den Leuten ihren Schmerz nehmen möchtest, hast du dir den falschen Job ausgesucht, denn uns geht es darum, sich dem Schmerz öffnen, ihn frei schweben lassen zu können und nicht die lebenslangen Aversionen gegen das Unangenehme zu verstärken. Unsere Arbeit besteht darin, diejenigen zu lieben, die Schmerzen haben, auch wenn sie unsere Liebe vielleicht nicht erwidern.

In gewissem Sinne bereiten wir nicht nur andere Leute auf den Tod vor. Wir lernen auch selbst zu sterben. Und je mehr wir in den Augenblick hineinsterben können, indem wir alle Gedanken über das, was wir sind, loslassen, all die Verwirrung und ständige Veränderung des Geistes, desto mehr werden wir zu dem stillen Raum, in den hinein ein anderer sein Leiden entlassen kann. Aber bis wir in unser wahres Dasein gelangen, haben wir selbst etwas zu verlieren, etwas zu beschützen. Darum müssen wir ständig so hart an uns selbst arbeiten."

Ich erzählte Maggie, wie oft ich am Bett eines Patienten sitze und meditiere und dem Geist erlaube, an einen Ort des Einsseins zu gelangen, an dem keine Vorstellung vom Körper dieses Patienten oder von meinem Körper eine falsche Identität verstärkt, an der wir so oft leiden, wenn wir denken, daß ein anderer getrennt von uns existiert. Ich sprach darüber, daß dieser Ort des Einsseins jenseits des Todes liegt und daß ich darum versuche, die Vorstellung der Patienten nicht zu verstärken, daß der Tod noch etwas anderes ist als ein weiteres Sich-Öffnen in ihre wahre Natur, wodurch immer klarer wird, daß sie nicht nur aus ihrem Körper oder ihrem Geist bestehen. Ich versuche vielmehr, ihnen etwas von dem Licht mitzuteilen, das darin liegt, zu erkennen, wer wir wirklich sind, und die Gewißheit zu teilen, daß es an diesem Ort jenseits des Todes nichts gibt, das zu fürchten wäre, und niemanden, der zu beschützen wäre.

S.: „Man kann so vieles ohne Worte sagen. So vieles kann in völliger Ruhe getan werden. Ich glaube, du hast ihr den Antrieb gegeben, diese tiefergehende Suche zu beginnen. Ich weiß, daß deine Meditationen ihr einen völlig neuen Raum eröffnet haben, denn sie hat es mir erzählt. Ich glaube, daß das wichtig für sie war, aber es war nicht ihr Hauptinteresse. Sie hatte das Gefühl, noch gar nicht richtig gelebt zu haben, und brauchte darum eine andere Art von Vollständigkeit, als du oder ich vielleicht brauchen."

M.: „Das war deutlich. Ich wußte, daß sie und ich eine Art Kampf miteinander führten, ich habe es gespürt, aber irgendwie wollte ich es nicht wahrhaben. Ich weiß die Aufrichtigkeit, mit der du mir zeigst, woran ich mich festklammere, zu schätzen. Ich glaube, es ist wirklich ein Mangel an Glauben in diesen Prozeß, der mich dazu bringt, Leute, die nie darum gebeten haben, dazu zu drängen, ‚spirituell' zu werden."

Wir sprachen darüber, daß man manchmal im Gespräch mit jemandem merkt, daß man nicht über das hinausgehen kann, was der betreffende Mensch jeweils zu hören vermag, und daß man sich manchmal fragt: „Wie kommt es, daß mit manchen Menschen alles sofort klar zu sein scheint, während es mit anderen so kompliziert ist?" Daß es mit ihrer jeweiligen Fähigkeit zu verstehen zu tun haben könnte. Daß es vielleicht wirklich daher kommt, daß jemand sehr stark an einer bestimmten Vorstellung seiner selbst hängt, wenn man mit diesem Menschen nur sehr begrenzt in einen intuitiven Kontakt auf einer tieferliegenden Ebene kommen kann. Daß man jemanden nicht auf einer Ebene ansprechen kann, auf der er nicht angesprochen werden will. Es überrascht also gar nicht, daß man mit dem einen Patienten vom ersten Zusammentreffen an mühelos einen liebevollen Kontakt haben kann, während man mit einem anderen in eine intellektuelle Verwicklung gerät, bei der bestimmte Ideen wie Tennisbälle hin- und hergeschlagen werden, ohne daß man jemals das Herz der Dinge berührt. Wir kamen zu dem Schluß, daß das vielleicht daran liegen könnte, daß diese Art von Spiel nicht „unserer Klarheit" entspricht und daß wir einfach offen sein müssen, um mit den Leuten zu teilen, was im jeweiligen Augenblick angemessen erscheint.

Während wir so miteinander sprachen, dachte ich an etwas, das am Tag zuvor passiert war: Ein Freund hatte angerufen und gesagt, daß er mir einige Absätze aus einem Text zum Thema Sterben vorlesen wolle. Es war nicht schlecht, und als ich fragte, wer das geschrieben habe, lachte er und sagte: „Du! Es ist ein Transkript von einem deiner Vorträge, den wir auf Band aufgenommen haben." Ich war beeindruckt, weil wir so viel mehr wissen, als wir denken.

Wenn ich ein Gespräch mit jemandem anfange, weiß ich nie, was dabei herauskommt, ich höre zu und lerne von der Weisheit des Augenblicks. Unsere wahre Natur ist das, wovon wir am meisten lernen können. Sie zeigt sich immer dann, wenn wir alles loslassen, das sie blockiert: Unsere Identifikation mit dem Geist, unser Festhalten am Leiden. Ich erzählte Maggie, daß einige der Menschen, mit denen wir gearbeitet hatten, sich so weit geöffnet hatten, daß jeder von uns den Ort erreichte, an dem es nichts mehr zu sagen gab, weil das, was wir miteinander teilten, mit dem Verstand nichts mehr zu tun hatte. Das Schweigen geht dann direkt ins Herz dieses Augenblicks.

S.: „Es scheint, daß es darum geht, vor allem an uns selbst zu arbeiten. Daß wir lernen, in jedes Geschöpf, dem wir liebevoll begegnen, hineinzusterben. Daß wir unserer Angst und Unsicherheit erlauben, die Erfahrung zu machen, daß die Natur des Seins keine Fesseln kennt. Daß wir in den Augenblick, den wir mit anderen teilen, hineinsterben, ohne etwas zu erwarten, ohne daß der Verstand etwas Besonderes sein will. Daß wir lernen, die Dinge einfach sein zu lassen."

M.: „Danke, daß du so ehrlich mit mir bist. Es schmerzt, das zu hören, aber ich weiß, daß der Schmerz nur von meinem eigenen Festhalten kommt, von meiner Verwirrung und von der Vorstellung, daß ich jemand anderer bin als die Menschen, mit denen ich arbeite. Ich glaube, ich habe noch nie so hart an etwas zu arbeiten gehabt."

S.: „Unser Leiden loszulassen ist das Schwierigste, was wir zu tun haben, und das Ergiebigste. Und in gewisser Hinsicht ist das, was es so schwierig macht, auch das, was es so fruchtbar macht."

M.: „Jedenfalls bringt es meine Entwicklung in Gang. Vielleicht nehme ich ja in meinem nächsten Leben alles etwas leichter und mache eine Konditorei auf oder irgend etwas in der Art. Dir wünsche ich jedenfalls alles Liebe."

Maggies Arbeit mit Sterbenden wird von vielen Menschen respektiert und anerkannt. Durch ihre Arbeit mit Darlene, die jetzt schon einige Jahre zurückliegt, ist ihr vieles klargeworden, so daß sie von da an für andere „dasein konnte, ohne mehr zu wollen". Sie hat vielen Menschen, die in Hospizen und Krankenhäusern arbeiten, dazu verholfen, „in ihr Herz hinein zu sterben". Was sie gelernt hat, hat sie inzwischen an viele andere weitergegeben. Infolge ihrer Arbeit an sich selbst konnte sie vielen anderen Menschen einen Blick auf das ermöglichen, was jenseits der Angst und der Selbstzweifel liegt. Sie ist zu einem Engel der Gnade geworden, weil sie gelernt hat, gnädiger mit sich selbst umzugehen.

Sich dem Herzen ergeben

Rena

Natürlich arbeiten wir mit unseren verschiedenen Patienten auch auf verschiedenen Ebenen. Bei einigen geht es einfach nur darum, „dazusein", einen offenen Raum zu bieten. Aber weil auch wir immer weiter an uns selbst arbeiten, verwandelt sich dieser „offene Raum" in seiner Weite von Tag zu Tag, sehr viel seltener von Augenblick zu Augenblick. So lösen auch wir uns immer mehr von dem, was die natürliche Größe des Herzens begrenzt. Dies ist ein Teil von unserem „Pfad des Dienens". Aber es gibt auch Zeiten, in denen „das Herz einfach ist", anstatt zu „dienen" – in diesem Augenblick gibt es dann keine Zweisamkeit, sondern nur die unsagbare Einheit des Seins, die Erscheinung, die manche „bedingungslose Liebe" nennen. In diesen „offenen Raum" hinein mag ein anderer seinen Schmerz loslassen und das Wesen des Seins ergründen, wie es ihm gefällt. Diese Offenheit darf passiv sein: ein andächtiges Zuhören, ohne auf Methoden oder Techniken zu bestehen.

Bei anderen Patienten jedoch führte dieses gemeinsam erlebte „Offensein" dazu, daß wir uns auf den schon erwähnten „Vertrag" einigten. Auf ihre Bitte hin erklärten sie sich bereit, aktiv zu werden und zu tun, „was zu tun ist, um mich durchzubringen". An verschiedenen Stellen dieses Buches ist schon deutlich geworden, was dieser „Vertrag" bedeutet. Wenn zwei Menschen bei uns einen „Vertrag" vereinbaren, verpflichten sie sich dazu, ehrlich und wahrhaftig zu sein, und beide Parteien sind willens, die Wahrheit ohne Grenzen zu ergründen. Das heißt nicht etwa, daß wir „die Wahrheit" wissen, sondern nur, daß wir unsere Erfahrungen und die Bereitschaft, sich von den Blockaden in uns zu lösen, teilen. Nur sehr wenige bitten um diese Vereinbarung oder lassen sich ganz und gar darauf ein. Die meisten wollen verständlicherweise nur ihre Angelegenheiten zu Ende bringen, um richtig sterben zu können. Wenige verspüren den dringenden Wunsch, die Abhängigkeiten eines ganzen Lebens über Bord zu werfen, sich von der Idee zu lösen, „jemand zu sein, der stirbt", und sich ganz einer anderen Stufe des Gewahrseins hinzugeben.

Rena lernte ich vor einigen Jahren kennen, während ich zusammen mit Elisabeth Kübler-Ross unterrichtete. Damals hatte sie bereits „eine Schlacht gegen den Krebs überstanden", und sie befand sich schon einige Monate in der Remission, bevor neue Tumore entdeckt wurden. Anfangs bestand unsere gemeinsame Arbeit darin, unterdrückte Gefühle wiederzufinden und sie zuzulassen, so daß sie sie als das erkennen konnte, was sie waren: keine tragischen falschen Vorstellungen, die zu korrigieren seien, sondern vielmehr ein natürlicher Strom in einem an seine Gewohnheiten gefesselten Geist. Im Verlauf dieses Prozesses neigte Rena manchmal dazu, beinahe in Ekstase zu geraten, wenn sie ein „weiteres Stück Elend im Geist entlarvt hatte", und dann begann sie, an diesen nie gekannten Emotionen und Gefühlen zu hängen, als würden diese sie als Person ausmachen. Also mußte ich sie gelegentlich – unser „Vertrag" hatte sich entwickelt – daran erinnern, „ihr Elend nicht in Gold zu gießen", da es nur eine andere Art von Dünger sei, genauso wie das „Unkraut", das den Geist von Zeit zu Zeit zu überwuchern schien, von ihm schon im nächsten Moment als Blume erkannt würde.

Als wir uns zum erstenmal trafen, dachte sie von sich hauptsächlich als einen sterbenden Körper. Der Krebs war ihr ganzes Leben. Die meiste Zeit ihres Lebens sei sie relativ „intellektuell" gewesen, wie ihr Mann es ausdrückte, und als sie allmählich eine neue Tiefe und Stärke in ihrer Fähigkeit, zu analysieren und zu „verstehen", entdeckte, schien sie auf eine neue Idee zu verfallen: „Ich bin der Geist, ich bin meine Gedanken, ich bin, was ich denke." So schwankte sie fast täglich zwischen Depression und Ekstase. Der Tod war für ihren Geist nur eine weitere Bedrohung, denn sie glaubte, ihren Körper zu brauchen, um existieren zu können. Als die Zeit kam, da sie tiefere Gefühle entdeckte, die lange verdrängt und von Selbstzweifeln und Ängsten verdeckt waren, war ihr erster Gedanke: „Ich bin diese Emotionen, ich bin meine Gefühle, meine Gefühle hängen von dem ab, was ich denke, und meine Gedanken brauchen einen Körper." Aber die Gegenwart des Todes in ihrem Leben fürchtete sie dadurch nicht weniger. Es war offenkundig, daß jede Stufe der Selbsterkenntnis ihre eigene Falle legte: zu glauben, daß irgendeine der Schichten des Geistes alles ist, was wir sind, sich mit dem Körper, den Gedanken, den Gefühlen als seiner einzig wahren Natur zu identifizieren. Aber wer seine Gedanken zuläßt, seine körperlichen Bedürfnisse akzeptiert und sich seinen Gefühlen gegenüber öffnet, gibt sich die Chance, in tiefere Schichten einzudringen, über sein Verhaftetsein an das, was er als sein ganzes Selbst verkennt, hinauszuwachsen.

Ich fragte sie dann, was bliebe, wenn sie sich von der Vorstellung lösen würde, der Körper, der Geist oder die Gefühle zu sein, damit wir gemeinsam in weiteren Tiefen forschen könnten, ohne den Körper, den Geist oder die Gefühle zu verleugnen, sondern indem wir erkannten, daß sich jeder dieser Zustände unaufhörlich und ununterbrochen wandelt, daß alles vergänglich ist. „Wo ist etwas, das über diesen Wandel hinausgeht? Wo ist das Unsterbliche?"

Während der vier Jahre unserer gemeinsamen Arbeit hatten wir viel Zeit, wieder und wieder den ständigen Kreislauf von Festhalten und Loslassen zu untersuchen. Unsere Zusammenarbeit brachte Rena die Meditation näher, und sie benutzte sie als ein „Werkzeug, um loszulassen". Nicht bloß das Loslassen des Körpers im Angesicht des Todes, sondern ein Loslassen, das mehr ist: die Dinge so sein lassen, wie sie sind, damit wir nicht an der Oberfläche bleiben, sondern in unsere aufgestauten Widerstände gegen das Leben dringen. Ein Loslassen des Verhaftetseins an die Idee, ihr Geist sei alles, was sie ausmache, um sich dem „Nicht-Wissen", dem Mysterium der Unsterblichkeit öffnen zu können. Dieser Prozeß des Wachsens, des Sterbens um unserer wahren Natur willen, ist jedoch um ein vielfaches schwerer, als einfach aus unserem Körper hinauszusterben. Und wie immer verläuft der Weg nicht geradlinig von A bis Z. Wir erleben viele Höhen und Durststrecken, viele Stufen des Lernens und des Vergessens, viele Augenblicke des Begreifens und der Selbstzweifel – je nach Augenblick das Gefühl, über sich selbst hinausgelangen zu können, oder Reue.

Wenn es ihr gut ging, ließ Rena alle paar Monate von sich hören, um uns zu verkünden, „wie gut" die Meditation für sie sei und wie sie mit ihrer Hilfe „alles in den Griff bekäme". Aber unter der Oberfläche schien sie ihr Loslassen irgendwie als eine subtile Art der Kontrolle mißzuverstehen, die sie wiederum einengte. Ich wies sie immer wieder einmal darauf hin. Ich fragte sie dann, was sie tun würde, wenn sich die Dinge verschlimmern sollten, wie sie sich wohl fühlen würde, wenn es ihr nicht gelänge, „alles in den Griff zu bekommen". Vielleicht sei es für sie wichtig, sich selbst weniger als „jemanden, der meditiert", zu sehen und ihre Neigung loszulassen, alles unter Kontrolle halten zu wollen.

Ungefähr achtzehn Monate nach dem Beginn unserer gemeinsamen Arbeit rief sie an, um uns mitzuteilen, daß sich die Dinge „vom Schlechten zum Schlechteren wandeln. Meine Lunge und die Knochen in meiner rechten Schulter piesacken mich wieder. Neulich habe ich mir wirklich Sorgen gemacht, und ich dachte schon, ich müßte eine vollkommen neue Behandlung über mich ergehen lassen. Aber dann kam ich zur Ruhe, indem ich meditierte, und ich entschied, daß es nur ein Anfall von Panik gewesen war und ich mir lieber etwas Zeit geben sollte. Ich weiß nicht, was ich als nächstes tun werde. Die Dinge sahen schon mal besser aus."

S.: „Was, glauben Sie, passiert im Moment mit Ihnen?"

R.: „Was sich im Moment in meiner Lunge abspielt und ich auch schon beim erstenmal hatte, nennt man Lymphknotenwucherung. Es ist eine diffuse Wucherung, die das Atmen erschwert, und ich werde furchtbar schnell müde. Auch im unteren Rückenmark hatte ich Tumore, aber die scheinen jetzt verschwunden zu sein. Ich benutzte die ‚aktive Visualisierung', die ich von früher kenne, und zusammen mit einer sehr kleinen Dosis an Bestrahlungen schien sie zu wirken. Aber jetzt, da sich der Krebs ausgebreitet hat, reicht die wenige Energie, die ich besitze, nur für wenige Minuten; dann bin ich am Ende. Ich versuche, regelmäßig zu meditieren, aber mehr als drei- oder viermal pro Woche schaffe ich es nicht. Dennoch ist es das einzige, was mich daran hindert, durchzudrehen. Ich habe mit dem Meditieren angefangen, weil ich dachte, ich sollte es wohl tun. Aber wenn ich jetzt meditiere, geschieht das, weil ich wirklich will, weil ich es brauche. Das ist ein echter Unterschied für mich."

S.: „Wie kommen Sie mit der aktiven Visualisierung zurecht?"

R.: „Oft bekam ich dabei das Gefühl, mein Körper verzehre sich vor Angst, und meine Aggressionen würden von mir erst richtig geschürt. Gegen diese „Angriffsbilder", die man verwenden soll, um das Immunsystem zu stärken, habe ich mich im Innersten gewehrt. Und immer ging es darum, zu gewinnen oder zu verlieren. Meine jetzigen Bilder sind viel aufbauender, in ihnen geht es um Annahme.

Es ist noch gar nicht lange her, daß ich herausfand, wie wichtig es ist, welches Bild ich wähle, um mir das Immunsystem vorzustellen. Wenn ich es mir als ein Krokodil vorstellte, das Brocken verschimmelter Hamburger verschlingt, wollte etwas in mir die Hamburger beschützen. Und etwas in mir fühlte sich gequält. Außerdem schien es nicht allzu gut zu funktionieren. Manchmal war ich die weißen Ritter, die gegen einen schwarzen Drachen kämpften, aber auch das klappte nicht gerade hervorragend – zu oft siegte der Drache, auch wenn die Ritter ihn schließlich niederrangen; der Kampf war kräftezehrend. Und während ich noch nach einem Bild suchte, das richtig für mich war, hörte ich von allen Seiten, ich müsse stärker loslassen, genau wie Sie auch immer sagten. Die Sache mit dem Loslassen ist wie eine Botschaft. Aber es ist mir noch nicht gelungen."

Wir sprachen ausführlich über die Meditation des Loslassens (vgl. mein Buch *Wege durch den Tod*), und ich schlug ihr vor, die Augen zu schließen und ihre Aufmerksamkeit auf ihren Atem zu lenken, ihn einfach strömen zu lassen: von Augenblick zu Augenblick auch das geringste Verlangen, den Atem anzuhalten oder ihn zu lenken, erkennen, den allerkleinsten Versuch registrieren, ihn kontrollieren zu wollen. Den Empfindungen, die jeden Atemzug begleiten, erlauben, in unbegrenztem Gewahrsein zu fließen. Den Körper ganz allein aus sich heraus atmen lassen, ohne daß der Atem diesen Prozeß steuert. Dem natürlichen Wechsel der Gezeiten des Atmens vertrauen. Um dann alle anderen Körperwahrnehmungen, die auftauchen, zuzulassen und mit weit geöffnetem Geist anzunehmen. Gefühle sich selbst fühlen lassen, und, sobald der Prozeß an Tiefe gewinnt, damit beginnen, jedes Gefühl und jeden Geisteszustand in dieser unendlichen Weite anzunehmen. Gedanken kommen lassen, ohne auch nur den geringsten Versuch zu machen, sie zu kontrollieren. In jedem Gedanken eine Seifenblase sehen, die an den Wänden der weiten Offenheit des Gewahrseins entlangschwebt, ohne irgendwo anzustoßen. Den Geist, den man so gerne als persönlichen Besitz ansieht, als vorübergehend erkennen. Fließender Wandel im endlosen Raum. Einen Augenblick zu sehen, einen Augenblick zu hören, einen Augenblick zu fühlen, einen Augenblick zu planen, einen Augenblick zu urteilen, und noch einen Augenblick, empfindsam zu sein – ein Zustand ständigen Ineinanderübergehens von Augenblick zu Augenblick. In grenzenlosem Gewahrsein die Gedanken sich selbst denken lassen, die Gefühle sich selbst fühlen lassen. Keine Ziele, niemand sein müssen, nichts tun müssen. Einen steten Strom von Empfindungen, Gedanken, Gefühlen auf sich wirken lassen, ihn immer wieder neu entstehen und vergehen sehen – in vollem Gewahrsein. Selbst die geringste Neigung, den Geist ändern oder beeinflussen zu wollen, verlieren und allem erlauben, sich in der unendlichen Weite des Seins treiben zu lassen.

Nach einem Moment der Stille, der dieser Meditation folgte, erklärte Rena, sie fühle sich ermutigt, diesen Weg des Loslassens zu gehen, und sie wolle daran arbeiten und uns nach einigen Tagen wieder anrufen.

Drei Tage später rief sie an, um zu berichten, daß ihr Besuch beim Arzt „eher enttäuschend als überraschend war".

R.: „Der Krebs scheint sich auszubreiten. Vermutlich war er nie ganz verschwunden. Und ich bin nicht sicher, ob ich es sehr viel länger aushalten werde. Ich scheine es immer nur für kurze Zeit zu schaffen, und dann schleicht sich der Krebs wieder ein, und ich versuche wieder alles, um ihn stärker unter Kontrolle zu bekommen, und dann werde ich der Sache müde, und wenn ich müde werde, kommt er um so schneller. Aber, zum Teufel nochmal, ich werde diesen Krebs besiegen!"

S.: „Selbst wenn Sie daran sterben sollten, oder? Ihr ganzer Widerstand, der ständige Kampf ist ein einziges Leiden, und Ihnen bleibt so wenig Raum, um zu leben. Ist Ihnen jemals der Gedanke gekommen, daß Sie auf der falschen Seite stehen könnten, daß Sie nicht auf der Seite Ihrer Heilung kämpfen könnten? All die Mittel, zu denen Sie bis jetzt gegriffen haben, scheinen Ihnen nicht besonders gutgetan zu haben. Vielleicht ist es Ihr Kampf mit dem Krebs, seine Verleugnung, die Ihre Heilung in weite Ferne rücken lassen. Vielleicht sollten Sie Ihre Krankheit an sich heranlassen, damit auch die Heilung zu Ihnen kommt. Vielleicht sollten Sie Ihren Kampf mit dem Tod aufgeben, um weiterleben zu können. Die Heilung tritt vielleicht erst ein, wenn Sie Ihr Bedürfnis nach Kontrolle aufgeben. Es ist, wie wenn man mit Schmerzen kämpft: Wenn unsere Gegenwehr sie wie eine Mauer von uns trennt, können die zahlreichen anderen Mittel, die Schmerzen zu bewältigen, nicht zu ihnen dringen. Vielleicht werden Sie geheilt, wenn Sie sich vollkommen dem öffnen, was über den Tod hinausgeht.

Ich habe das Gefühl, daß Sie in bestimmter Hinsicht allzu gern sterben wollen, eben weil es Ihnen nicht gelingt, ‚alles unter Kontrolle zu bekommen'. Sich ergeben, ist keine Niederlage. Sich zu ergeben bedeutet, sich für die Nuance eines jeden neuen Schrittes zu öffnen. Es ist nur ein anderer Name für bewußtes Loslassen, um im Jetzt zu leben, denn dieser Zustand ist wundersamerweise die ideale Harmonie für jede Heilung und für jeden Tod zugleich, ein intensives Einlassen in jeden Augenblick, das von den Ängsten und Sehnsüchten des Geistes unberührt ist."

R.: „Ich habe mir das schon oft überlegt, aber noch kann ich es nicht ganz begreifen; also denke ich weiter."

S.: „Wenn das Denken uns befreite, wären wir alle schon längst erleuchtet. Liegt es daran, daß Sie Angst haben zu sterben, falls Sie sich ergeben, falls Sie Ihre Grenzen überschreiten?"

R.: „Ja, aber ich fürchte mich auch davor, nicht zu sterben. Keine Macht, keine Kontrolle zu besitzen, verängstigt mich schrecklich. Wenn Loslassen nur bedeutete, zu sterben und nicht mehr dazusein, wäre es leicht. *Aber ich hatte immer alles unter Kontrolle."*

S.: „Das muß furchtbare Schmerzen bereiten! Ich weiß, dies ist wahrscheinlich die angstmachendste Zeit in Ihrem Leben, aber das ängstliche Ringen um Kontrolle macht die Dinge anscheinend nur noch schlimmer. Wie wäre es, wenn Sie weicher würden und Ihr Immunssystem durch Liebe stärkten, anstatt Ihren Haß auf den Krebs zu lenken? Glauben Sie, das würde gehen? Den Konflikt, den Sie anscheinend erleben, würde es bestimmt mildern."

R.: „Es gibt einen Ort in mir, der so wenig Vertrauen dem Leben gegenüber hat, daß ich nicht weiß, warum ich noch aushalte, aber dennoch, ich tue es. Ich kann noch nicht einmal sagen, ob es mir gelänge, ‚loszulassen'. Ich arbeite gerade an meiner Doktorarbeit, und ich versuche, eine Definition des Heilungsprozesses zu geben, die ihn als Integration und als inneren Frieden beschreibt. Aber ich erwische mich immer wieder dabei, wie ich Fortschritte mit einer dramatischen Verbesserung gleichsetze, obwohl ich weiß, daß man da sehr vorsichtig sein muß. Ich habe es bei mir selbst und bei den anderen Teilnehmern meiner Krebsselbsthilfegruppe beobachtet. Jedesmal, wenn wir einen Rückfall erleiden, ruft das die alte Leier wach: ‚Oh Gott, was habe ich nur falsch gemacht?' Und wir sind so voller Angst wie eh und je. Immer wieder versuche ich, effektiver an diesen Unsicherheiten und Ängsten zu arbeiten, so daß sie meiner Heilung nicht im Weg stehen oder mich an etwas festhalten lassen, das ich nicht wirklich bin."

S.: „Aber Sie machen dies mit dem Verstand, nicht mit dem Herzen. Ihre Worte klingen zwar haargenau wie das, was ich einmal zu Ihnen sagte. Doch ich frage mich, wie tief ihre Bedeutung an den Ort gelangt ist, von wo die Heilung kommt.

Man bringt uns dazu, unsere Krankheit zu hassen, sie wegzuschieben, sie unter allen Umständen zu besiegen, denn das Überleben ist uns doch das Liebste auf Erden. Einem kranken Ort, an dem alles aus den Fugen geraten ist, Liebe und Fürsorge zu schenken, ist radikal anders. Der kranke Ort scheint sich dabei so weit zu öffnen, daß er sich in einen Ort der Annahme verwandelt. Er wird Teil des gesamten Körpers, anstatt als etwas abgelehnt zu werden, das unnatürlich ist, oder als etwas, das man nicht ‚verdient' hat."

Gemeinsam mit Rena erlebten wir den Prozeß, in dessen Verlauf sie ihren Krebs mit Liebe erfüllte. Wenn ihre Lunge schmerzte oder ihre Schulter brannte, wich sie nicht mehr aus und wehrte sich nicht mehr gegen den Schmerz. Sie verlor die Angst, sich ihm zu stellen, befreite sich davon, von einer Heilung „abhängig" zu sein, so daß sie von nun an die Liebe in diese Gegend fließen lassen konnte – die Heilung zulassen. Es nicht länger mit großen Worten wie „Krebs" oder „Tumor" oder „Schmerz" zu bezeichnen. Die Krankheit nicht länger mit angsterfülltem Geist erfahren, sondern ihr in Liebe zu begegnen, Genesungswünsche tief in sie hinein schicken. Wir erzählten ihr, was andere über den Prozeß gesagt hatten, wenn sich die Verbindung des Herzens mit der Krankheit vollzog. Vielleicht erblicke man an diesem Ort ein flutendes Licht oder eine Farbe, oder man bemerke, wie dunkle Wellen von Schmutzpartikeln den Tumor verließen, um sich im Licht der Liebe aufzulösen. Andere erzählten davon, wie diese „grauen Dunstschleier" von den die Düsternis des kranken Ortes durchbrechenden Lichtwellen aufgerissen würden, bis alles, was sie sehen konnten, rosiges, gesundes Fleisch gewesen sei, lebendig und pulsierend. „Sie schienen zu versuchen, das Gift herauszuziehen, anstatt den ‚Teufel zu töten'. Es ist kein ‚heiliger Krieg', sondern ein heilender Friede."

R.: „Manchmal scheint es etwas zu geben, das sich gegen die Heilung wehrt, das sich ihr verweigert. Wir sterben, als wären wir ein sterbender Fluß. Ständig bildet er sich aus seiner Quelle, ständig löst er sich in einem größeren Ozean auf. Zuweilen kann ich sehen, wie der Fluß seinen Lauf verändert: ein immerwährendes Füllen an der Quelle, ein immerwährendes Ergießen in das größere Reservoir ehemaligen Fließens. Die Quelle ist wie die Zukunft; ständig versorgt sie den Fluß mit neuem Leben. Der Ozean am anderen Ende des Flusses bewahrt die Vergangenheit."

S.: „Nun, das ist ein schönes Bild, und der Geist liebt so etwas sehr, aber solange es einen ‚Fluß' gibt, wird es auch Überschwemmungen geben. Vielleicht ist es Zeit, nicht mehr unterzugehen und sich statt dessen treiben zu lassen. Es gibt keinen konkreten ‚Fluß'. Dort ist nichts als Wandel. Der ‚Fluß' ist wie das ‚Ich' nur ein Name für einen Prozeß, ein Mittel der Identifizierung und der Definition. Die Heilung entsteht vielleicht jenseits aller Definitionen von dem, wer wir sind. Womöglich hindern gerade Ihre ständigen Versuche, sich selbst zu definieren, Sie daran, den Heilungstechniken zu vertrauen, die Sie so sehr suchen, aber selten erreichen. Ghandi nannte seine Autobiographie *Die Geschichte meiner Experimente mit der Wahrheit*. Für Sie kann das bedeuten, daß Ihre Heilung noch kein Experiment mit der Wahrheit, kein Weg, über sich selbst hinauszuwachsen, ist. Es ist beinahe so, als ob das kleine Selbst, das Sie immerzu definieren, über das Sie ständig nachdenken und mit dem Sie kämpfen, noch nicht stark genug ist, sich selbst zu heilen, aber immer noch genügend Kraft hat, sich dagegen zu wehren, die Wahrheit hinter allem zu sehen."

R.: „Manchmal bin ich kurz davor, mich nicht mehr als den ‚Fluß' zu fühlen, sondern einfach zu fließen, ohne irgendwo Halt zu suchen, nichts als Materie unter Einwirkung der Schwerkraft zu sein. Manchmal, wenn ich weiß, daß ich nichts als Fließen bin, wenn ich das kleine, sich selbst definierende Selbst überwunden habe, ist der Krebs keine Bedrohung mehr. Aber dann wieder kann ich mir nicht mehr vorstellen, jemals so klar gesehen zu haben, und alles erscheint mir unerreichbar." S.: „All das kann man erwarten. Manchmal grübeln wir völlig vergeblich darüber nach. Und dann wieder *sind* wir es einfach, anstatt es ‚denken' zu müssen, und wir lassen den Prozeß mit uns geschehen. Der Moment, wo wir uns fließend den sich verändernden Zuständen und sogar unserer Angst ergeben, ist ungemein faszinierend. Wissen Sie, Rena, Sie brauchen nicht anders zu sein, als Sie schon sind. Sie brauchen nur Sie selbst zu sein, sich selbst in Liebe und ohne Widerstände anzunehmen."

In den darauffolgenden Monaten wurde es offensichtlich, daß der Weg der liebenden Zuwendung gegenüber ihrer Krankheit, der vielen anderen so sehr geholfen hatte, für sie nicht zu gebrauchen war, weil ihr Verstand ihr sagte, die Krankheit „besiegen und meinem Körper entreißen" zu müssen. Als der Krebs sich nicht mehr leugnen ließ und sie zu sterben glaubte, arbeiteten wir deshalb noch intensiver mit den Schmerz-Meditationen, denn auch sie helfen, „das Ungewollte" anzunehmen. Gleichzeitig vertiefen sie die Offenheit für die sich wandelnden Phänomene, die im Bereich des „Unangenehmen" auftauchen. Sie helfen, loszulassen und Heilung zuzulassen.

Anfang Februar schrieb sie mir einen Brief: „Ich habe mich sehr verändert, sowohl innerlich als auch äußerlich, was an den Folgen einer weiteren Operation und daran liegt, daß ich wieder mit der Chemotherapie begonnen habe. Die Schmerz-Meditation war sehr hilfreich, denn mit ihrer Hilfe gelang es mir, während der Operation den Atem einfach ein- und ausströmen zu lassen. Mein Onkologe war davon so beeindruckt, daß er mich fragte, wie ich das geschafft hätte, und ich erzählte ihm von der Schmerz-Meditation. Er ist ein außergewöhnlich guter Arzt. Er sagte, er sei interessiert, weil er bei seinen schwerkranken Patienten mit Schmerzen aller Art konfrontiert werde.

Meine Operation war die lang gescheute Opferung meiner Eierstöcke und meiner Gebärmutter. Meine Träume, eine Tochter zu bekommen, sind damit zerstört. Ich weiß jetzt, daß meine Fruchtbarkeit geistig sein muß. Dazu paßt, daß ich mein längst fälliges Buch in der Nacht vor der Operation begonnen habe. Der Zeitpunkt stimmte. So viele Dinge mußten zusammenkommen, bevor ich das tun konnte. Ich fühle mich wie ein Engel, der genau weiß, wie man fliegt, aber gerade erst zu gehen lernt.

Ich setzte mich auf und meditierte fast die ganze Nacht über vor der Operation, und mich erfüllte ein unglaubliches Hochgefühl, das ich überhaupt die meiste Zeit während meines Krankenhausaufenthalts hatte. Zum erstenmal war ich der ‚ruhende Pol', um den sich im Tanze die Träume drehten. Ich blieb noch mehrere Tage an diesem schönen, vertrauten Ort. Wie ich mich manchmal danach zurücksehne, wenn ich durch den Schlamm des Weltlichen wate und nur noch Fragmente der Erinnerung an all die gelösten Widersprüche bei mir habe, und an ein Selbst, das sich distanzierte, ohne sich abzuwenden, vollkommen eins mit allem und dennoch einzigartig. Die Überbleibsel aus meinen Träumen bedeuteten mir: ‚Dies ist der Ort, an dem *alles* so ist, wie es sein soll!' Und: ‚Das ist der Ort der Liebe, von der hier nichts verloren geht.' Und: ‚Dies ist der Ort, wo alles Streben endet.' Jetzt bin ich zuhause, um mich dort für eine Weile auszuruhen."

Nachdem ich den Brief gelesen hatte, rief ich sie an, und wir sprachen über ihre Erfahrung im Krankenhaus. S.: „Aber auch diese Augenblicke sind nun Vergangenheit. Als es geschah, war es wunderbar, aber den Moment für immer festhalten zu wollen, ist die Hölle. Sie können das Licht nicht kontrollieren, Sie können es nur sein."

R.: „Ich weiß. Meine Bemühungen, alles wiederzuhaben, machen mich so elend. Könnte ich für die Dauer der ganzen Sache in einen tiefen Schlaf fallen, täte ich das. Wenn ich mich mit Drogen oder Büchern oder Fernsehen betäuben könnte, ich täte es. Ich werde rastlos, und ich bin aufgewühlt, wenn ich versuche, mich in meinen gewöhnlichen Ablenkungsstrategien zu verlieren. Also bin ich immer wieder gezwungen, ins Hier zurückkehren, und das ist so schwer! Ich kann es schlecht erklären, aber es ist etwas Ekelhaftes und Widerwärtiges darin, wie sich das Körperinnere nach der Chemotherapie anfühlt. Da sind so viele Widersprüchlichkeiten, mit denen man zu kämpfen hat! Freiwillig an der Vergiftung meiner eigenen Zellen mitzuwirken, ist schwer erträglich. Daher versuche ich immer wieder, vor mir selbst zu fliehen, aber es funktioniert nicht. Alles, was mir dann einfällt, sind Ihre Worte: ‚Wird Ihr Herz selbst in der Hölle offen bleiben?' Und ich verstehe, daß der Krebs meine ganz persönliche Übung ist. Ich bin eine äußerst unwillige Schülerin, deren ‚Überseele' allerdings genug weiß, um einen Lehrplan zu wählen, der sie genügend fordert, um es überall auszuhalten. Mein Kopf zerspringt beinahe, wenn ich bedenke, daß ich alles so unglaublich hassen kann und dennoch erkenne, wie verteufelt genau alles stimmt!"

S.: „Hören Sie die Widersprüche in alledem? Es ist eine der Lieblingsmelodien, die ich Ihren Geist immer wieder aufs neue anstimmen höre, und ich denke, wir beide wissen, daß der Krebs und selbst die Möglichkeit, zu sterben, nicht die Ursache dafür sind. Es ist die alte Arie: ‚Ja, ich will es, nein, ich will es nicht.' Sie sagen sich: ‚Ich täte alles, um dies zu überstehen', der Geist jedoch sagt Ihnen: ‚Oh, wie ist es wunderbar, das alles sehen zu dürfen!' Der

Geist steckt voller solcher Konflikte. In einem Moment sagt er: ‚Nimm doch eine Kugel Eis', und nur einen kleinen Moment später – Sie haben gerade den letzten süßen Rest verspeist – flüstert er: ‚Wenn ich du wäre, hätte ich das nicht getan.' Kein Wunder, daß wir alle verrückt werden. Die Spannungen zwischen diesen widerstreitenden Wunschstrukturen, die Reibung, die sie produzieren, wenn sie in Konflikt geraten, bestehen aus Gefühlen von Schuld, Wertlosigkeit und Schwäche. Es gibt sogar einige Menschen, die behaupten, es seien solche Konflikte, die krank machen, denn in bestimmter Weise werde das Immunsystem durch sie geschwächt. Konflikte an sich sind allerdings nicht schlimm, jeder Mensch kennt sie, aber man muß sie beobachten. Ihr Konflikt spiegelt den Geist in seiner Unbeholfenheit und seiner Verwirrung wider. Keine Schuldgefühle. Kein Urteilen. Es reicht, es als das zu sehen, was es ist. Der Geist ist ein schrecklicher Herr und Meister, aber er kann auch ein wunderbarer Diener sein. Gehen Sie leichten Herzens mit diesen Konflikten um. Lassen Sie sich nicht von ihnen auffressen."

Eine Woche später rief Rena an, um mir mitzuteilen, daß sich die Schmerzen im unteren Wirbelsäulenbereich verschlimmert hätten, genau an der Stelle, die ein Jahr vorher von Krebs befallen und bestrahlt worden war. „Es könnte eine verklemmter Wirbel oder ein Tumor sein. Beim letztenmal war es ein Knochentumor."

S.: „Haben Sie versucht, diese Gegend mit Vergebung und liebender Freundlichkeit zu berühren?"

R.: „Nein. Ich habe daran gedacht, aber ich bin in einem furchtbaren Dilemma. Auf der einen Seite fühle ich, daß es nicht richtig ist, es zu bekämpfen. Aber auf der anderen Seite scheine ich einfach nicht akzeptieren zu können, ihm auch nur ein wenig Liebe zu geben."

S.: „Und da haben wir wieder den Konflikt. Aber in der Lösung dieses Widerstreits könnte Ihre Heilung liegen. Das Herz ist der Ort, an dem Gegensätze gemeinsam existieren. Nachdem wir mit so vielen ernstlich kranken Menschen zusammengearbeitet haben und so viele Techniken und ihre unterschiedliche Anwendung kennengelernt haben, mußten wir erkennen, daß jede echte Heilung im Herzen wurzelt. Daß es die Kraft des Herzens ist, die jede Technik erst wirksam werden läßt und die Heilung vorantreibt.

Ich will nicht einmal sagen, daß es bei unserer gemeinsamen Arbeit nur um die Heilung Ihres Körpers geht. Es geht um die Heilung des Herzens. Sollten Sie Ihren Körper retten können, aber in einem solchen Konflikt gefangen bleiben, so daß Sie ‚gebrochenen Herzens' sind, was bringt das? Ich möchte Ihnen also vorschlagen, die Spannungen und die Reibungen, die die widerstreitenden Geisteskräfte erzeugen, noch genauer zu erforschen. Wenn es Ihnen gelingt, diesen Konflikt als das zu erkennen, was er ist, mag es Ihnen möglich sein, einen flüchtigen Blick in den Geist zu werfen, um ihn als eine Ansammlung alter Verwirrungen zu erkennen, die sich seit uralten Zeiten bekriegen. Aber Sie sollten Ihren Körper nicht zum Schlachtfeld machen.

Es ist merkwürdig, aber ich habe das Gefühl, daß es nicht der Tod ist, den Sie bekämpfen, sondern das Leben selbst. Ich habe den Verdacht, daß es Ihnen nicht schwerfallen würde, dem verhärteten Punkt in einem anderen Menschen, einem anderen Körper, Liebe zu geben. Aber weil es Ihr Körper ist, zeigen sich jetzt all die Formen, sich die Liebe zu sich selbst zu versagen, sich das bloße Sein zu verbieten. Natürlich ist das nichts Neues, aber es war noch nie so offensichtlich wie jetzt. Nun ist es Zeit, gut zu sich selbst zu sein, sich zu verzeihen. Es ist Zeit, sich wie das einzige Kind zu verwöhnen. Sich zu erlauben, einfach nur zu sein, in Liebe und in Zuneigung zu sich selbst."

R.: „In mancherlei Hinsicht bin ich ziemlich optimistisch, weil ich schon erlebt habe, wie sich so viele Konflikte auflösten, auch wenn ich verstehe, was Sie sagen, und weiß, daß es wahr ist."

Als ich Rena fragte, ob sie optimistisch sei, weil ihr Körper bliebe oder weil ihre innere Wandlung sie über die Identifikation mit dem Körper hinauswachsen ließe, antwortete sie: „Beides. Mal das, mal jenes. Obwohl die Dinge sich anscheinend verschlimmern, schenke ich dem Gedanken, ‚die Dinge könnten besser werden', ein gewisses Maß an Glauben. Ich möchte noch nicht sterben. Ich habe meine Aufgaben hier noch nicht erfüllt. Ich würde wirklich gern mein Buch fertigstellen, zumindest bevor ich gehe. Ich möchte wirklich etwas wie das hinterlassen."

S.: „Der Wunsch, in Erinnerung zu bleiben, ist recht natürlich. Aber vieles was natürlich ist, hindert uns trotzdem daran, dahinter unsere wahre Natur zu erkennen. Da wir nun einmal einen ‚Vertrag' geschlossen haben, ‚hinter die Dinge vorzustoßen', lassen Sie uns dieser Sache auf den Grund gehen. Was bedeutet es, wenn Sie sagen, Sie wollen etwas hinterlassen? Ist das nicht eine andere Art, sich nicht zu lösen, eine gewisse Kontrolle zu behalten, selbst nach dem Tod? Ist das nicht die Suche nach einer Unsterblickeit, die der Körper nun einmal einfach nicht besitzt? Um unsterblich zu sein, muß man geboren werden, aber was Sie wirklich sind, wurde nie in dieser Weise geboren und kann auch niemals sterben. Ich denke also, daß die Unsterblichkeit außer Frage steht, denn Sie sind schon jetzt so viel mehr als nur eine Hülle, egal wie zerbrechlich sie ist, und was Sie sind, ist zeitlos. Es war schon immer da und wird immer sein. Warum sich also mit einer lachhaften Idee von Ewigkeit abgeben, die einfach nur mehr Zeit meint, oder mit einer Idee von Unsterblichkeit, die nur noch mehr Leere ist. In gewisser Weise hindern Sie sich selbst daran, zu erfahren, was Sie wirklich sind, wenn Sie nicht die Konzepte von Verstand und Körper loslassen. Sie haben ja schon verschiedentlich kurz in das Geheimnis geblickt, so haben Sie mir erzählt. Nun besteht Ihre Aufgabe darin, dem zu vertrauen, was Sie gesehen haben, ohne es an sich zu ketten. Sich erlauben, im Moment aufzugehen, der über die Unsterblichkeit oder die Ewigkeit hinausgeht, um in die grenzenlose Natur jenseits der Definitionen und jenseits dessen, was ‚gewiß' ist, zu münden. Sie können es nur sein."

R.: „Ach, dieser Verstand! Ich weiß, was Sie sagen, ist so. Ich habe es manchmal sogar schon selbst so gesehen. Es ist das Vertrauen, oder sollte ich Mißtrauen sagen, das mich davon abhält, mich fallen zu lassen. Vielleicht habe ich das Gefühl, daß es den Kreis meines Lebens schließt, wenn ich dieses Buch vollende – ein Schlußpunkt. Manchmal wenn ich mit Ihnen rede, fühle ich mich nachher so, als hätte ich mich Ihnen vollkommen geöffnet. Aber deshalb reden wir wohl miteinander. Vor ein paar Tagen, als es mir wirklich dreckig ging, habe ich mich einfach damit abgefunden. In dem Moment war es wirklich okay, daß ich mein Buch nicht beenden würde. Manchmal ist es in Ordnung, daß meine Zeit jetzt ihrem Ende entgegengeht. Ich habe bei mir zu Hause versucht, meine Prioritäten festzulegen. Das hier ist jetzt der schwerste Teil für mich. Obwohl ich das Buch wirklich schrecklich gern vollenden würde, bevor ich sterbe."

S.: „Das ist ganz verständlich, aber lassen Sie uns einen Moment lang einfach den Ort in Ihnen erforschen, der am liebsten von den Leuten hören wollte: ‚Oh, was für ein wunderbarer Mensch Rena doch war; oh, wie gut ihr doch alles gelang!' Es ist dieselbe alte Suche nach Anerkennung, die Ihr Leben schon früher so beengt hat. Es verursacht so viel Leid. Vielleicht ist es Zeit für Sie, sich von Ihren Leiden zu lösen. Das bedeutet nicht, das Buch nicht mehr zu schreiben, aber es leichten Herzens und voller Liebe und voller Akzeptanz des eigenen Selbst zu tun, anstatt die Zähne allzu fest zusammenzubeißen, die Stirn allzu sehr in Falten zu legen. Das führt nur zu Kopfschmerzen."

R.: „Sie sind da auf eine meiner alten Wunden gestoßen. Reden Sie weiter."

S.: „Ich weiß, daß es weh tut. Ich las es in den Auszügen aus Ihrem Buch, die Sie mir zugeschickt haben. Darin wirken Sie so ‚heroisch' – Sie zeigen nur Ihre Höhen, niemals den reinen Schmerz, Ihre Angst oder Verwirrung. Diese Art, ‚etwas Bestimmtes für jemanden Bestimmten' sein zu wollen, führt nur zu stärkerer Selbstverleugnung, läßt weniger Raum in Ihrem Herzen für sich selbst. Sie schreiben, als wären Sie die Person, die Sie gern gewesen wären, anstatt der wunderbare Mensch, der Sie sind. Aber Sie und ich wissen es besser. Aber der Schmerz und die Verwirrung, die Sie spüren, sind okay. Sie sind nicht weniger einzigartig, weil Sie menschlich sind. Vielleicht ist die Person, die Sie immerzu sein wollten, nichts als ein Ideal, ein mustergültiges Vorbild, das sich Ihnen ständig in den Weg gestellt hat und Sie daran hindert, einfach Sie selbst zu sein und darauf zu vertrauen. Ich denke, es ist gut, wenn Sie Ihre Erfahrungen zu Papier bringen. Es kann für Sie und andere sogar heilend wirken, insofern Ihre Ehrlichkeit es Ihnen erlaubt, zum Herzen vorzudringen. Aber immer so ‚beherrscht' zu sein, wirkt wie ein Gift und hinterläßt ein Gefühl des Abgeschnittenseins und der Unvollständigkeit in Ihnen."

R.: „Das ist wirklich verwirrend für mich. Mehr noch, es tut weh, sich solche Gedanken zu machen. Soll ich aufhören, an dem Buch zu schreiben?"

S.: „Nicht unbedingt. Ich denke, Schreiben kann eine sehr gute Therapie sein, aber nur wenn Sie sich erlauben, einfach nur zu sein. Im Moment habe ich allerdings das Gefühl, daß es Ihr Leid nur vergößern würde, weil es Wunschdenken zum Inhalt hat und Sie die Seiten von Ihnen ablehnen, von denen Sie wünschten, es gäbe sie nicht. Im Zen heißt es dazu: ‚Je größer das Hindernis, desto größer die Erleuchtung.' Wenn Sie ein Buch über Ihren inneren Weg schreiben könnten, in dem zur Sprache kommen würde, weshalb Sie sich unvollständig fühlen, könnten Sie Ihrer Ganzheit näherkommen. Die Erforschung dessen, was Sie verleugnen – Ihre Ängste, Ihre Verwirrung und sogar den Krebs –, könnte Ihr Weg sein. Aber die Verleugnung dieser Dinge, ihr Verschleiern, um sich vollständiger zu machen, als Sie sich wirklich fühlen, läßt Sie nur mit dem Gefühl zurück, noch aufgespaltener zu sein. Ihr ganzes Leben lang wurde von Ihnen verlangt, ein Jemand zu sein, der eine bestimmte Stufe auf der Karriereleiter erklimmen sollte, der eine bestimmte Pose braucht, um von der Welt akzeptiert zu werden. Und nun kommt der Tod, und Sie denken: ‚Dies ist meine letzte Chance, ein Jemand zu werden, etwas zu erreichen', und der Lebensschmerz wird nur noch fühlbarer. Ein Jemand zu sein, bedeutet, den Tod zu fürchten."

R.: „Mein Gefühl sagt mir, der Krebs und mein Buch sind die gleichen Dinge, nur daß sie in entgegengesetzte Richtungen führen. Vielleicht denke ich irgendwo in meinem Inneren, daß das eine das andere ausradieren könnte, daß das Buch irgendwie die Auswirkungen der Krankheit neutralisieren könnte. Ich weiß es nicht."

S.: „Nun, daraus höre ich zwei Dinge. Zunächst höre ich daraus, daß Sie das unbestimmte Gefühl haben, daß das Buch dafür steht, ewig zu leben, wenn es die Auswirkungen der Krankheit rückgängig machen soll, und der Krebs für die Möglichkeit zu sterben. Vielleicht suchen Sie wieder einmal an dem falschen Ort nach etwas, was Sie bereits sind, was so viel mehr ist, als Sie vermuten. Außerdem ahne ich, daß sich die beiden Dinge nicht in entgegengesetzte Richtungen bewegen, sondern ein und derselben Spur folgen. Vielleicht ist die Tatsache, daß Sie sich selbst nicht genügend lieben, um sich im Buch zu erlauben, ‚die Gefühle zu enthüllen', dieselbe Kraft, die Sie daran hindert, Ihren Krebs mit Liebe zu erfüllen. Beides bedeutet in gewisser Weise, einen Teil von sich selbst lieblos abzulehnen."

R.: „Nun, Sie sind ein Schriftsteller. Wie gehen Sie damit um, als ein bestimmter Jemand in den Augen derer erscheinen zu wollen, die das lesen, was Sie schreiben? Man ist auf Zuneigung angewiesen."

S.: „Das ist sicherlich richtig, und auch ich kenne das. Aber es gibt nichts, weshalb man dieses Verhaftetsein verurteilen müßte. Man muß es einfach nur merken. Es sind die Spielereien des Geistes. Die Situation, mit dem Stift in der Hand dazusitzen und immer noch irgend jemand zu sein, der irgend etwas tut, ist mir nur allzu gut vertraut. In solchen Momenten fühle ich mich von der Menschenwelt abgeschnitten, der ich im selben Augenblick etwas von Offenheit erzählen will. Das ist irgendwie absurd. Und wir alle erleben Ähnliches. Aber das Schreiben, wie auch die Heilung, kommt ganz von allein, wenn es keinen Jemand gibt, der es blokkiert.

Das Schreiben ist eigentlich wie geschaffen dafür, uns einen Spiegel vorzuhalten, um zu sehen, wo wir stehen, um tiefe Gefühle zu entdecken, sogar um Konflikte aufzulösen, zumindest auf kurze Dauer und im Geist. Ich denke, diese Art der Trennung von anderen, dieses Eigeninteresse und das Verlangen, jemand zu sein, gar nicht mal so sehr, besser zu sein, als wir sind, ist vollkommen natürlich, aber dennoch schmerzt es unglaublich, und wir entfernen uns vom Leben mehr als vom Tod. Wenn ich es bei mir selbst bemerke, kann ich nichts anderes tun, als Mitleid zu haben und der starken Konditionierung unseres Wesens gewahr zu sein. Mit der Zeit begrüße ich diese Unsicherheit als einen Freund und mit Wärme. Sie ängstigt mich nicht mehr, und sie führt nicht mehr dazu, daß ich mich in subtiler Kritik und quälenden Selbstzweifeln verliere, wie ich es früher tat. Es ist das alte Lied. Keine großen Überraschungen. In der Vergangenheit ist es so oft dagewesen, daß es seine eigene Dynamik entwickelt. Aber wir können es mit liebender Wärme, anstatt mit Selbstverachtung willkommen heißen.

Wenn wir diesen Zuständen achtsam begegnen, schmelzen sie. Die Macht der ungeteilten Achtsamkeit kann nicht hoch genug geschätzt werden. Sie ist von den Dingen, die ich kenne, der Magie am nächsten."

R.: „Nun, für mich war das ein gutes Gespräch. Es gibt vieles, über das ich nachdenken werde. Ich denke, ich werde jetzt eine Zeitlang meditieren und dann mein Buch nochmal lesen. Wir hören voneinander."

Ein Woche später rief Rena wieder an, noch ein wenig atemloser als das letztemal: „Nun, es scheint, daß dieses Ding wirklich meine Lunge erreicht hat. Ich habe ganz schöne Probleme zu atmen und fast überhaupt keine Energie. Vielleicht war's das jetzt. Aber ich wollte mit Ihnen darüber reden, daß ich in letzter Zeit diesen maßlosen

Wunsch verspüre, mich zurückzuziehen, mit mir allein zu sein, allein zu sitzen, einfach nur zu sitzen. Aber ich habe das Gefühl, meine Kinder im Stich zu lassen, wenn ich so handle, und ein Teil von mir sagt sich, ich habe die Zeit und könnte mehr daraus machen."

S.: „Nun, meine Liebe, es klingt wirklich so, als sei es Zeit für das Endspiel, und Ihr Wunsch, Ruhe zu haben und allein zu sein, ist ebenfalls ein normaler Bestandteil dieses Prozesses. Urteilen Sie nicht, lassen Sie sich einfach gehen. Lassen Sie sich von Ihrer Intuition von Augenblick zu Augenblick geleiten. Diese Selbstannahme führt Sie unter Umständen zu einer tieferen Heilung, als Sie sich vorgestellt hatten, während Sie noch gegen den Körper kämpften. Wenn Sie den natürlichen Wandel in diesem Prozeß akzeptieren können, wenn Ihr Körper schwächer wird, wenn Sie nicht mehr die sein können, die Sie immer sein wollten, werden Sie vielleicht feststellen, daß sich Ihr Herz öffnet und eine gewisse sanfte Leichtigkeit zuläßt, die Sie nur selten erlebten.

Wenn Sie sich nun dem Prozeß öffnen, können Sie vielleicht erkennen, wie heikel solche Gedanken wie ‚Ich habe nicht genug für meine Kinder getan' sein können, denn ich kenne Sie als eine sehr gute Mutter, die ihren Kindern wirklich viel gibt; aber dennoch, der alte verwirrte Geist läßt diese Gedanken entstehen. In der *Bhagavadgita* heißt es an einer Stelle ungefähr so: Man tut, was man tut, um sich dann den Früchten seiner Arbeit zu ergeben. Wir leben unser Leben, und an dessen Ende müssen wir uns von allem loslösen, ohne festzuhalten oder zurückzuschauen. Diese Gedanken an unsere Kinder sind so verführerisch und heften sich an den Gedanken, „nicht zu genügen". Aber wer möchte schon mit dieser Art von Selbstverleugnung sterben? Mit vor sich selbst verschlossenem Herzen? Sehen Sie dieses Jetzt, wie es ist: nur eine weitere Seifenblase, die in der Weite dessen, was Sie wirklich sind, schwebt. Es wird Zeit, sich von dem Gehäuse Ihrer falschverstandenen Identität zu trennen – falsch verstanden, weil Sie Ihr Selbst mit jedem Ihrer Gedanken identifizieren, anstatt sich auf die Weite, aus der diese entstehen und in der sie vergehen, zu konzentrieren. Diese Praxis, loszulassen, an die Grenze zu stoßen und behutsam über sie hinwegzugehen, ist die Praxis der Barmherzigkeit. Sie ist das genaue Gegenteil der Grausamkeit und der Abhängigkeit, die der Geist in zehntausend Momenten der Selbstverweigerung und des Urteilens angesammelt hat."

R.: „Ich denke, das verursacht den meisten Schmerz, dieses ‚Nicht-Genügen'."

S.: „Aber wenn Sie diesen Geisteszustand als das erkennen, was er wirklich ist, eine Seifenblase, die in der Weite unserer unsterblichen Natur schwebt, werden Sie Ihre Ganzheit, Ihr Genügen, erfahren."

R.: „Nun, vor ein paar Tagen, als ich am Schreiben war, gelangte ich das allererste Mal an einen Ort, an dem ‚die Dinge so okay sind, wie sie sind'. Es war okay, daß ich nicht gesund würde, und ich konnte dem sogar vergeben. Und es war okay, daß ich sterbe. Aber dann, nachdem ich kurz eingeschlafen war, sobald sich meine Augen öffneten, konnte ich spüren, wie gefangen ich wieder in allem war."

S.: „Offensichtlich kommt und geht die Klarheit Ihrer Gedanken, und unser Verhaftetsein daran ist es genauso wert, beobachtet zu werden, wie alles andere. Die Prozesse des Sichöffnens und des Sichverschließens einfach zu bemerken, kann ein überaus tiefes Mitgefühl für uns selbst hervorbringen. Ein großes Maß an Angst und vertrauter Unsicherheit rührt daher, daß wir dem Prozeß nicht genügend vertrauen. Was im Augenblick geschieht, ist nicht beliebig. Er entfaltet sich auf vollendete Art und Weise. Wenn Sie beobachten, wie die Gedanken enden, wie sich ein Gedanke in dem nächsten auflöst, werden Sie den Gedankenprozeß selbst sehen und sich nicht so sehr in einem einzigen Gedanken daran, wer Sie sind, verlieren. Sie müssen nicht verstehen, was nach dem Tod oder beim Sterben passiert, genausowenig wie Sie zu wissen brauchen, wie die Sterne entstehen oder die Erde geformt wurde, um die Vollkommenheit dieses Prozesses zu verstehen. In dem, was jeweils ist, kann die ganze Wahrheit empfangen und die Vollkommenheit des Ganzen erfahren werden. Genau wie ein Gedanke auf perfekte Art zum nächsten überleitet, so tut es ein Tag, so tut es ein Jahr, so tut es ein ganzes Leben. Wir sind die permanente Schöpfung im Werden. Wir sind die Evolution selbst, die Entfaltung von Moment zu Moment. Dieser Prozeß, der Lieben und Verlieren, Leben und Tod in sich einschließt, ist unsere in sich vollkommene evolutive Bewegung. Er ist nicht verschieden von dem, was wir wirklich sind.

Sie haben einmal erwähnt, Ihre ‚Überseele' besäße ‚genügend Weisheit, diesen Lehrplan auf sich zu nehmen', und hier sind wir nun, und die Lehre unseres Sterbens ist ebenfalls eine angemessene Lehre in Sachen Leben. Wir sind ein Prozeß, der ständig über sich selbst hinausgeht. Innerhalb sich selbst. Und in einem sehr eigentlichen Sinne wissen wir nicht wirklich, was gut für uns und für andere ist. Wir trachten ständig danach, uns und andere vor Schmerz zu bewahren, dennoch scheint es das Öffnen für den Schmerz zu sein, das das Leben um soviel lebenswerter und den Tod um soviel weniger beängstigend macht.

Wir alle erleben Zeiten der Veränderung in unserem Leben, wo wir von einer Oktave zur nächsten schreiten. Und Sterben ist in vielerlei Hinsicht nicht anders als diese früheren Übergänge. Wie einer meiner Freunde einmal gesagt hat: ‚Der Tod ist nichts weiter als eine andere Art zu leben.' Mit jeder unserer Veränderungen, mit jedem Weitergehen mußten wir uns immer von etwas lösen, bevor wir ganz die nächste Stufe konnten. Es ist wie das Spielen auf einem Klettergerüst: Die nächste Sprosse erreicht man eigentlich erst, sobald man die letzte losgelassen hat. Manchmal, wenn ich mit meinen Kindern auf den Spielplatz gehe, sehe ich, wie sie der inneren Bewegungsdynamik so sehr vertrauen, daß sie beinahe über diese Stangen hinwegzufliegen scheinen, ohne sich auch nur an einer festzuhalten. Aber dann fällt mein Blick auf ein paar von uns alten Erwachsenen, die man gelehrt hat, ihren natürlichen Fähigkeiten zu mißtrauen, und wenn sie von Sprosse zu Sprosse klettern, weigern sie sich, loszulassen, bis sie sicher die nächste packen können. Sie hängen da wie degenerierte Schimpansen, die sich an einem Ende festklammern, ohne das andere loszulassen. Wenn Kinder klettern, kann man Momente beobachten, in denen sie die letzte Stange vollkommen losgelassen haben, ihre Hände aber die nächste noch nicht ganz erreicht haben, und es ist das Vertrauen in ihre eigenen Bewegungen, das sie nicht fallen läßt. Wenn wir dieses Vertrauen besitzen, bewegen wir uns einfach von Stange zu Stange, oder von Stufe zu Stufe, in einem einzigen Bewegungsfluß, der ohne Anstrengung weitergeht. Beim Wachsen müssen wir uns von dem letzten Stadium lösen, bevor sich das nächste frei entfalten kann. In gewisser Weise müssen wir immer wieder sterben, um wiedergeboren zu werden. Und hier stehen wir nun und lernen, loszulassen und uns auf den nächsten unbekannten Moment zuzubewegen."

Obwohl ich fühlte, daß ihr sich ergebendes Herz eine neue Freiheit möglich machen würde, ahnte ich auch, daß sie das letztlich nicht können würde – daß ein ganzes Leben des Widerstands und der Kontrolle sie dazu bringen könnte, ‚bei vollem Verstand', anstatt ‚offenen Herzens' zu sterben; aber auch das ist okay, hat seine eigene Würde. Und ich spürte, daß ich ihr schießlich nur Liebe geben könnte und versuchen könnte, ihr Vertrauen und ihre Zuversicht in das, was kommen würde, zu stärken. Wenn ich eine leicht verständliche Definition davon geben sollte, was bewußtes Sterben bedeuten kann, würde ich sagen, den letzten Moment loslassen und sich dem nächsten öffnen. Nicht Leben, nicht Tod, nur ein fließender Wandel von Augenblick zu Augenblick.

R.: „Es ist wahr. Mein Verstand klammert sich an den letzten Strohhalm. Manchmal erwische ich mich dabei, wie ich verstehe, worum sich alles dreht. So neulich, als ich las, und von all den aufregenden Ideen angeregt war, die alle Dinge auf Physik, Bewußtsein, Geist und so etwas zurückführen. Es macht so viel Spaß, Gedankenspielen nachzuhängen, aber es ist, als versetzten einem diese Anregungen einen wirklich heftigen Stoß, und plötzlich fällt einem auf: Das ist ja alles sehr interessant, aber was soll's?"

S.: „Ja, der Geist erkennt, wie alles verbunden ist, aber er selbst fühlt sich nicht besonders mit allem verbunden."

R.: „Manches von dem, was Sie darüber sagten, daß ‚Verstehen die letzte Verführung des Geistes' ist, traf mich wie ein Schlag, als ich das Buch weglegte. Ich erkannte, daß ich so durchdrungen davon war, verstehen zu wollen, daß ich mich nicht mit mir selbst oder überhaupt mit irgend etwas verbunden fühlte."

S.: „Es ist Zeit, den Geist im Herzen versinken zu lassen. Es stimmt, was einer unserer Freunde einen oder zwei Tage, bevor er starb, sagte: ‚Es ist Zeit, mein Jemand-Sein loszulassen, um das Sein zu finden.'"

Zwei Wochen danach rief Renas Mann Spence an, mit dem wir schon viele Male gesprochen hatten, um uns zu sagen, daß sich Rena „dem Tod zu nähern" schien. Als ich fragte, wie es ihr gehe, sagte er mit ein wenig Enttäuschung in der Stimme: „Nun, wir sind dabei, ein paar Dinge zu besprechen, die wir noch nie vorher berührt haben. Lange Zeit gab es vieles, was Rena nicht hören wollte. In den vergangenen Wochen haben sie und ich uns über ein paar

Dinge ausgesprochen, aber immer noch scheint sie mir etwas ‚mißtrauisch', wenn ich dieses Wort verwenden darf."

Als ich ihn fragte, wie er dies empfinde, antwortete er: „Es ist zum Teil so wundervoll für uns beide. In diesen letzten Jahren sind wir beide so sehr gewachsen. Es gibt kostbare Momente, die wir miteinander teilen, aber sie scheint immer noch zu festhalten."

S.: „Was hält sie fest?"

Sp: „Alles muß geordnet sein. Sie macht sich über das Begräbnis und die Vorbereitungen für nach der Beerdigung und all das Sorgen. Alles muß geplant sein. Es muß bestellt und kontrolliert und organisiert werden. Es gibt viel zu planen. Ich weiß, daß Sie mit ihr darüber geredet haben, die Kontrolle loszulassen, und vor kurzem, als sie diese Meditationen des Loslassens machte – einige haben wir zusammen gemacht –, bekam ich den Eindruck, als ob sich alles ein wenig öffnete, aber dann bekam sie einfach Angst, denke ich, und zog sich in sich zurück. Sie fing an, eine Menge von ihrem Buch zu reden, und zitierte es mir fast wie eine ‚heilige Schrift'. Nun versucht sie sogar, das zu beherrschen, was nach dem Tod kommt."

S.: „Und auch das ist okay. All das ist nur ihre Art, sich vorzubereiten. Unsere Konditionierung entwickelt eine ganz außergewöhnliche Dynamik. Ängstigen Sie sich nicht deshalb, und glauben Sie nicht dem Gefühl, daß sie Sie aus ihrem Herzen verbannt. Sie stirbt ihren Tod einfach so, wie sie ihr Leben gelebt hat. In manchen Momenten mag es für Sie beide sehr schwer sein. Aber wenn Sie für sie dasein wollen, egal, was sie jetzt braucht, halten Sie einfach Ihr Herz für die Dinge offen, wie sie sind, ohne ihren Tod ändern oder sie zwingen zu wollen, auf eine andere Art zu sterben, als sie für richtig hält."

Sp: „Manchmal meditieren wir zusammen, und es wird so still. Aber nur einen Moment, nachdem wir unsere Augen geöffnet haben, fließen ihre Planungen aus ihr heraus, und sie redet die Stille fort. Manchmal möchte ich einfach nur mit ihr weinen, aber weil sie sich so zusammenreißt und alles vollkommen glatt zu laufen scheint, weiß ich nicht, was ich mit diesen Gefühlen anfangen soll, wenn sie in meiner Nähe ist."

S.: „Alles, was Sie tun können, besteht darin, sie zu lieben und sein zu lassen. Ihre Angst muß erlaubt sein, wenn Sie die Liebe, die sich geradewegs unter der Oberfläche verbirgt, berühren wollen.

Sie hat sehr stark an sich gearbeitet in diesen letzten Jahren, und auch wenn Sie es im Moment noch nicht merken, der Impuls dieser Arbeit wird weiterwirken, lange nachdem sie ihren Körper verlassen und erkannt hat, daß auch das nicht das war, was sie wirklich bedeutete. Beobachten Sie jeden Ort in sich, der von ihr verlangen möchte, daß sie anders ist, und denken Sie darüber nach, wie Sie das daran hindert, sie ganz in Ihr Herz eintreten zu lassen in dieser kostbarsten Zeit. Und für Sie, mein Freund: Alles, was ich sagen kann, ist, weinen Sie einfach, wenn Sie weinen, und lachen Sie, wenn Sie lachen."

Sp: „Ich weiß. Ich denke, ich wollte es nur gesagt bekommen. Wir haben in zwölf Jahren so viel gemeinsam erlebt, und ich glaube, ein Teil meiner Wut richtet sich nicht so sehr gegen sie, sondern dagegen, all das zu verlieren."

Spence rief ein paar Tage später an, um zu sagen, Rena sei „mitten im Satz" gestorben. „Es war typisch für sie. Und das Seltsamste passierte gerade, nachdem sie gestorben war, als ich versuchte, alles zu arrangieren, so wie sie es gewollt hatte. Ich mußte ihr versprechen, daß ich ihre Augen schließe und sie schminke und ihren Körper gerade hinlege und ein Lächeln auf ihr Gesicht zaubere, bevor irgend jemand sie sieht. Aber als ich es versuchte, gelang es mir nicht, ihren Mund zu schließen! Da lag sie also, schön hergerichtet in dem lila Kleid, das sie so gemocht hatte, den Mund weit offen. Ich denke, es ist wahr, daß wir so sterben, wie wir gelebt haben."

Gelegentlich treffen wir Spence bei unseren Reisen durch das Land, und er sagt, daß alles gut läuft. Er hat wieder geheiratet, und wenn er an den Tag von Renas Tod zurückdenkt, macht es ihn traurig und froh zugleich. „Es war eine so ernsthafte Zeit in diesen letzten Tagen, und ich fürchtete, ich könnte verlassen werden mit einem Gefühl, nicht mit allem abgeschlossen zu haben; aber als ich dann ihren Mund nicht schließen konnte, mußte ich so heftig lachen, daß der Humor in alledem es in die richtigen Verhältnisse rückte. Und immer mal wieder denke ich an einen alten Spruch: ‚Möge das Jesuskind meinen Mund schließen und mir die Augen öffnen.' Und ich versuche, mit einem weiteren Blick in die Welt zu sehen als jemals zuvor."

Wenn wir alles loslassen, bleibt nur Liebe

Martine

Es war ihr Psychologe, der Martines Ehemann Frank vorgeschlagen hatte, uns anzurufen. Martine hatte Krebs, und es ging zu Ende. Ihr Gehirntumor führte dazu, daß sie manchmal recht desorientiert war. Nachdem Frank und ich uns eine Zeitlang unterhalten hatten, gab er den Hörer an Martine weiter. Sie benutzte einfache Sätze, mit langen Pausen zwischendurch, und ihre Stimme klang ein bißchen wie die eines Kindes, das sich verlaufen hat. Beim Sprechen merkte ich sofort, daß sie alles, was mit Abstraktionen oder Begriffen zu tun hatte, so gut wie gar nicht verstehen konnte. Aufgrund des Tumors waren ihre Schaltkreise blockiert, ihre analytische Fähigkeit war nach und nach verschwunden. Weil sie nicht in der Lage war, „all dies zu begreifen", wie sie es in der Vergangenheit konnte, blieb nur die Liebe. Frank drückte es so aus: „Ich würde nicht sagen, daß sie ihren Verstand verloren hat; sie hat etwas Besseres gefunden." Wir sagten Frank, wir würden uns gern mit ihm und Martine treffen, aber nachdem wir mit ihr gesprochen hätten, glaubten wir nicht, daß sie etwas von uns „lernen" müsse. Ihre Arbeit sei nun eine Sache des Herzens, und alles, was die beiden nun bräuchten, sei „Zeit füreinander". Wir schlugen ihnen vor, an einem bevorstehenden Workshop in ihrer Gegend so teilzunehmen, wie sie es für richtig hielten.

Zwei Wochen später kamen Martine und Frank zu einem unserer Workshops für „Bewußtes Leben/Bewußtes Sterben".

Frank sprach als erster: „Von Zeit zu Zeit bin ich unheimlich tapfer, und manchmal geht es mir sogar ganz gut. Ich rede mit vielen Menschen, die mir hierfür viel Kraft geben, aber oft weiß ich nicht, was ich tun soll, und es kann so schnell vorbei sein."

Er erzählte weiter von seiner und Martines Geschichte: Wie Martine einige Jahre zuvor einen Knoten in ihrer Brust gefühlt hatte und sich all den medizinischen Prozeduren, die man ihr anbot, unterzog, bis sich am Ende ein zweiter, von ihrer Brust ausgehender

Tumor im Gehirn festsetzte, und die Ärzte meinten: „Ab jetzt können wir wenig für Sie tun."

F: „Ich weiß nicht, wo ich anfangen soll. So viele Freunde sind für uns da gewesen. Und es hatte den Anschein, als ob wir diese Krankheit in ihrem Körper in den Griff bekommen könnten, aber als das Gehirn betroffen war, änderte sich die Situation. Wenn wir z. B. bei Freunden waren und sich die Unterhaltung verzweigte, saß Martine einfach nur mit ausdrucksloser Miene da, und ich wußte, sie verstand nicht, was wir sagten. Zuweilen sagte sie dann etwas, das nichts mit dem zu tun hatte, worum es ging, und ich saß da und riß mich zusammen. Es verunsicherte mich sehr, daß wir gelegentlich unsere Fähigkeit verloren, miteinander zu reden. Das war für uns beide immer so eine Wohltat gewesen, wenn die Zeiten schwer gewesen waren. Es hatte auch in der Vergangenheit schon Momente gegeben, wo sie wegen der Medikamente für ihre Operationen und wegen der Behandlungen, die sie über sich ergehen lassen mußte, so abwesend gewesen war, daß sie das, was ich sagte, nicht verstehen konnte, daß sie nicht gut sprechen konnte, aber das war etwas anderes. In manchen Momenten war sie bei vollem Verstand, in anderen verstand sie nicht, was um sie herum vor sich ging. Und zuerst machte es uns beiden Angst. Besonders für Martine war es unglaublich schwer. Ihr Verstand reagierte nicht so, wie man es von ihr erwartete. Sie verlor langsam die Kontrolle über ihre Sprache, und sie erinnerte sich an so vieles nicht mehr. Und je häufiger das passierte, desto fassungsloser und nervöser wurden wir. Es war wie im Irrgarten – wir bewegten uns im Kreise. Wenn sie bei klaren Sinnen war, sorgten wir uns über ihre ‚Verwirrtheit', und wenn sie verwirrt war, fühlten wir uns wie zwei kleine Lichtkreise, die aus irgendwelchen Gründen nicht zueinanderkommen konnten. Ich fühlte mich sehr allein, und ich denke, ihr ging es ebenso.

Dann, eines Nachts, als wir wieder einmal versuchten, all das zu verstehen, hörte Martine einfach auf, richtete ihren Kopf auf, als ob sie an die Decke schauen wollte, und wurde sehr, sehr ruhig. Es war, als ob sie an Gott denken würde. Sie verließ das Zimmer, ging in die Küche, und nach zehn Minuten kehrte sie zurück, und sie war so klar wie der Klang einer Glocke. Sie hatte etwas hinter sich gelassen. Sie nannte das ihre ‚erste Wiedergeburt', und es ist auch meine. Seitdem scheint sie den Tod zu akzeptieren, und das ist etwas, was mir vorher nie in den Sinn gekommen ist. Indem wir die Verwirrtheit akzeptierten, machten wir den ersten Schritt, den Tod vollkommen zu akzeptieren, und das war eine totale Umkehr, eine vollkommen neue Weise für mich, ihn zu sehen.

Seitdem, von wenigen Malen abgesehen, war sie wirklich klar, sie wußte sogar, wenn sie verwirrt war. Es kommt nur manchmal vor, daß sie sagt: ‚Hm, ich glaube, ich denke nicht klar.' Und dann sitzt sie da und grübelt, und es gelingt ihr nicht, herauszubekommen, was klar denken in diesem Moment bedeuten könnte. Und dann guckt sie mich an und sagt: ‚Ich werde nicht sterben, ich liebe dich so sehr.' Und in solchen Momenten, trotz aller Verwirrung, entsteht eine andere Klarheit."

Während Frank die Geschichte ihrer letzten beiden gemeinsam verbrachten Jahre mit uns teilte, antworteten die hundert oder mehr Menschen in unserer Gruppe fast geschlossen mit einer Welle warmer Traurigkeit. Während er die Geschichte erzählte, konnte man förmlich spüren, wie die Gruppe von Mitleid für Martine davongetragen wurde. So ging das ein paar Minuten weiter, bis ich bemerkte, daß sich fast alle dem Gedanken hingegeben hatten, Martine sei ein Opfer, und ich fragte sie, ob sie sich auch beteiligen wolle.

M.: „Es ist eine merkwürdige Situation. Ich bin immer so gesund gewesen. Ich hatte niemals Grippe, kaum mal eine Erkältung. Vor ungefähr einem Jahr ging es mir psychisch nicht so gut, aber nach fünf Sekunden oder so war das wie weggeblasen. Ich nahm fünfzig Vitamine pro Tag, und ich war fest davon überzeugt, daß ich mich kurieren könnte, aber anscheinend ist mir das nicht gelungen, und nun werde ich sterben. Und jetzt ist es manchmal wie hier auf dem Seminar: Ich war die letzten Stunden anwesend, und ich weiß dennoch nicht, was passiert ist. Manches habe ich zwar verstanden, aber oft genug sind die Worte einfach an mir vorübergegangen.

Aber es gibt etwas, was ich gerne zu Ihnen allen sagen würde. Könnten Sie mir bitte alle Ihre Aufmerksamkeit schenken. Wichtiger als alles andere ist: Seien Sie freundlich zu den Menschen, denn es kann so schnell zu Ende gehen. Es ist so wichtig, einander zu lieben und einander zu helfen. Darum geht es eigentlich. Und wissen Sie was? Mit mir geschieht im Moment etwas Wunderbares. Jetzt kann ich allen Menschen sagen, daß ich sie liebe, und das ist einfach wunderbar, denn ich habe das seit zweiunddreißig Jahren in mir gehabt. Ich hatte das Bedürfnis, allen zu sagen, ich liebe sie, aber ich hatte Angst davor. Es gab nur sehr wenige Menschen, denen ich es sagen konnte. Und jetzt macht das nichts aus, ich kann es Ihnen allen sagen."

Ich wandte mich der Gruppe zu und fragte: „Fühlen Sie jetzt Mitleid mit ihr? Sie hat eine Perspektive erlangt, für die viele Menschen alles geben würden. Sie befindet sich an einem außerordentlichen Punkt. Sie kann sich nicht mehr auf ihren Verstand verlassen. Sie kann nicht mehr gerade gehen, aber ihr Herz steht weit offen. All die Arten, an die der Verstand gewöhnt ist, festzuhalten, sich zu schützen und zu verstecken, sind nicht länger möglich. Man könnte sagen, daß sie frei ist, denn sie muß die Welt nicht mehr verstehen. Alles, was sie tun muß, besteht darin, in der Welt zu sein. Im Moment passiert es ihr, daß sie nicht mehr mit Begriffen verstehen kann, die sonst unser Bollwerk gegen die Welt sind. Der Geist filtert alles, aber ihr Filter funktioniert nicht mehr. Sie erlebt das Leben unmittelbar. Sie erlebt das Leben nicht wie die meisten Menschen als einen Nachgedanken, als eine Idee davon, was geschieht. Sie ist das Geschehen selbst. Sie existiert nicht in einem Reich, in dem alles seinen Namen, seinen Platz und seine Kategorie hat, so daß wir es nie unmittelbar erleben. In gewisser Weise reflektiert ihr wahres Wesen die Offenheit des Herzens. Das soll nicht bedeuten, daß es nicht immer noch einen Ort in ihr gibt, der klar sein möchte und manchmal sagt: ‚Oh, wie herrlich, ich habe einen klaren Moment.' Aber das geschieht nur, wenn ‚der Geist wieder am Rumoren ist', denn, wie sie sagt, ‚wenn er das Bewußtsein verliert, verliere ich es mit ihm'.

Paradoxerweise fühlt sie sich nur dann schlecht, daß sie manchmal nicht ganz da ist, wenn sie ein wenig ‚Klarheit' über sich selbst als eine gesonderte Existenz hat. Unsere Klarheit wird viel zu sehr überbewertet. Wir alle tragen die alte Gewohnheit mit uns herum, klar sein zu müssen, verstanden zu werden, und diese alten Konditionierungen funktionieren immer noch, scheinen aber an Macht zu verlieren. Bis zu dem Grad, in dem dieses Konditionieren funktioniert, bereitet es ihr Schmerzen. Und wenn das vergeht, wäre es ihr völlig gleichgültig, ob sie Sie nun verstehen kann oder ob Sie sie verstehen können oder nicht. Und das sind die Momente, in denen sie frei ist. Man könnte sagen, daß sie ‚die Fesseln der Begriffe' gesprengt hat, denn es ist unser ständiges In-Begriffe-Fassen, unsere

Verwandlung der Welt in ein Konzept, was uns davon abhält, in der Welt zu leben und sie unverfälscht zu erfahren – direkt zu berühren, zu riechen, zu hören, zu sehen, das Leben zu schmecken. Es sind unsere Konzepte, die uns das Leben denken lassen, anstatt es zu leben. Die uns immer gerade außer Reichweite des Augenblicks stehenbleiben lassen."

Die Gruppe formte einen Kreis, faßte sich an den Händen und bildete eine „menschliche Wiege", in die hinein Martine sanft gesenkt wurde. Aus dem Zentrum dieses Mandalas der Fürsorge und Liebe erhoben sich kreisförmige Wellen, langsam wiegte die Gruppe sie vor und zurück, wobei sie das Halleluja sang. Fünfzehn Minuten lang war die Gruppe in einer einzigen unterstützenden Offenheit vereint. Und als Martine behutsam zurück auf den Boden gesetzt wurde und sie ein paar Minuten dort ausgeruht hatte, öffnete sie die Augen und sagte: „Oh. Herrlich. Und nun möchte ich dasselbe für jeden von euch tun, aber ich komme nicht darauf, wie."

Am Ende des Aufenthalts schienen alle hundert Teilnehmer eine Schlange zu bilden, um Martine und Frank zu umarmen. Sie waren das Zentrum der Verkörperung von Gefühlen, von Liebe für die Gruppe geworden. Sie waren zum klaren Spiegel der ursprünglichen Natur jedes Lebewesens geworden. Obwohl die meisten zu diesem Workshop gekommen waren, um „tiefer zu verstehen", war es am Ende die Reinheit von Martines Liebe, die die meisten anzog. Es war die ‚Weisheit der Liebe', die sie in diesen wenigen Tagen so klar gespürt und miteinander geteilt hatten. In Martine zeigte sich die perfekte Lehre einer „bedingungslosen Liebe". Weil sich ihr Geist nicht so sehr auf Bedingungen bezog, war die Liebe, die sie verströmte, eine Art universeller Liebe, die keine Fesseln und Grenzen kannte. „Ich liebe einfach jeden. Ich kann es nicht verhindern." Ihre Bereitschaft, das Jetzt, so wie es war, zu akzeptieren, war eine der großen Lehren des Workshops für jeden, der teilgenommen hatte. Ungefähr zwei Wochen danach erhielten wir eine Karte von Martine, auf der zu lesen stand: „Ahhh …"

Weitere Bücher von Stephen Levine

Geleitete Meditation. Orientierung und Heilung.
Bearbeitet von Hans J. Zander u. Maren Kleb.
Aus dem Amerikanischen übersetzt von Matthias Wendt.
Context Verlag, Bielefeld 1995

In Liebe umarmen. Ein spiritueller Wegweiser für Liebende.
Aus dem Amerikanischen übersetzt von Matthias Wendt.
Context Verlag, Bielefeld 1995

Schritte zum Erwachen. Bearbeitet von Hans J. Zander.
Aus dem Amerikanischen übersetzt von Matthias Wendt.
Context Verlag, Bielefeld 1994

Sein lassen. Heilung im Leben und im Sterben.
Aus dem Amerikanischen übersetzt von Matthias Wendt.
Context Verlag, Bielefeld 1995

Wege durch den Tod. Vorwort von Ram Dass.
Aus dem Amerikanischen übersetzt von Matthias Wendt.
Context Verlag, Bielefeld 1995